为现代医师译经典

——《伤寒论》分册

李国华　编译

中医古籍出版社

图书在版编目（CIP）数据

为现代医师译经典.《伤寒论》分册/李国华编译.－北京：
中医古籍出版社，2013.6

ISBN 978－7－5152－0362－1

Ⅰ.①为…　Ⅱ.①李…　Ⅲ.①《伤寒论》－译文　Ⅳ.①R2

中国版本图书馆 CIP 数据核字（2013）第 072132 号

为现代医师译经典——《伤寒论》分册

李国华　编译

责任编辑　孙志波
封面设计　映象视觉
出版发行　中医古籍出版社
社　　址　北京东直门内南小街 16 号（100700）
印　　刷　三河市华东印刷厂
开　　本　850mm×1168mm　1/32
印　　张　13.25
字　　数　332 千字
版　　次　2013 年 6 月第 1 版　2013 年 6 月第 1 次印刷
印　　数　0001~2500 册
书　　号　ISBN 978－7－5152－0362－1
定　　价　22.00 元

作 者 简 介

李国华，河北省任丘市人，中医主任医师，传统医学博士，世界中西医结合医学研究院教授。十三岁开始师承学医，读中医药学经典，后又经几次医学院校进修。40 余年一直从医在医疗实践第一线。研制有 4 种药物申报了国家发明专利。2002 年获得河北省"优秀发明创造奖"及第三届"优秀发明者"称号。

在国际国内专业核心杂志上发表学术论文十多篇，并且多次参加了国际国内学术研讨会。运用《伤寒论》理论，撰写中医是如何预防和纠正临床水、电解质、酸碱代谢失衡方面的专著《伤寒论特译》一书，2001 年由国家级出版社出版发行。为了便于现代医师对经典古籍的理解及应用，编译《为现代医师译经典》丛书。为普及中医养生"治未病"理念，丰富大众的健康知识，主编《养生长寿红绿灯》一书。曾荣获"中国医学创新名医"等诸多称号。

行医 40 多年来，一直是视病人如亲人，以病人的利益为己任，特别是对孤寡老年人等弱势群体更是有特殊照顾。2005 年荣获国家老龄委、中宣部、教育部等五部委主办的"全国孝亲敬老之星奖"；2008 年入选由中央文明办等主办的"中国好人榜"、"2008 河北省年度孝心人物"；2009 年被评为任丘市"首届道德模范"。

为现代医师译经典

——《伤寒论》分册

编译原因及目的

中医学经典分别为《黄帝内经》《伤寒论》《金匮要略》等。经典典籍具有科学性、实用性、系统性、权威性、原始性、首创性等特点，其理论与方法含金量至高，并且经过了长时间的实践检验。在科学突飞猛进的今天，这些经典仍在有效地指导现代临床。中医经典为历代学习中医者的必读之书。

现在我们要读的是《伤寒论》。《伤寒论》原名为《伤寒杂病论》，为东汉时临床医学家张仲景所著，已有1800多年的历史。后西晋太医令王叔和将《伤寒杂病论》分为两部，将伤寒等部分编为《伤寒论》，将杂病等部分编为《金匮要略》。

《伤寒论》是讨论急性疾病、发热性疾病、感染性疾病的诊断与治疗的专著，并且也广泛涉及临床各科疾病。该书是祖国医学史上辨证论治，理、法、方、药的第一部典籍，也为祖国医学的创新发展带来了质的飞跃。其理论法则是真真正正地来自临床实践，其方剂药物是经无数次的临床筛选屡用屡效的精品结晶。所以，其书，从古至今一直为学医者的必读之书；其人，张仲景一直被奉为"医圣"之尊称。

然而，因历史的变革、社会的发展、国际交流等诸多原因，近百年来，人们对白话语文、数、理、化、外语等多有侧重，而对传统古文少有问津。越来越多的医生对传统医学的精华知之甚少。长此下去，别说继承发展，怕是难免有消亡之虞！特别是加之西方医学的介入，致使医者大多数西化。这也是人家注重先翻译后教化的结果。

随着化学药品的耐药性问题、毒副作用问题、环境污染问题等等诸多问题的不断出现，迫使人类又重新关注了绿色药品。而我们的祖先有五千多年使用绿色药品的宝贵经验，可说是得天独厚。故重温传统医学文化，以求"古为今用"是非常必要、适时的。由于从头学习传统文化是很费时费力的事，加之读传统医学典籍，缺少有临床实践经验者的翻译，特别是缺少现代医学语言的翻译是很难入门的。如果总让这么好的经典闲置下去，成为镜中花、水中月，不能达到"古为今用"，不能继续为人类造福，实乃超级浪费！

就张仲景与《伤寒杂病论》而言：张仲景是名副其实的理论结合实践的临床医生，所以，现代临床这些疾病只是命名不同，但是这些病种他大都经历过。比如临床最常见的急性病：急性消化系疾病（包括急腹症）、急性呼吸系疾病、急性泌尿系疾病、急性传染性疾病等等，以及由这些病所致的临床水、电解质、酸、碱代谢紊乱；还有那些数不胜数的慢性病、虫兽灾伤等等，在1800年前同样发生过，这是不争的事实。后人"今人不见古时病，今病也曾坑古人"的描述是非常恰当的。因为这些疾病，张仲景曾经历过、实践过、研究过、诊治过，才将诊疗经验记载了下来，同时总结了前人的经验，写出了《伤寒杂病论》。

既然承认张仲景早已经历了上述疾病，并记载下来了对上述疾病的诊疗经验，但人家是用传统文化的语言文字方式成书的，所以，对我们当今这些学现代文化出身的人来说，全面理解是有困难的。最需要的是能用现代语言、现代病名、现代医学理论方式将其翻译过来，这样再对"经典"的理解、欣赏、学习、实

3

践、应用也就容易多了。如果再加上应用后的惊人效果，足以让学者产生废寝忘食的学习兴趣。正如蒲辅周前辈所说，一部《伤寒论》让他高兴了一辈子。这也是从中医"西化"到中医"化西"，再到"中西医结合、两条腿走路"的必由之路。但是，为保持传统医学文化的独特属性等多种原因，现代解释《伤寒论》及其他经典的大家们仍然是以传统医学的语言方式，所以不适合现代医师阅读。就好比是有食谱没厨师，有好车没司机，有宝库没钥匙。不知者不着急，知晓者着真急！因此，笔者才萌发了翻译经典著作的冲动。

这里不妨引用关幼波前辈的一段话："中国的传统医学之所以是一个伟大的宝库，根本原因在于中医不仅具有几千年的实践经验，而且还有一套完整的、系统的、独特的理论体系。……当今，不少世界医林豪杰，对中国的传统医学……进行探索，以期打开中医理论的奥秘。……如果我们自己不去开掘，势必落在异国志士的后面，不要十年，二十年，我们反而要去向他们学习中医，岂不滑天下之大稽哉！实在令人深思！实在令人发省！"

笔者参考多家同仁用《伤寒论》指导现代临床病种的诊疗经验，以及自己的解读方式并用于临床实践，已有四十余年，着实体验到了用经方治疗现代病的特殊效果，并且非常愿意与大家共同分享，更多地造福患者，所以，不耻管窥之见，不避牵强之嫌，不惧以小马拉大车之力，决心做这翻译事宜。若能起抛砖引玉之作用，能启发当代医师读"经典"的积极性，能体验用"经方"治病的特殊疗效，能达到"两条腿走路"之作用，吾愿足矣！

由于水平所限，偏见不妥之处实为难免，望吾界同仁多多指正！

编译者　李国华
2012 年 10 月

目 录

为了便于现代医师及初学中医者对《伤寒论》中脉象的认识，特将有关脉象的内容放在学习《伤寒论》的开头，这样对阅读全文时比较容易理解。

　　《伤寒论》是以"辨病、脉、证、治"的论述而成书的。"辨病"是指先辨别太阳、阳明、少阳、太阴、少阴、厥阴六病中属于哪种病；"辨脉"是通过脉位、脉形、脉率、脉律等综合分析，而作为诊断疾病的重要依据；"辨证"是结合临床症状、体征仔细辨别，然后才给予适当的"施治"，也就创造了"辨证施治"。

　　《伤寒论》主要是讨论急性病、发热性病、感染性疾病的轻重进退等演变过程，而脉象又能直接反映病素的性质、病理位置、感染毒性强弱、患者体质如何、抵抗力如何、血容量如何、血循环如何等等，所以辨脉对判断疾病的轻重缓急、发展演变显得非常重要。

　　为了便于初学者理解，故将脉位、脉形、脉率、脉律等用示意图的形式予以表达，以供参考。

脉象示意图简易说明

一、脉位及一息的时间

这里指寸口脉的脉位，寸口脉指前臂内侧腕后桡侧动脉，脉位分寸、关、尺，浮、中、沉。桡骨茎突为关脉位，关前是寸脉，关后为尺脉，如示意图（图1）。由于动脉有浮浅的如浮脉等，也有沉伏的如沉脉等，所以脉位又分浮、中、沉等，如示意图。由于脉率的快慢用呼吸时间"一息"而定（古时没手表等，所以不能用分秒计算），用正常人的一吸一呼的时间作为一息。如果一息脉率超过6次为心率快，称数脉或疾脉；一息低于3次为心率慢，称迟脉。此示意图将寸、关、尺三格的长度作为一息时间，如果以后此三格中见到6个波峰那就代表数脉，为脉搏快；如果是3个波峰代表迟脉，为脉搏慢。

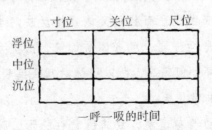

图1 脉位及一息的时间

注：以后未标有脉位及一息时间的示意图均按标有理解。

二、曲线

表示脉管的搏动情况。如脉率快慢、脉律是否规整，脉形的虚、实、洪、微等形象，以及出现在浮、中、沉，寸、关、尺的位置。

图2　曲线代表脉管搏动

三、曲线位置

如图3的曲线（1），曲线在浮位的寸、关、尺出现，为寸关尺俱浮脉，也称阴阳俱浮，总称浮脉；如曲线（2），曲线虽在沉位但只是在尺部出现，称尺脉沉，如在寸、关、尺部均出现，则总称沉脉。

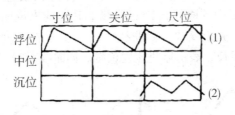

图3　曲线位置

四、波峰疏密

在一息时间内，波峰距离的疏密，表示脉率的快慢。如在一息时间出现6个以上波峰表示脉率快，如数脉。如一息时间出现3个波峰表示脉率慢，如迟脉。

3

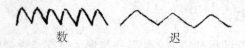

图 4　波峰疏密

五、波峰距离不等

表示脉律不整，有歇止。如促、结、代脉等。现代临床多见于室性早搏、心律不齐、心房纤颤等。

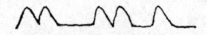

图 5　波峰距离不等

六、曲线的升降陡斜

上升支表示血管舒张时的"来"，下降支表示血管收缩时的"去"，如图 6 中的曲线（1）；曲线上升支陡直说明血管舒张时间短，表示血流速度快，如曲线（2）；上升支斜度愈大，说明血管舒张时间长，表示血流速度愈慢。如曲线（3）。

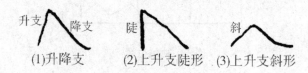

图 6　曲线的升降陡斜

七、滑、涩波形

如上升支很陡，表示上升时间很短，血流速度快，下降支有重搏波，表示血管有弹性，不硬化，如滑脉；如上升支很斜，上升时间很长，下降支也没重搏波，波幅较低，表示血流速度慢，如涩脉。

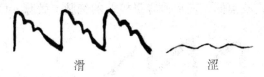

图7　滑、涩波形

八、虚、实脉形

曲线的色浅淡，表示虚，如虚脉；曲线的色深、浓表示实，如实脉。

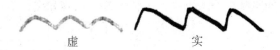

图8　虚、实脉形

九、长、短脉形

曲线超出寸关尺的位置，表示长脉；曲线不满寸关尺的位置，或只在关部出现，表示短脉。

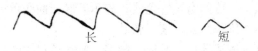

图9　长、短脉形

十、洪、微脉形

曲线粗大、色深，波幅高，表示洪大，如洪脉；曲线细、微小、色浅，波幅低，表示血容量极低的细脉、微脉、弱脉等。

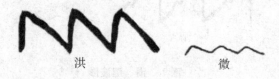

图10　洪、微脉形

十一、紧、缓脉形

曲线像转动的绳索，绷紧有力，端直以长，表示血管收缩的紧张度，如紧脉；不大不小，不快不慢，从容和缓，不紧张表示缓脉。

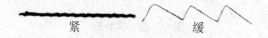

图11　紧、缓脉形

十二、芤、弦脉形

曲线边实，中间空虚，色浅，表示芤脉；曲线色很深，挺直强硬，绷紧而细像弓弦，表示弦脉。

下面分别阐述脉位、脉形、脉率、脉律等代表的病证作以简单介绍。

浮脉：轻取有余，重按不足。其脉搏部位浅表，在浮位（图13）。

图 12　芤、弦脉形

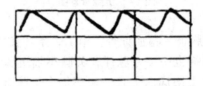

图 13　浮脉示意图

主病：《伤寒论》中出现浮脉，一是为发热性感染疾病的初期，如第 1 条"太阳之为病，脉浮，头项强痛而恶寒"；又如第 6 条"风温为病，脉阴阳俱浮"。二是代表病原体在机体表层，也就是说病位在表，如第 51 条"脉浮者，病在表，可发汗，宜麻黄汤"。三是代表机体抗御机能与病原体均为亢盛阶段，如第 268 条"三阳合病，脉浮大"。四是代表疾病后期，抵抗力恢复，物质代谢从失衡到趋向平衡时出现浮脉，如第 290 条"少阴中风，脉阳微阴浮者，为欲愈"。又如第 327 条"厥阴中风，脉微浮为欲愈，不浮为未愈"。

因感染的病原体不同，宿主的身体素质不同，故常与其他脉相兼，如"浮缓"、"浮紧"、"浮数"、"浮滑"、"浮虚"、"浮弱"、"浮细"等等。

沉脉：轻取不足，重按有余。为脉管的搏动处于相对深在的部位沉位。（图 14）

主病：沉脉，一是代表致病体在里，及发病位置为里，所以《伤寒论》中常说"沉为在里"，里指身体的内部，与在表层相

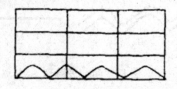

图 14　沉脉示意图

反。如下面的结胸证、蓄血证等，第 132 条"按之痛，寸脉浮，关脉沉，名曰结胸也……寸脉浮，关脉小细沉紧，名曰藏结"；又如第 128 条"太阳病六七日，表证仍在，脉微而沉，反不结胸，其人发狂者……下血乃愈"。二是代表腹泻等致消化液丧失过多。所以临床见到脉沉，首先注意消化液的丢失情况；如见到消化液丢失过多的腹泻时，要先放弃表证而尽快制止腹泻去"救里"，如第 94 条"病发热头痛，脉反沉，若不差，身体疼痛当救其里，宜四逆汤"。三是代表病人已发展成为继发性脱水、血容量不足的少阴病，再见到脉沉出现则为"里寒"，此时仍用四逆汤但不称救里，称急当温里，如第 323 条"少阴病脉沉者，急温之，宜四逆汤"；又第 305 条"少阴病，身体痛，手足寒，骨节痛，脉沉者，附子汤主之"。

当然，因感染的病原体性质不同及宿主体质的不同，常常与其他脉相兼，如沉微、沉迟、沉紧、沉滑、沉弦、沉实等，再根据相兼的脉象不同，施治也就不同，如第 393 条"脉沉实者，以下解之"，这与纯脉沉不同，故临床应多加分析。

迟脉：一呼一吸之间脉来三次，来去过缓，为迟脉。至数在 41～59 次/分之间的，脉律基本规整的脉象，为心动过缓，低心室率，使脉搏频率降低，脉来迟缓。

主病："脉迟为寒"，但重点还是要看在哪经病中出现。若在休克多发期的厥阴病中出现迟脉，则多预后不良。如第 333 条

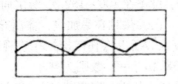

图15　迟脉示意图

"伤寒脉迟，六七日，而反与黄芩汤彻其热，脉迟为寒，今与黄芩汤复除其热，腹中应冷，当不能食，今反能食，此名除中，必死"；又如第356条"伤寒六七日，大下后，寸脉沉而迟，手足厥逆，下部脉不至……为难治……"；如果在实热证多发期的阳明病中出现，则不为患，如第213条"阳明病，脉迟……此外欲解，可攻里也……"；又如第236条"阳明病，脉迟……可发汗，宜桂枝汤"；如果在矛盾多发期的太阳病中出现，则表现为虚寒热实不等，如第50条"假令尺中迟者，不可发汗，何以知？然，以荣气不足，血少故也"；又如第148条"妇人中风……热除而脉迟身凉……此为热入血室也，当刺期门，随其实而取之"。

注意：脉迟为寒是用在《伤寒论》中，如果在杂病中出现脉迟为心率慢、心动过缓，如病窦综合征等，应注意鉴别。

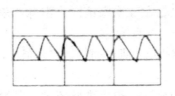

图16　数脉示意图

数脉：来去急促，一息六至或以上，为数脉。脉搏来去快速，脉律基本规整，脉率在 100～139 次/分之间。

主病：数为热。因发热时心率加快，体温升高 1℃，脉搏每分钟常增加 10～20 次，所以《伤寒论》中出现数脉时常为发热甚的表现，如第 138 条"……数则为热……"，又如第 52 条表热时"脉浮而数者，可发汗，宜麻黄汤"，又如第 57 条"脉浮数者，可更发汗，宜桂枝汤"；如果在阳明病中出现兼数脉象，则多表现为实热宿食，如第 258 条"脉滑而数者，有宿食也，当下之，宜大承气汤"；如果在厥阴病中出现，则多为抵抗力恢复，如第 360 条"下利脉数，有微汗出，今自愈；设复紧，为未解"；又第 364 条"下利……脉微弱数者，为欲自止，虽发热，不死"。

注意：以上仅代表发热性病、感染性疾病时出现数脉的主病，如果是杂病中出现数脉则为心律不齐，心率快，如心衰、心动过速等，应注意鉴别。

滑脉：往来流利，很像数脉。但脉率不超过 100 次/分。

主病：滑脉在《伤寒论》中出现，也多为有热，如第 144 条"……脉沉滑者，协热利；脉浮滑者，必下血"；又第 142 条"小结胸病……脉浮滑者，小陷胸汤主之"；又如第 258 条"脉滑而数者，有宿食也……"；又如第 219 条"阳明病，谵语，发潮热，脉滑而疾者，小承气汤主之"。

注意：上述也是在《伤寒论》中滑脉代表的病证，如杂病中滑脉还代表有痰、妊娠等。

涩脉：与滑脉相反，细小而迟，往来艰难，有涩滞不前的感觉。

主病：在《伤寒论》中出现脉涩者，多为失水失钠而造成血容量不足，使血流缓慢，欲休克状态。如第 217 条"伤寒，若吐若下后，不解……脉弦者生，涩者死……"；又第 219 条"……脉反微涩者，里虚也，为难治……"；又第 286 条

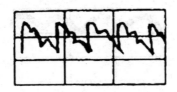

图 17　滑脉示意图

"……阳已虚，尺脉弱涩者，复不可下之"。

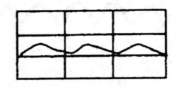

图 18　涩脉示意图

虚脉：脉来迟缓，大而软，按之无力，应指有空虚感。

主病：为失血、失液早期，还未形成微、细、弱、涩等脉，但也可以说是向微、细、弱、涩等脉演变的过渡时期。由于过渡阶段时间并不是很长，所以《伤寒论》中虚字多见，虚脉并不多见，偶尔在休克多发期的厥阴病中，在一例出血性休克病例中出现，如第 347 条"伤寒五六日，不结胸，腹濡，脉虚复厥者，不可下，此亡血，下之，死"，但也有时常与脉浮虚等相兼。

实脉：大而长，按之有力，坚实。

主病：同虚脉一样，在《伤寒论》中，实证多见，实脉少见，但脉实的出现，多因内毒素过盛，病原体毒力过盛。如第 242 条"脉实者，宜下之"；又如第 393 条"……脉沉实者，以下解之"；又如第 368 条"伤寒下利，日十余行，脉反实者，死"。

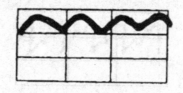

图 19　虚脉示意图

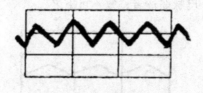

图 20　实脉示意图

长脉：尺寸俱长，过于寸关尺的本来位置。

主病：单纯长脉，不浮不沉，不迟不数，不大不小，从容和缓为正常脉。《伤寒论》在太阴病中出现长脉，也为向愈的表现。如第 274 条 "太阴中风，四肢烦疼，脉阳微阴涩而长者，为欲愈"。

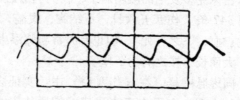

图 21　长脉示意图

短脉：与长脉相反，关部脉搏动常较明显，尺寸二部脉搏常模糊不清，似有似无，所以称短脉。多因血液流动缓慢、血液浓缩、血容量不足所致。

主病：多见于病人失水失钠过多，致水电解质代谢紊乱。如第216条"发汗多，若重发汗者，亡其阳，谵语，脉短者死，脉自和者不死"。

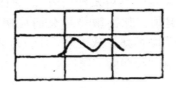

图22　短脉示意图

洪脉：按之指下极大，血管扩张，粗大有力。

主病：在《伤寒论》中出现洪脉时，一是病原体毒力强盛，宿主的抗御机能也较强，发高热而脉洪大。如第25条"服桂枝汤，大汗出，脉洪大者与桂枝汤……"。二是高渗性脱水时常出现洪大脉，如第26条"服桂枝汤，大汗出后，大烦渴不解，脉洪大者，白虎加人参汤主之"。前条为病原体、抗御机制两盛，后条则为兼有高渗性脱水。

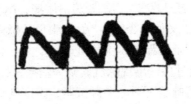

图23　洪脉示意图

微脉：极细而软，或欲绝，似有似无。

13

主病：《伤寒论》中出现脉微时最多，多为汗、吐、下丧失了过多的水与电解质，又没得到及时补给，使血容量严重不足。发展严重时，则伴有低体温、低血压等，甚至休克。此时常出现微脉，所以《伤寒论》中多次指出。如第 23 条"脉微而恶寒者，此阴阳俱虚，不可更发汗、更下、更吐也"。又如第 27 条"脉微弱者，此无阳也，不可发汗……"。又如第 165 条"伤寒吐下后，发汗，虚烦，脉甚微……久而成痿"。又如第 60 条"下之后，复发汗，必振寒，脉微细，所以然者，以内外俱虚故也"。又如第 300 条"少阴病，脉微细沉……死"。

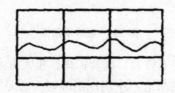

图 24　微脉示意图

紧脉：端直以长，如转动的绳索，脉搏劲急，绷紧有力。

主病：紧脉代表寒与痛。《伤寒论》中在太阳病中出现紧脉或浮紧，多为表寒，也代表致病因素属寒性。如第 3 条"太阳病，或已发热，或未发热，必恶寒，体痛，呕逆，脉阴阳俱紧者，名为伤寒"；又如第 38 条"太阳中风，脉浮紧，发热恶寒，身疼痛，不汗出而烦躁者，大青龙汤主之"。如果是因汗、吐、下而致失水失钠过多，出现脉沉紧则为里寒，故严禁发汗。如第 67 条"伤寒，若吐若下后……脉沉紧，发汗则动经……"。如果同是脉阴阳俱紧而出现在缺水缺钠的少阴病中，代表寒性病原体已深入消化道，大有致呕吐、腹泻、加重脱水的可能。如第 283 条"病人脉阴阳俱紧，反汗出者，亡阳也，此属少阴，法当咽痛，而复吐利"。如在厥阴病中出现，仍代表寒性病原体亢盛，宿主抗御力低下。如第 360 条"下利脉数，有微汗出，今自愈；设复紧，为未解"。如果是结胸证出现脉沉紧则是代表腹肌紧张、腹内痛甚，这里完全不代表寒，只代表痛。因为此结胸为热证、实证，所以又可用下法了。如第 139 条"伤寒六七日，结胸热实，脉沉而紧，心下痛，按之石硬者，大陷胸汤主之"。

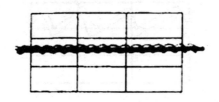

图 25　紧脉示意图

缓脉：来去和缓，不慢不快，搏动均匀。

主病：缓脉多见于正常人。但《伤寒论》中出现缓脉多见于感染的病原体性质不同，而出现脉缓。比如同是发热病人，有人出现数脉，有人出现缓脉。如第 2 条"太阳病，发热，汗出，恶风，脉缓者，名为中风"。如第 278 条"伤寒脉浮而缓，手足自温者，系在太阴，太阴当发身黄……"。

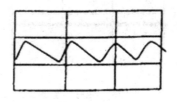

图 26　缓脉示意图

芤脉：浮、大而软，按之中央空，两边实。

主病：芤脉常因急性失血、失体液时，形成短时间的血容量不足而致血管空虚。如果血容量得不到及时补充，则芤脉很快就会转变为细、微、弱等脉象，所以《伤寒论》中也很少见芤脉，只是偶尔提到。如第 248 条"脉浮而芤，浮为阳，芤为阴……"。

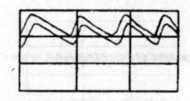

图 27   芤脉示意图

弦脉：轻取不觉，按之如弓弦。

主病：弦脉主痛。《伤寒论》中出现脉弦时，多为身体某部疼痛。如第 102 条"伤寒，阳脉涩，阴脉弦，法当腹中急痛……"；又如第 234 条"阳明中风，脉弦浮大，而短气，腹部满，胁下及心痛……"；又如第 266 条"伤寒，脉弦细，头痛发热者，属少阳……"。

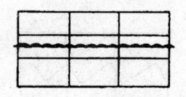

图 28   弦脉示意图

弱脉：极软而沉、细，按之好像要断绝的样子。

主病：弱脉在《伤寒论》中出现，大致分三种情况：一是代表抗御机能的不足。如第 12 条"太阳中风，阳浮而阴弱……"，又如第 42 条"太阳病，外证未解，脉浮弱者，当以汗解，宜桂枝汤"。二是代表低渗性脱水、血容量不足。如第 27 条"……脉微弱者，此无阳也，不可发汗……"，又如第 280 条"太阴为病，脉弱，其人续自便利，设当行大黄、芍药者，宜减之，以其人胃气弱，易动故也"，又如第 376 条"呕而脉弱……见厥者难治，四逆汤主之"。三是代表病原体的毒力减弱。如第 359 条"下利，有微热而渴，脉弱者，今自愈"。

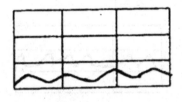

图 29　弱脉示意图

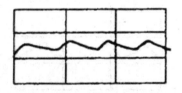

图 30　细脉示意图

细脉：比微脉稍大，常可摸到，但很细。

主病：细脉在《伤寒论》中多因出汗、呕吐、腹泻等丢失水、电解质过多，而致血液容量不足，使血管变细。如第 60 条"下之后，复发汗，必振寒，脉微细，所以然者，以内外俱虚故也"；又如第 300 条"少阴病，脉微细沉……死"。但也有时因为其他原因（如周围血管循环不良性疾病）时出现细脉。如第351条"手足厥寒，脉细欲绝者，当归四逆汤主之……"。

促脉：来去很快，时有时歇。

主病：促脉在《伤寒论》中出现，有时代表发热不退，脉搏急促，且不规整。如第34条："太阳病，桂枝证，医反下之，利遂不止，脉促者，表未解也……"有时代表电解质丢失而致心律不齐。如第22条"太阳病，下之后，脉促胸满者，桂枝去芍药汤主之。若微恶寒者，桂枝去芍药加附子汤主之"；又如第349条"伤寒脉促，手足厥逆，可灸之"。

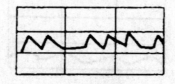

图31　促脉示意图

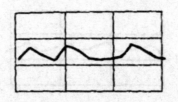

图32　结脉示意图

结脉：往来迟缓，且有歇止。

代脉：来得快，中间有间歇，而间歇的时间较长，才复跳动。

主病：结脉、代脉多因心律不齐性心脏病时出现。所以有时因病情严重而预后不良。如第183条"……名曰结阴也……名曰代阴也。得此脉者，必难治"。但是也设了治疗方剂，如第182条"伤寒，脉结代，心动悸，炙甘草汤主之"。

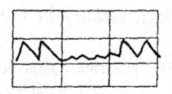

图33　代脉示意图结脉

辨太阳病脉证并治（上）

　　太阳病为急性病、发热性疾病、感染性疾病的初期阶段，是宿主与病原体抗争最激烈的阶段，也是最容易并发感染多种脏器的复杂多变阶段。此阶段，机体的物质代谢与机能活动容易发生变化，如不及时纠正，势必会加重其变化致恶化。所以此篇也充分展示了张仲景"治未病"的伟大思想，其宝贵经验也得到了多方面体现。如：未病先防，既病早治，已病防传，未传防变，已变防逆等。中医的治疗方法离不开汗、吐、下等法，这些方法使用不当又易导致不良变化，特别是水、电解质、酸与碱的代谢失衡。所以书中多次反复指出，在治疗原发病、并发症的同时，尽量注意物质代谢的变化，稍有失衡则予以积极纠正。因此，篇幅较长。

　　原文　太阳之为病，脉浮，头项强痛而恶寒。(1)

　　浅译　此条作为太阳病的提纲，是发热性、感染性疾病的初期阶段最有代表性的症状体征。脉浮在这里代表病位在机体最外一层——表层；症状为头项部痛，厌恶寒冷；体征为脉浮，项部强硬，不灵活。

　　原文　太阳病，发热，汗出，恶风，脉缓者，名为中风。(2)

　　浅译　此条为太阳病中风的症状体征。由于感染的病原体不同，病原体入侵的部位不同，加上病人的身体素质不同，故患者的症状体征也有不同，所以有中风、伤寒之分。如此条的症状体征是：发热，汗出，厌风，脉浮缓。感染的致病体之性质属风性；感染的位置在体表的肌层；患者的体质属表虚型。

原文 太阳病，或已发热，或未发热，必恶寒，体痛，呕逆，脉阴阳俱紧者，名为伤寒。（3）

浅译 此条为太阳病伤寒的症状体征。发热，或者是还未曾发热，厌恶寒冷，身体痛，呕逆，脉搏的左右寸关尺均为紧脉。根据症状体征分析，感染的致病体之性质属寒性；感染的位置为机体的表层；患者的体质为表实。

原文 伤寒一日，太阳受之，脉若静者，为不传；颇欲吐，若躁烦，脉数急者，为传也。（4）

浅译 感染致病体的第一天，致病体入侵的位置在机体的表层，如果脉搏浮而平静，说明没有身体内部组织器官继发感染迹象；如果患者总想呕吐，或者烦躁不安，脉搏又快又疾的，这是发生了继发感染现象。提醒医生随时注意疾病的变化。

原文 伤寒二三日，阳明、少阳证不见者，为不传也。（5）

浅译 由于感染的病原体不同，患者的体质不同，抵抗力有强弱，所以继发感染情况不一样。有的病人在发病二三天时，则容易出现继发感染，比如出现腹满大便难，或者是发热自汗出、不恶寒反恶热的阳明证；或者出现口苦、咽干、目眩、往来寒热等症状的少阳证。如果未发现上述两证情况，说明还没有继发感染的迹象。

原文 太阳病，发热而渴，不恶寒者为温病。若发汗已，身灼热者，名风温。风温为病，脉阴阳俱浮，自汗出，身重，多眠睡，鼻息必鼾，语言难出。若被下者，小便不利，直视失溲；若被火者，微发黄色，剧则如惊痫，时瘈疭；若火熏之。一逆尚引日，再逆促命期。(6)

浅译 此条为鉴别诊断。因为太阳经为机体的最外一层，所以太阳病就代表病位在表层。由于很多类致病体都是通过先从外而入里的感染方式入侵的，不单单是风寒性类病原体，故举例说，太阳病，发热口渴，没有怕冷现象，这是笼统地说感染了温病的病原体，属于温病范畴。因为温病又分好多种，下面只是列举了风温病以供鉴别。风温病有哪些主要特征呢？已经发汗，患者仍然高热不退为风温的主要特征。风温病还有哪些症状体征呢？脉搏左右寸关尺都是浮象，未用发汗药而自身出汗，身体沉重，昏睡，呼吸气粗且有鼾声，因呈半昏迷状态而不能说话。如果用攻下药再丢失水分，会加重病情，出现无尿，昏迷加重而小便失禁；如果用火攻法，更是犯了热因热用的错误，轻则会出现黄染，重则会出现癫痫那样的惊厥发作；如果再用火法，会加快死亡。

原文 病有发热恶寒者，发于阳也；无热恶寒者，发于阴也。发于阳，七日愈；发于阴，六日愈。以阳数七，阴数六故也。(7)

浅译 有的病人发热，体温升高，厌恶寒冷，这属于感染性炎症，称发于阳；无发热，体温低，厌恶寒冷，这属于非感染性疾病，称发于阴。一般情况下感染性炎症七天则产生抗体，症状基本消失；非感染性疾病大约六天就能恢复抵抗力，症状才能消失。

原文 太阳病，头痛至七日以上自愈者，以行其经尽故也；若欲作再经者，针足阳明，使经不传则愈。（8）

浅译 太阳病为急性病、发热性疾病、感染性疾病的初期阶段，也是病位在表层，有全身性中毒症状时的阶段。故此条举例说有头痛等全身性症状七日自愈者，为产生抗体；如果七日未愈，还需一周时间才产生抗体，这时可以针灸足阳明经的足三里穴，使之加快产生抗体，则愈。

原文 太阳病，欲解时，从巳至未上。（9）

浅译 巳时至未时为一日中阳气最盛的时间，也就是一天之中温度最高的时间，有利于配合身体发汗解热，有利于协助人体抗御寒性的致病因子。这也是说外在的物理因素有时使人发病，有时可促进痊愈。提示医生注意它致病的一面，利用它促进痊愈的一面。

过去农村在缺医少药的年代，病人发冷、发热、寒战、发抖，先让病人喝些热水然后多盖两层棉被，再在被窝里放进一把装满热水的大水壶（因为那时没有热水袋、热宝等），就这样利用物理加温来促使患者发汗解热，大多数因感冒发热者均可痊愈。笔者认为与现代打针、吃药、输液相比，这种土法更绿色环保。

原文 风家表解而不了了者，十二日愈。（10）

浅译 风家，泛指平素体质虚弱、抗病力低、稍遇风寒则容易感冒的人群。"表解而不了了者"是说虽然已发汗解热没有头痛发热等症状，但是，总有些不适症状没完没了不能消失，这种情况要在十二天后产生抗体才会痊愈。

原文 病人身大热，反欲得衣者，热在皮肤，寒在骨髓也；身大寒，反不欲近衣者，寒在皮肤，热在骨髓也。（11）

浅译 此条是说不要只看表面现象，要有透过表面看本质的目光。如举例说：病人发热，体温很高，但有怕冷现象，这是表面发热，内环境温度并不高；身体表面温度虽然偏低，但有怕热现象，这是寒在体表，内环境温度是较高的。这时应仔细观察内脏是否有感染病灶。

原文 太阳中风，阳浮而阴弱，阳浮者热自发，阴弱者汗自出，啬啬恶寒，淅淅恶风，翕翕发热，鼻鸣干呕者，桂枝汤主之。（12）

浅译 太阳——是先说明病位在体表；中风——是说致病体属风性。主要症状表现为发热、怕风、畏寒、呼吸气粗等上呼吸道感染症状及干呕欲吐等兼有的上消化道症状。患者的脉搏为寸脉浮尺脉弱，寸脉浮代表病位在表，尺脉弱代表患者体质虚。表、虚结合所以中医习惯称之为表虚型，表虚的主要代表症状是发热、自汗出，治疗方药是用桂枝汤。

桂枝汤方

桂枝三两（去皮）　芍药三两　甘草二两（炙）　生姜三两（切）　大枣十二枚（擘）

上五味，㕮咀三味，以水七升，微火煮取三升，去滓，适寒温，服一升。服已须臾，啜热稀粥一升余，以助药力。温覆令一时许，遍身絷絷微似有汗者益佳，不可令如水流漓，病必不除。若一服汗出病差，停后服，不必尽剂。若不汗，更服依前法。又不汗，后服小促其间，半日许，令三服尽。若病重者，一日一夜服，周时观之。服一剂尽，病证犹在者，更作服。若汗不出，乃服之二三剂。禁生冷、黏滑、肉面、五辛、酒酪、臭恶等物。

【临床用法】

1. 药物用量　桂枝9g　芍药9g　甘草6g　生姜9g　大枣12枚

2. 煎服方法　上5味，以水1400ml，用微火煮取600ml，去滓，分3次温服。

3. 药后啜粥　服药后过10分钟左右，喝热稀粥一碗。一则借谷气，以充汗源；一则借热气，鼓舞卫气。使汗出表和，祛邪而不伤正。

4. 温覆微汗　服药喝粥之后，盖被保温，取遍身微汗为佳，切禁大汗淋漓。因汗多伤正，邪反不去，病必不除。

5. 见效停药　如一服汗出病愈，即应停服，此乃中病即止，以免多服伤正。

6. 不效继进　如一服无汗，继进二服，又不汗出，可缩短给药间隔，半日内可将三次药服完。病重者昼夜给药，可连服第二剂。

7. 药后禁忌　服药期间，忌食生冷、黏滑肉食等不易消化及有刺激性食物，以防恋邪伤正。

【方药分析】桂枝汤方中，桂枝辛温，解肌祛风，温通卫阳，以散卫分之邪。芍药酸寒，滋阴和营，以固护营阴。桂枝配芍药，于发汗之中寓有敛汗之意，于和营之中又有调卫之功。二者等量配伍，既用桂枝发汗，又用芍药止汗，一散一收，一开一合，而达到调和营卫之功。生姜辛散，佐桂枝发散风寒以解肌；

大枣甘平补中，佐芍药补中益阴以护营。桂芍相配，姜枣相得，表里阴阳，卫气营血，并行不悖，是刚柔相济，以为和之。甘草甘平，调和诸药，如《本草正》云："毒药得之了其毒，刚药得之和其性，表药得之助其外，下药得之缓其速。"故其中和之性，具有调补之功。甘草与桂枝相配，乃桂枝甘草汤之意，辛甘理阳，以助卫气；芍药相配，乃芍药甘草汤之意，酸甘化阴，以滋营阴，二者相合，安内攘外。五药合之，为解肌祛风、调和营卫、滋阴和阳之剂，其义妙在发汗而不伤正，止汗而不贻患。本方解表之精义，更在于服药后啜粥以助药力。

方中之桂枝、草、枣，又具有开胃、增食、健脾之功，因此，桂枝汤又有调和脾胃的功效。通过调和脾胃，而达到滋化源、充气血、和阴阳、调营卫的作用，所以桂枝汤具有调和营卫、调和气血、调和脾胃、调和阴阳的功用。故柯琴云：桂枝汤"为仲景群方之魁，乃滋阴和阳，调和营卫，解肌发汗之总方也"。桂枝汤虽为解表之剂，然清代名家王子接称本方为"和剂"，意在说明本方调和营卫，不仅能解表，而且能和里，方药配合得宜，功用广泛，故既可用于太阳表证，又可化裁用于因误治失治的各种变证，后世称桂枝汤为"群方之冠"。

【方剂功效】解肌祛风，调和营卫。

【现代应用】

(1) 感冒、流感：普通感冒、流行性感冒、上呼吸道感染等。如叶氏报道用桂枝汤加黄芪 10g，白芥子 10g，法夏 6g 治疗流行性感冒 95 例。症状是：发热（62%），恶寒（52%），流涕（63%），头痛（52%），并伴有咳嗽、食欲下降、舌淡红、苔白或黄白，脉浮数。经服上方，2～4 剂而痊愈者 90 例，最多 5 剂，平均 3 日康复。疗效达 100%。[叶治范. 桂枝加黄芪治疗流行性感冒的疗效观察 [J]. 江西中医药，1960（1）：2.]

(2) 低热症：林氏报道对 68 例低热症的辨证分型。共分 8

型，其中属营卫不和型5例，症见乍寒乍热或恶风寒，汗出乏力，脉细小等，治以调和营卫，方用桂枝汤。结果4例治愈，1例好转。举例如：低热4个月，午后发热（37.4~38.1℃），暮夜恶寒，汗出，头昏乏力，苔薄白，脉细濡。以本方加煅牡蛎，服药20剂，体温正常，诸症消失。[林宗广. 低热的辨证施治初步研究 [J]. 中医杂志，1965（4）：1.]

（3）风寒外感：因外感风寒，营卫不和，症见发热恶寒、头痛、鼻塞流涕、脉浮、苔薄白者，用桂枝汤可收效。若外感风寒较重，可加苏叶或荆芥；年老、体虚易感者，加黄芪；兼咳嗽者，加杏仁、桔梗。

（4）小儿小叶性肺炎：患儿体质虚弱、面色苍白，虽体温不高，但满肺湿啰音，自汗出，指纹淡者。

（5）自汗症：因卫气失和、营卫不调而致常自汗出，时发热自汗出，多汗症，现代称自主神经功能紊乱，以桂枝汤加黄芪、防风、生牡蛎。

（6）荨麻疹、皮肤瘙痒症：皮肤瘙痒症以自汗出、恶风、脉浮作为用药指征；荨麻疹以疹色不红，素体常自汗出、恶风寒、脉浮缓或弱，以风寒束表者均宜桂枝汤。若营血不足者，加当归、党参、丹参；若气虚者，加黄芪；若风邪重者，加防风、蝉衣、芥穗。

（7）过敏性鼻炎：以寒冷过敏而致，鼻塞流涕，用桂枝汤加蝉衣、辛夷花、苍耳子；若头痛甚者，加白芷、川芎、藁本；若兼热邪者，加金银花、菊花。

（8）关节炎：本方治疗风湿性关节炎，主要症状为关节疼痛，无红肿，亦无关节变形，唯下肢关节疼痛，遇冷则重，恶风者，属风寒痹，可用桂枝汤加附子；如属热痹，用桂枝白虎汤。[以上摘自聂惠民. 伤寒论与临证 [M]. 广州：广东科技出版社，1993：41 - 42.]

（9）产后虚热：李氏曾用桂枝汤加黄芪、当归、酸枣仁、五味子，治产后失血发热，动则自汗，恶风，服药2剂体温恢复正常。[李兰舫.桂枝汤加减治疗营卫不和发热1例［J］.上海中医药杂志，1965（10）：15.]

（10）偏瘫：武氏报道以桂枝汤加红花、防风治疗偏瘫24例，结果治愈15例，显效6例，好转3例。加减法是：若汗出多，营阴伤重者，白芍增至30~40g；瘀血较重者，减白芍加赤芍；汗出肢冷，脉微阳虚较重者，加附子；气息低微，脉浮虚者，加黄芪；下肢着地酸软无力者，加全蝎。若因肝阳上亢或五志过极，化火从风，挟痰、挟火上窜巅顶，横窜精髓，堵闭清窍，而致突然昏仆，不省人事，目赤气粗，舌红苔厚，脉弦数者，则禁用桂枝汤。[武长安.桂枝汤加味治疗偏瘫24例临床观察［J］.河南中医，1986（2）：35.]

（11）皮肤病：顾氏报道湿疹、皮肤瘙痒症、冬季皮炎、冻疮、蛇皮癣等多种皮肤病，均于冬季或遇冷发作，暖则缓解，舌苔薄白，脉浮滑或濡滑缓者，若属风寒型，桂枝汤随证加减获效。加减法是：若单纯性风寒外束，营卫不和，血脉阻滞可用桂枝汤全方；若挟湿者，加化湿利湿的茅术、羌活、独活、防己、赤小豆、茯苓皮、薏仁、车前子之类；若营血不足，加养血活血品，如当归、首乌、鸡血藤、丹参之类。[顾伯康.桂枝汤治疗皮肤病的临床体会［J］.中医杂志，1965（5）：30.]

（12）寒冷性多形红斑：寒冷性多形红斑每以遇冷而发生多形红斑状皮损为特点。本病在病理上有血液流变、免疫学等多方面改变。中医辨证若为寒邪侵袭肌表，营卫不和，血脉阻滞而致，可选用桂枝汤加减治疗，有较好疗效。蒋氏报道用桂枝汤加当归、川乌、羌活、防风、川芎治疗寒冷性多形红斑70例。治疗结果：治愈15例；显效22例；好转25例；无效3例。有效病例平均服药10剂。[蒋诚.加味桂枝汤治疗寒冷性多形红斑

[J]．中医杂志，1984（12）：12.]

卞氏报道用桂枝汤加减（桂枝、白芍、黄芪、附子、丹参、陈皮）治疗寒冷性多形红斑。结果：中药组34例，临床治愈19例（55.9%）；显效5例（14.7%）；有效9例（26.5%）；无效1例（2.9%）。西药组18例（西药用赛庚定、地巴唑），临床治愈1例（5.5%）；显效3例（16.7%）；有效10例（55.6%）；无效4例（22.2%）。中、西药治疗结果：临床有效率，中药组为97%，西药组为77%。经实验项目治疗前后的对比动态观察大部分指标（血液流变学、甲皱皮肤毛细血管镜、免疫学检查等），中药组的好转比例大于西药组，即中药组疗效优于西药组。结果说明，遵循中医学理论为指导，针对本病病机之寒与瘀立法组方是取效的关键。［卞宗沛．益气活血温阳法治疗寒冷性多形红斑的机理探讨［J］．中医杂志，1985（4）：49.]

（13）现代药理研究证实，桂枝汤方药理作用有解热、抗炎、抗病毒及抑菌；解痉、镇痛、镇静；改善胃肠系统功能；影响心血管系统功能，增强血液循环；抗过敏作用等。陶氏报道了桂枝汤类方的双向调节作用。本方双向调节作用的前提建立在营卫不和这一特定病机的基础上，而且与一定的病理状态相关。双向调节的基础是桂枝汤中桂枝与芍药、桂枝与甘草、芍药与甘草这三对药物的配伍协调。双向调节的途径主要是通过调和营卫、通畅血脉、调理脾胃、益气健中而实现的。双向调节作用如下：①调节营卫不和而致体温偏低或升高的病理状态；②调节汗液，既能发汗，又可止汗；③调节心阳虚所致的心率异常；④调节心脾阳虚所致的血压异常；⑤调节因大肠功能失调所致的久利与便秘。探索双向调节的实质，可能是通过调营卫、健中气的途径调动机体内因对抗疾病，从而达到内环境的恒定。［陶御风．浅论桂枝汤类方的双方调节作用［J］．上海中医药杂志，1981（3）：

29.]

原文 太阳病，头痛，发热，汗出，恶风，桂枝汤主之。（13）

浅译 本条是桂枝汤的主要适应证。主要适应于病位在肌表，患者体质属表虚型的人群，如临床见到有头痛、发热、汗出、怕风等症状体征者，无论是病毒感冒还是普通感冒，还是其他发热性、感染性疾病，均可以用桂枝汤治疗。

原文 太阳病，项背强几几，反汗出恶风者，桂枝加葛根汤主之。（14）

浅译 在桂枝汤的适应证中，患者兼有项背强，俯仰不自如等症状，这种症状超出了桂枝汤的治疗范围，所以在桂枝汤中加入葛根，以扩大治疗范围，增加治疗效果。

桂枝加葛根汤方

桂枝二两（去皮）　芍药二两　生姜三两（切）　甘草二两（炙）　大枣十二枚（擘）　葛根四两

上六味，以水一斗，先煮葛根，减二升，去上沫，内诸药，煮取三升，去滓，温服一升。覆取微似汗，不须啜粥，余如桂枝法将息及禁忌。

【临床用法】

1. 药物用量　葛根12g　桂枝6g　芍药6g　生姜9g　甘草6g　大枣12枚

2. 煎服方法　上六味，以水2000ml，先煮葛根，减400ml，去上沫，内入诸药，用微火煮取600ml，去滓，分3次温服。

3. 覆取微汗　药后不须喝粥。只须覆被保暖，取遍身微似汗出，切禁大汗淋漓。

4. 药后护理　药后覆取微汗之外，其余的护理方法均依据桂枝汤的调护方法，如"见效停药"、"不效继进"、"药后禁忌"等。

【方药分析】本方即桂枝汤加葛根而成。桂枝加葛根汤，以桂枝汤解肌祛风，调和营卫，专疗太阳中风表证。葛根甘辛而平，据药性加葛根的功效有三：①葛根能升阳发表，解肌祛风，故助桂枝汤解肌发表；②宣通经气，解经脉气血之郁滞；③葛根能生津液，起阴气，鼓舞阳明津液布达，滋津润燥，以缓解经脉之拘急。

【方剂功效】解肌祛风，舒经升津。

【现代应用】

（1）感冒：普通感冒、流行性感冒，症见发热，恶风寒，汗出头痛，项背拘急不舒，脉浮数或浮缓，苔薄白；风寒外感，日久不愈，体弱气虚者，加黄芪。

（2）麻疹：麻疹初期，疹出不畅，具有本方证者，酌加柽柳。

（3）荨麻疹：疹色不红，素体常自汗出，恶风寒，脉浮缓或弱，风寒束表者，本方酌加防风、蝉衣。

（4）高血压：本方驱风通络，滋润经脉，治疗冠心病胸背痛，高血压脑动脉硬化之后脑痛均有效。［刘渡舟．伤寒论十四讲［M］．天津：天津科技出版社，1982：59.］

（5）颈椎病：应用本方治疗太阳中风加有葛根证外，常用以治疗颈椎病、落枕及着凉引起的项背筋肉疼痛拘急不舒者。［王占玺．伤寒论临床研究［M］．北京：科学技术文献出版社，1983：30.］

（6）落枕、头痛、神经官能症、荨麻疹、高血压等具本方

证者。[聂惠民，等. 伤寒论与临证 [M]. 广州：广东科技出社，1993：57.]

（7）本方应用范围：①肩凝症，落枕；②肩周炎；③背痛；④半身麻木；⑤目斜视，复视；⑥颜面神经麻痹。[陈亦人. 伤寒论译释 [M]. 上海：上海科学技术出版社，1992：341.]

（8）半身不遂：王氏报道，以本方治疗半身不遂。属虚者，亦可加附子，中风、颈项强直，即或无汗出恶风亦有效。[王永谦，等. 桂枝汤的临床运用和研究进展 [J]. 辽宁中医杂志，1980（1）：1.]

原文 太阳病，下之后，其气上冲者，可与桂枝汤，方用前法；若不上冲者，不得与之。（15）

浅译 此例患者感染的病原体在身体的表层，医生却以为在胃肠道，故使用了攻下药。虽然误用了攻下药，但没造成腹泻，气反有上冲之势，并且还有桂枝汤的适应症状，此时还可以用桂枝汤治疗；如果气不上冲反而向下，有欲腹泻之势，就不可用桂枝汤了。

原文 太阳病三日，已发汗，若吐，若下，若温针，仍不解者，此为坏病，桂枝不中与之也。观其脉证，知犯何逆，随证治之。（16）

浅译 治疗疾病时要看致病体在什么位置，若在表层则用汗法去发散；若在上消化道则用吐法去解除；若在下消化道则用下法去排掉；若在经络则用温针去疏泄。现在患者已得病三日，上述方法都用过，也未排除致病体，病证仍不见好转，这是不好治的坏病，桂枝汤不能解决。这时要观察患者的脉搏及症状，要搞清楚致病因素是什么、在什么位置作祟，再去辨证施治。

原文 桂枝本为解肌，若其人脉浮紧，发热汗不出者，不可与之，常须识此，勿令误也。（17）

浅译 桂枝汤为表虚型患者而设，主要作用是解除侵入肌层的病原体；如果患者是脉浮紧，发热无汗的表实型，这是病原体在表层而不是在肌层，所以不可用桂枝汤，并且经常要认识清楚病原体的位置及桂枝汤的治疗范围，不要盲用误用。

原文 若酒客病，不可与桂枝汤，得之则呕，以酒客不喜甘故也。（18）

浅译 经常酗酒及慢性酒精中毒的人，不宜用桂枝汤，因为这类患者热蕴于内，而桂枝汤性偏甘温，热病用温药不符合治疗原则，只能加重病情，所以服用后会发生呕吐等副作用。

原文 喘家作，桂枝汤加厚朴、杏子佳。（19）

浅译 平素有慢性气管炎及哮喘的患者，长期咳喘经久不愈者称喘家。喘家如果患外感时，虽然只具备桂枝汤的适应证，但使用桂枝汤时，加入厚朴、杏仁效果好。这样会起到双重效果，既治愈了感冒发热，又控制了气喘发作。

原文 凡服桂枝汤吐者，其后必吐脓血也。（20）

浅译 凡服桂枝汤吐者，也未必都吐脓血，但是，如果患有胃脓疡、肺脓疡的患者，服后必吐脓血，原因是不服桂枝汤也必然会吐出脓血。

原文 太阳病，发汗，遂漏不止，其人恶风，小便难，四肢微急，难以屈伸者，桂枝加附子汤主之。（21）

浅译 发热性病，用解热药发汗，汗出太多且不停止，水、钠丢失较快，并且已经有不同程度的脱水现象，因为病人出现了怕风、少尿、四肢有轻微的肌肉痉挛性疼痛等表现，故此时应迅速止汗，去阻止水、钠丢失，防止脱水加重，故用桂枝加附子汤制止。

桂枝加附子汤

桂枝三两（去皮） 芍药三两 甘草三两（炙） 生姜三两（切） 大枣十二枚（擘） 附子一枚（炮，去皮，破八片）

上六味，以水七升，煮取三升，去滓，温服一升。本云桂枝汤，今加附子。将息如前法。

【临床用法】

1. 药物用量 桂枝9g 芍药9g 甘草6g 生姜9g 大枣12枚 附子9g

2. 煎服方法 上6味，以水1400ml，用微火煮取600ml，去滓，分3次温服。

3. 药后护理 不须啜粥。药后调护依据桂枝汤法，即前12条方后注明的服药方法及药后禁忌。

【方药分析】 本方为桂枝汤原方加附子而成。用桂枝汤调和营卫，使营卫和调，卫外可固，营阴内守，滋阴和阳，止汗而不留邪。附子，辛而大热，温经助阳，固表止汗。如《本草正义》载："附子，本是辛温大热，其性善走，故为通行十二经纯阳之要药，外则达皮毛而除表寒，里则达下元而温痼冷，彻内彻外，凡三焦经络，诸脏诸腑，果真有寒，无不可治。"桂、附相合，温煦阳气，卫阳振复，则汗漏自止，恶风亦罢。汗止则阴液始复，小便方得自调，四肢亦柔。所表固汗止，邪去阳回，津液自复，诸证得愈。

【方剂功效】调和营卫，复阳固表。

【现代应用】

（1）寒痹：症见肢体关节疼痛，遇寒痛重，得暖则减，关节屈伸不利，取桂枝汤温经散寒，调和营卫，附子温经寒止痛。若以上肢关节疼痛为主，酌加羌活、姜黄；若下关节疼痛为主，酌加独活、牛膝；若以腰背关节痛为主，加续断、狗脊、桑寄生；若肾气不足，酌加仙灵脾、杜仲、熟地；若气虚，酌加黄芪、党参；若血虚者，酌加当归、白芍；若痹痛迁延日久，关节肿大，甚至强直畸形，酌加桃仁、红花、穿山甲等。

（2）漏汗证：此证属表阳虚漏汗不止，已接近亡阳，急当用附子扶阳固表，绝非黄芪、浮小麦、龙骨、牡蛎之类可止。至于表气虚，肺气不固之自汗，则可使用李东垣补中益气汤、保元汤之类，重用黄芪常可取效，也非本方所宜。后世注家或云本条在表之风邪未去，或云在表之风邪已去。但无论有无表邪，均可使用本方。[刘渡舟，等．伤寒论诠解［M］．天津：天津科学技术出版社，1983：21.]

（3）汗证：此方治疗表虚漏汗100例，其中阳虚者重用附子，津伤甚者重用芍药，兼发热则减附子用量，治愈率达100%，其中服药1~2剂而治愈者，有58例。[朱豫珊．桂枝加附子汤治表虚漏汗证100例疗效观察［M］．国医论坛，1991（3）：20.]

（4）阴冷证：以本方加黄芪治愈一男性患者，因寒涉水和房事不节而诱发睾丸肿硬冷痛之阴冷症。[周连云．桂枝加附子汤治愈阴冷证［M］．新医药学杂志，1978（12）：20.]

（5）风寒痹痛：本方治关节痛、风湿性关节炎、类风湿关节炎等，凡属寒痹范围者均可选用。[王占玺，等．伤寒论临床研究［M］．北京：科技文献出版社，1983：35.]

（6）本方应用范围：①阳虚漏汗证；②妇人阳虚崩漏带下，加阿胶、艾叶；③原发性坐骨神经痛；④心阳虚之视力下降，瞳孔有蓝雾而影响视力；⑤因长期持续在冷气设备的房间中工作而致的"冷房病"，加茯苓、白术。[陈亦人. 伤寒论译释 [M].上海：上海科学技术出版社，1992：351.]

（7）其他：本方常用于风心病、冠心病、血栓闭塞性脉管炎等慢性疾病，外感，自汗出，恶寒，小便不畅，四肢伸屈不利；亦可用于半身不遂、小儿麻痹、肌痉挛、神经痛、风湿病、手足冷等病证合并外感，而现本方证者。[李文瑞. 伤寒论汤证论治 [M]. 北京：人民军医出版社，1989：15.]

原文 太阳病，下之后，脉促，胸满者，桂枝去芍药汤主之；若微恶寒者，桂枝去芍药加附子汤主之。（22）

浅译 本来病位在机体的表层，而医生却误用了泻下药去治消化道，造成水、电解质的丢失，出现了心律不齐、胸闷胀满等现象，这时用桂枝去芍药汤去补救；如果再兼有怕冷、体温偏低等血容量不足现象者，则用桂枝去芍药加附子汤治疗。

桂枝去芍药汤方

桂枝三两（去皮）　甘草二两（炙）　生姜三两（切）大枣十二枚（擘）

上四味，以水七升，煮取三升，去滓，温服一升。本云桂枝汤，今去芍药。将息如前法。

【临床用法】

1. 药物用量　桂枝 9g　甘草 6g　生姜 9g　大枣 12 枚

2. 煎服方法　上4味，以水1400ml，用微火煮取600ml，去滓，分3次温服。

3. 药后护理　药后不须啜粥，调护方法依据桂枝汤法，即前12条方后注明的服药方法及药后禁忌。

【方药分析】本方是桂枝汤去芍药而成。桂枝汤中去除芍药，解表之力不逊，通阳之效尤专。方中桂枝、甘草相伍，乃桂枝甘草汤，即为辛甘理阳之剂，以温通心阳；生姜助桂枝以辛散表邪；大枣佐甘草以补中州。四药相合，辛甘发散为阳，既可解表邪，又可通心阳。去芍药的原因有二：①芍药之性，味酸且敛，为阴柔之品，用之有碍于胸中阳气振奋宣畅，不利于胸满解除。②芍药酸收，有抑制桂枝辛甘发散通阳的弊端，故去之不用。正如《绛雪园古方选注》曰："芍药专益阴气，桂枝汤去芍药者，误下阳虚，浊阴必僭于中焦，故去芍药之酸寒，存一生阳和甘缓之性，得以载还中焦阳气，成清化之功。"

【方剂功效】解肌祛风，通阳散邪。

【临床应用】见桂枝去芍药加附子汤。

桂枝去芍药加附子汤方

桂枝三两（去皮）　甘草二两（炙）　生姜三两（切）大枣十二枚（擘）　附子一枚（炮，去皮，破八片）

上五味，以水七升，煮取三升，去滓，温服一升。本云桂枝汤，今去芍药加附子。将息如前法。

【临床用法】

1. 药物用量　桂枝9g　甘草6g　生姜9g　大枣12枚　附子9g

2. 煎服方法　上5味，以水1400ml，用微火煮取600ml，去滓，分3次温服。

3. 药后护理　药后不须啜粥，调护方法依据桂枝汤法，即前 12 条方后注明的服药方法及药后禁忌。

【方药分析】本方组成是在桂枝去芍药汤中加附子。桂枝去芍药汤解肌通阳，振奋胸阳。加附子之意，在于温经复阳。附子与桂枝相伍，温补心阳，以防亡阳之变。仲景于桂枝汤中去芍药，外通阳气以解表邪；更加附子，则温经复阳。这一加一减，遂成两方。正如柯韵伯曰："促为阳脉，胸满为阳证，然阳胜则促，阳虚亦促，阳盛则满，阳虚亦满。此下后脉促而不汗出，胸满亦不喘，非阳胜也，是寒邪内结，将作结胸之脉。桂枝汤阳中有阴，去芍药之酸寒，则阴气流行，而邪目不结，即扶阳之剂。若微恶寒则阴气凝聚，恐姜桂之力不能散邪，必加附子之辛热，为纯阳之剂矣。"

【方剂功效】解肌祛风，补阳消阴。

【现代应用】

（1）感冒：桂枝去芍药汤可通用于轻微之感冒伴食欲不振者。[姜春华. 伤寒论识义 [M]. 上海：上海科学技术出版社，1985：22.]

（2）循环系疾病：本方证以脉促、胸满为主要表现。临床病毒性心肌病初起，症见胸闷不适，伴有寒热、脉促；或外证已解，脉促，胸闷，见有心阳虚者，可用桂枝去芍药汤，加金银花、党参、麦冬；阳虚甚者，加附子。冠心病、心绞痛（心痹心痛）属胸阳不振、阳气虚弱者，可用桂枝去芍药汤合入瓜蒌薤白半夏汤。阳虚甚者，加附子；气虚者，加党参、麦冬、五味子；兼血瘀者，加丹参、红花等。

（3）胸痹心痛：临床上对胸闷、心悸、咳逆等证，凡属阴寒邪盛，胸阳不振者，用桂枝去芍药汤或再加附子颇有疗效。如冠心病患者，心绞痛夜发较重，多属阳虚阴盛。用本方助阳祛阴，每可取效。但桂枝汤去芍药，均辛甘之品，如非阳虚阴盛之

证，误用则易劫夺津液，故不可不慎。［刘渡舟. 伤寒论诠解
［M］. 天津：天津科技出版社，1983：21.］

（4）本方应用范围：①心律不齐心阳虚证，用桂枝去芍药
汤；阳虚较甚者，加附子。②疝气（腹股沟疝）。③阳虚外感咳
嗽，本方加杏仁。［陈亦人. 伤寒论译释［M］. 上海：上海科
技出版社，1992：355.］

（5）刘氏治胸闷患者：王×，男，46 岁，建筑工人。多年
来胸中发闷，甚或疼痛，遇寒冷气候则甚，并伴有咳嗽短等症，
切其脉沉弦而缓，握其手则凉，询其溲则清长，其舌质淡嫩、苔
白滑。证属心阳不振，阴霾布于胸中，气为之不利，亦胸痹之证
类也。治宜温补心阳，以解寒凝。桂枝汤去芍药加附子，连服 6
剂，证情逐渐减轻，多年胸闷痛，从此得以解除。［刘渡舟，
等. 伤寒挈要［M］. 天津：天津科技出版社，1983：37.］

原文 太阳病，得之八九日，如疟状，发热恶寒，
热多寒少，其人不呕，清便欲自可，一日二三度发。脉
微缓者，为欲愈也；脉微而恶寒者，此阴阳俱虚，不可
更发汗、更下、更吐也；面色反有热色者，未欲解也，
以其不得小汗出，身必痒，宜桂枝麻黄各半汤。（23）

浅译 发热性病已八九日，此时一天内还有二三阵发热现
象，但没有消化道症状，尿量也可以，如果脉搏和缓，说明是致
病因子的力度已减弱，这是向愈的现象；如果是脉搏微弱而怕
冷，并且体温有些偏低，这是明显的血容量不足，故说阴阳俱
虚，不可用更发汗、更下、催吐等法了。如果这样就更加重了
水、电解质的丢失，更加重了血容量的不足；面色反有热色者，
为面部毛细血管瘀血扩张潮红的表现，或为代谢产物淤积，而刺
激皮肤出现皮肤发痒等现象，宜用桂枝麻黄各半汤轻微发汗利

尿，有利于瘀滞性物质的清除。

桂枝麻黄各半汤方

桂枝一两十六铢（去皮）　芍药　生姜（切）　甘草（炙）　麻黄（去节）各一两　大枣四枚（擘）　杏仁二十四枚（汤浸，去皮尖及两仁者）

上七味，以水五升，先煮麻黄一二沸，去上沫，内诸药，煮取一升八合，去滓，温服六合。本云桂枝汤三合，麻黄汤三合，并为六合，顿服。将息如上法。

【临床用法】

1. 药物用量　桂枝6g　芍药3g　生姜3g　炙草3g　麻黄3g　大枣4枚

2. 煎服方法　上7味，.以水1000ml，先煮麻黄一沸，去上沫，再入其他药味，煮取360ml，去滓，温服120ml。

另一种方法：桂枝汤、麻黄汤二方药物按原剂量分别煎煮，各取60ml药液，合并为120ml，顿服，即一次服下。

3. 药后护理　服药护理及禁忌依据桂枝汤法。

【方药分析】本方为桂枝汤与麻黄汤按1：1用量合方。方名为桂枝麻黄各半汤，实则是桂枝、麻黄二方剂量的1/3，为发汗轻剂。取麻黄汤发汗解表，疏达皮毛，以治表实无汗；取桂枝汤调和营卫。两方合用，又小制其剂，乃有刚柔相济、从容不迫、异道取功之妙。既有小汗解邪之效，又无过汗伤正之弊。正如尤在泾所说："夫既不得汗出，则非桂枝所能解；而邪气又微，亦非麻黄所可发。故合两方为一方，变大制为小制，桂枝所以为汗液之地，麻黄所以为发散之用，且不使药过病，以伤其正也。"

至于药物剂量的用法，或两方各取1/3量合煎，或二方原量分别煎煮，各取三合（即1/3）药液，合并顿服。"合方"法则论治，具有十分重要的科学价值与实用意义，前贤早有论述。如柯韵伯称："两汤相合……犹水陆之师，各有节制，两军为表里，异道狭攻之义也。"故二方合用，其义深妙。

【方剂功效】 辛温轻剂，小发其汗。

【现代应用】

（1）感冒、流感：本方用于感冒、流感，或其他发热性疾病，症见表郁日久不解，恶寒发热，无汗，身痒，脉浮者。

（2）荨麻疹、皮肤瘙痒症：用于荨麻疹、皮肤瘙痒症。具有风寒束表、营卫不和之证者，本方酌加防风、蝉衣。

（3）产后发热：周氏报道本方治疗一产后感冒患者，迭经中西药治疗无效，已延及30余日，一直发热不解，头痛恶风，厌油纳呆，精神倦怠，四肢乏力，每热退之前出微汗，汗后热退身适。二便正常，夜寐较差，舌质淡、苔薄白，脉弱而缓。予桂枝麻黄各半汤两剂而愈。后进补气补血之品，而起居饮食如常人。[周文泉．熊寥笙老中医临床经验 [J]．重庆医药，1975（4）：85.]

（4）外感风寒证：张氏治一患者，女性，34岁，病已3日。患者盖厚被两条犹冷，无寒战。昨日下午3时及今日上午9时，忽然恶寒特甚，卧床，盖被两条而不觉热。面色红，身上似发荨麻疹样发痒，身痛，骨痛，不渴，不呕，大小便正常，体温38℃，舌苔薄白，脉浮数。病由数日前冒风雨，自服复方阿司匹林片，有汗而热不退。此等症状颇类桂麻各半汤证。不论是否疟疾，有表证（无少阳证），先解表，当不误。桂枝6g，白芍6g，炙甘草6g，生姜6g，红枣6g，生麻黄5g，杏仁6g。服1剂。二诊：次日再诊，见病者坐起，笑谈如无病者。舌脉如昨。面红色退，身不痒。昨日下午2时服头煎，3时服二煎，服两煎后周身汗出，各症均减。今天未再恶寒发热。再服桂枝汤1剂。[张志

民，等. 伤寒论方运用法［M］. 杭州：浙江科技出版社，1984. 59.］

原文 太阳病，初服桂枝汤，反烦不解者，先刺风池、风府，却与桂枝汤则愈。(24)

浅译 发热性病，也是桂枝汤的适应证。但是，开始服桂枝汤后症状好像有些加重，出现反烦不解现象。这是解热前期体温反而短时增高的反映，并非药不对症。遇到这种现象可以配合针灸去增加解热效果，刺风池穴、风府穴。这样既缩短了发热时间，又控制了反烦不解的症状。再继续服用桂枝汤就能达到治愈效果了。

按 临床经常出现这类情况，服药后症状不减或加重者配合针灸治疗效果显著。受此条启示，临床常常在未服药之前配合针灸治疗而先减轻症状，这样治疗效果会更好。不单是服用桂枝汤，服用其他方药前后配合针灸治疗效果也非常不错。如疼痛、呕吐剧烈，抽搐昏厥不能服药者，或抢救休克时，煎服中药时间不及等，先用针灸治疗疗效确切。

原文 服桂枝汤，大汗出，脉洪大者，与桂枝汤，如前法；若形似疟，一日再发者，汗出必解，宜桂枝二麻黄一汤。(25)

浅译 服用了桂枝汤，也出了大汗，但脉搏还是洪大，说明致病因子与宿主的抗御机能均还强盛，故还可服桂枝汤；如果像疟疾那样，寒热往来，一日再发者，宜桂枝二麻黄一汤。

桂枝二麻黄一汤方

桂枝一两十七铢（去皮）　芍药一两六铢　麻黄十六铢

（去节）　生姜一两六铢（切）　杏仁十六个（去皮尖）　甘
草一两二铢（炙）　大枣五枚（擘）

上七味，以水五升，先煮麻黄一二沸，去上沫，内诸药，煮
取二升，去滓，温服一升，日再服。本云桂枝汤二分，麻黄汤一
分，合为二升，分再服。今合为一方，息如前法。

【临床用法】

1. 药物用量　桂枝6g　芍药3g　麻黄2g　生姜2g　杏仁
2g　炙甘草3g　大枣5枚

2. 煎服方法　上7味，以水1000ml，先煮麻黄一二沸，去
上沫，再下诸药，煮取400ml，去滓，温服200ml，日再服。

另一种方法：桂枝汤、麻黄汤二方，药物按原方剂量分别煎
煮。桂枝汤药液取二分，麻黄汤药液取一分，合并为400ml，分
2次口服，每次服200ml，日再服。

3. 药后护理　服药护理及禁忌依据桂枝汤法。

【方药分析】本方为桂枝汤与麻黄汤按2∶1用量合方。组
成与桂枝麻黄各半汤药味相同，但剂量更轻。取桂枝汤原量的
5/12，麻黄汤原量的2/9。本方调和营卫之力大而发汗之力更
小，对大汗出后微邪不解，用之甚佳。此乃解肌方中略佐发汗之
品，从而达到调和营卫，兼疏表邪之功。如许宏曰："桂枝汤治
表虚，麻黄汤治表实，二者均曰解表，霄壤之异也。今此二方，
合而用之者，乃解其表不虚不实者也。"说明二方合用，以其功
效互补，取效尤佳。许氏又曰："圣人之用方，如匠者之用规
矩，分毫轻重，不敢违越，且伤寒之方一百一十有三，其中用桂
枝麻黄者大半，非曰繁复，在乎分量之增减也。"说明组方用药
之剂量尤为神妙。

【方剂功效】辛温轻剂，微发其汗。

【现代应用】

（1）感冒、流感：本方用于风寒外感而致的普通感冒、流

43

感及发热性疾病。症见发热恶寒，形似疟状，一日再发，无汗，脉浮略数或缓，苔白者。若兼咳嗽者，加桔梗、杏仁、川朴；若兼正虚邪恋者，加黄芪。

（2）风寒外感：俞氏治一患者，症见恶寒战栗，发热，热后汗出身凉，日发 1 次，连续 3 日，伴见头痛，肢楚，腰痛，咳嗽痰少，食欲不振，二便自调，脉浮紧，舌苔白厚而滑。予桂枝二麻黄一汤，辛温解表。3 日后复诊，寒热已除，诸症悉减，唯心悸少气。昨起腹中微痛而喜按，大便正常，脉转弦缓。此因外邪初解，荣血不足，气滞使然，遂予小建中汤一剂而安。[俞长荣. 伤寒汇要分析 [M]. 福州：福建人民出版社，1964. 20.]

（3）荨麻疹：孙氏运用桂枝二麻黄一汤治愈顽固性荨麻疹，治疗 6 例患者，6 例病人自觉常年恶风，瘾疹此起彼伏，终日不退，如蚊虫叮咬之皮疹。发作较甚时，皮疹触合成片，边缘稍红，苔脉无异常。患者均服用过疏风活血之剂，以及西药扑尔敏、激素类药物治疗，无明显疗效。病程为 6 个月至 5 年。6 例患者一般服本方药 2 剂，皮疹消退。每日 1 剂，3 剂为 1 个疗程。治疗期间，停止服用其他药物。经治疗一个疗程后，随访半年，未见复发者 3 例。治疗 2 个疗程后，随访一年半，未见复发者 2 例。治疗 4 个疗程后，随防 2 年，未见复发者 1 例。[孙浩. 运用桂枝二麻黄一汤治愈顽固性荨麻疹 [J]. 中医杂志，1985（5）：28.]

原文 服桂枝汤，大汗出后，大烦渴不解，脉洪大者，白虎加人参汤主之。（26）

浅译 此例患者与上例相鉴别：虽然均服用了桂枝汤，大汗出，脉洪大，但出现了极度烦躁、极度口渴现象，所以马上改变了治疗措施。因为这是既存在致炎因子亢盛而发热耗水，又因出大汗失水造成高渗性脱水，故用白虎加人参汤治疗。

按 该方既清热减耗，又止汗保水、补水救脱，临床治疗各种炎性病变及非炎性病变引发的高热失水颇为有效。

白虎加人参汤方

知母六两 石膏一斤（碎，绵裹） 甘草二两（炙） 粳米六合 人参三两

上五味，以水一斗，煮米熟，汤成去滓，温服一升，日三服。

【临床用法】

1. 药物用量 知母18g 石膏30g 炙甘草6g 粳米一匙 人参9g

2. 煎服方法 以水2000ml，煮米熟汤成，去滓，温服200ml，日3次。

【方药分析】 本方为白虎汤加人参而成。方中石膏为主药，其性辛甘大寒，辛能解肌热，寒能胜胃火，以清热泻火、除烦止渴为最佳，又长于清泄肺胃气分之热；知母苦寒而润，以清热泻火、滋阴润燥著称，能"泻无根之火，疗有汗之骨蒸，止虚劳之热，滋化源之阴"。知母配石膏，清泄里热而滋胃燥，虽大苦大寒而无损脾胃之弊。二者相配，石膏清热生津，知母养阴清热，故清热与生津，相辅又相成。甘草、粳米，益气调中，养胃生津。甘草，缓凉药之寒；粳米培形气而生津血，无伤脾损胃之虞，故病在阳明，水谷之海，加二味甜药，既能养阳明之胃气，又兼制石膏、知母寒性。因此，甘草、粳米之用，苦药得之缓其苦，寒药得之缓其寒，使苦寒之品免于损伤脾胃之气。四药相合，清泄胃热，保存津液。若气液已伤，则必须益气生津，故加人参大补元气，生津益阴。白虎汤专于清气泄热，不善补气生津，必加人参方能补气益阴生津。钱天来曰："白虎汤解胃中之

热，加人参以补大汗之虚，救其津液枯竭也。"

【方剂功效】清热、益气、生津。

【现代应用】

（1）暑热、小儿夏季热：夏季小儿高热，面赤口渴，汗出，脉数，舌尖红、苔黄，表现出阳明热证之象，治以白虎加人参汤，酌加金银花、连翘、芦根、茅根等清热解毒之品。

（2）小儿肺炎：症见身热、喘息、咳嗽、口干且渴、汗出溲赤，脉数苔黄，宜白虎汤加人参汤酌加炙麻黄、杏仁、川贝等止咳平喘之品。

（3）糖尿病：消渴病，属于中消。见阳明热证，内热炽盛，口渴饮水，消谷善饥，形体消瘦，大便干燥，脉滑数或弦数，舌红苔黄乏津，宜白虎加人参汤，酌加元参、麦冬、生地等养阴增液之品。

（4）乙型脑炎：邪在气分，发热不恶寒，反恶热，大汗出，大烦渴，面赤，头痛，呕吐。脉浮洪数，舌质红、苔黄，治宜辛凉重剂白虎汤加减。脉芤甚者加人参。（《蒲辅周医疗经验》）

（5）王氏报道，乙型脑炎见高热日久不退，口渴极，舌燥便秘，胸烦郁闷，治用白虎加人参汤合大承气汤加减并用。[王书鸿.天津医药杂志 [J].1963（11）：718.]

（6）肿瘤发热：郭氏报道用本方加减治疗 11 例不同脏器恶性肿瘤发热者，取得满意的疗效。这类患者多属于肿瘤中晚期，证候表现属于阳明热盛津伤，邪实下虚之象，故用本方获效。[郭玉清.应用白虎加人参汤加减治疗肿瘤发热 [J].哈尔滨医科大学学报，1977（1）：71.]

（7）药理实验：现代药理研究证实，本方具有解热、抗炎、镇静、降血糖作用。在本方中，人参可以显著增强机体神经体液调节机能，增强免疫、心血管、呼吸及消化系统机能而提高机体的非特异和特异性抵抗力，增强机体对病理状态的耐受力，即增强自身稳定能力。不但使白虎加人参汤表现出人参的特殊药理活性，增强和扩展了白虎汤的作用，而适用于兼气阴不足的白虎汤证患者，还使本方中药物配伍出现药效变移效应，表现出显著的降血糖效果。[邓文龙．中医方剂的药理与应用［J］．重庆：重庆出版社，1990：84．]

原文 太阳病，发热恶寒，热多寒少，脉微弱者，此无阳也，不可发汗，宜桂枝二越婢一汤。(27)

浅译 发热性病，虽然也有发热怕冷、热多寒少的症状，但脉搏微弱，为血容量不足的表现，所以尽量不用发大汗的药物，因发汗失水会再次降低血容量，适宜用解热轻剂桂枝二越婢一汤治疗。

按 此例的临床指导意义在于发现脉微弱则知血容量已经不足，所以在施治时尽量避免丢失水、钠。

桂枝二越婢一汤方

桂枝（去皮） 芍药 麻黄 甘草（炙）各十八铢 大枣四枚（擘） 生姜一两二铢（切） 石膏二十四铢（碎，绵裹）

上七味，以水五升，煮麻黄一二沸，去上沫，内诸药，煮取二升，去滓，温服一升。本云当裁为越婢汤、桂枝汤，合之饮一升。今合为一方，桂枝汤二分，越婢汤一分。

【临床用法】

1. 药物用量 桂枝 3g 芍药 3g 炙甘草 3g 大枣 4 枚 生姜 3g 石膏 12g

2. 煎服方法 上 7 味，以水 1000ml，先煮麻黄一二沸，去上沫，再下诸药，煮取 400ml，去滓，温服 200ml。

　　另一种方法：桂枝汤、越婢汤二方，药物按原方剂量分别煎煮药液，而后取桂枝汤药液二分，越婢汤药液一分，合并为200ml，温服之。

　　【方药分析】桂枝二越婢一汤为桂枝汤与越婢汤之合方，两方以2：1之量组成，是表里双解之轻剂。方中桂枝汤调和营卫，外散表邪；用越婢汤取其辛凉之性，以宣泄在里之郁热。本方亦可以看作是桂枝汤加麻黄、石膏而成，即大青龙去杏仁加芍药。名为越婢合桂枝，实为大青龙之变剂。恶其从阳而辛散，取其从阴而酸收，故去杏仁而用芍药。取桂枝汤之二和营调卫，麻桂相伍小发其汗，解散表邪为主，辅以越婢汤之一，麻黄、石膏相配，以清泄里热居次。

　　【方剂功效】微汗宣郁，兼清里热。

　　【现代应用】

　　（1）感冒、流感：本方用于治疗普通感冒、流感、上呼吸道感染，症见发热恶寒，热多寒少，头痛无汗，脉浮略数，苔薄白中间淡黄。若咽痛者，加茅根、芦根、桔梗、金银花；若咳嗽有痰者，加桔梗、贝母、杏仁。

　　（2）外感寒邪：俞氏报道用桂枝二越婢一汤合麻杏石甘汤一剂，治愈一深秋感寒患者，症见恶寒发热，寒多热少，伴发咳嗽，咯痰白黏，一日后头痛发热（体温38.2℃），虽得微汗，但尚恶风，喜着厚衣，咳嗽，痰色转赭色，咽痛而干，口渴而不多饮，手足欠温而未至厥冷，苔薄黄而滑，六脉滑数。[俞长荣.伤寒论汇要分析.福州：福建人民出版社，1964：71.]

　　（3）急性肾炎：王氏用本方治小儿急性肾炎，症见发热，头及咽痛，腹部阵发性疼痛，继之身面俱肿，苔白腻，脉滑。检查：体温38.4℃，血压130/98mmHg，白细胞16500/L，中性78%，淋巴22%。尿常规：蛋白（＋＋），白细胞2～5，红细胞5～10，颗粒管型0～1/高倍视野。经住××医院，治疗一个半月之久不愈，仍有尿蛋白（＋）～（＋＋），来诊。处以桂枝二越婢一汤加生白术、杏仁、枸杞，每日煎服1剂。服用7剂后，舌苔腻减轻。服用14剂后，浮肿消失，尿蛋白转为（－），原方加减又服14剂，隔日1剂为其善后。愈后随访，复查3次尿常规，均阴性，治愈。[王占玺. 伤寒论临床研究 [M]. 北京：科技文献出版社，1983：45.]

（4）实验研究：马氏报道越婢汤有较显著的利尿作用，能较快消肿，且有助于控制链球菌感染以清除病灶，因而对缩短急性肾炎病程、改善预后均较有利。本方适当加减还可用于治上呼吸道感染、支气管炎、急性扁桃体炎及荨麻疹等病。治疗急性肾炎可酌加蜂房、赤小豆、玉米须；浮肿消退，正气未复，且蛋白尿仍多者，酌加黄芪、当归、石韦、蝉衣。治疗上呼吸道感染、扁桃体炎、支气管炎等，加黄芩、桔梗、杏仁之类；治疗荨麻疹宜加生地、赤芍、蝉衣之属。[马有度. 医方新解 [M]. 上海：上海科学技术出版社，1980：23.]

原文 服桂枝汤，或下之，仍头项强痛，翕翕发热，无汗，心下满微痛，小便不利者，桂枝去桂加茯苓白术汤主之。（28）

浅译 此例患者症状虽多，但重点是无尿，不排除急性肾衰，故速施利尿护肾的茯苓白术防治肾衰。服药后肾的利尿功能得到恢复，故说小便利则愈。

桂枝去桂加茯苓白术汤方

芍药三两　甘草二两（炙）　　生姜（切）　　白术　　茯苓各三两　　大枣十二枚（擘）

上六味，以水八升，煮取三升，去滓，温服一升，小便利则愈。本云桂枝汤，今去桂枝，加茯苓、白术。

【临床用法】

1. 药物用量　芍药9g　炙甘草6g　生姜9g　白术9g　茯苓9g　大枣12枚

2. 煎服方法　上6味，以水1600ml，煮取600ml，去滓，温服200ml。

3. 药后护理　服药后观察病情，若小便通利，是痊愈之兆。

【方药分析】桂枝去桂加茯苓白术汤即桂枝汤去桂枝加茯苓、白术而成。从本方的方后注云"小便利则愈"来看，此方功用的重心不在发汗，而是通利水邪，故减去桂枝。之所以去桂枝，恐其辛散，走表解肌，引邪外散于太阳经脉。之所以留芍药，取其酸苦微寒，益气补脾，协同诸药，使水邪下行。桂枝与芍药，皆可用于治水，然功用特点不同。桂枝善于化气行水而利小便，芍药功在散结行水而利小便。生姜健脾化饮。甘草、大枣甘温益气，培土制水。加茯苓、白术，在于茯苓淡渗利水，白术健脾渗湿，苓、术相合健脾行水，既使水饮从小便而出，又能使脾健防水再停。本方重在利水，待里窍通，水邪去，则经脉自和。是利水以和外之法，所以方后注突出"小便利则愈"的作用。服药后水从下出，则表里之气通达和畅，而诸症悉除。既然重在利水，为何不用五苓散？对此道理的解释，唐容川深得要领。唐氏云："五苓散是太阳之气不外达，故用桂枝以宣太阳之气，外达则水自下行，而小便利矣。此方是太阳之水不下行，去桂枝，重加苓术，以行太阳之水，水下行，则气外达，头痛发热等证，自然解散。无汗者，必微汗而愈矣。然则五苓散重在桂枝以发汗，发汗即所以利水也；此方重在苓、术利水，利水即所以发汗也。实知水能化气，气能行行水之故，所以左宜右有。"

【方剂功效】利水通经。

【现代应用】

（1）此方治疗"水悸"和"水痞"等，症见心下悸、心下痞、小便不利，脉沉弦，苔白水滑者，疗效较好。

（2）低热：陈慎吾先生曾治一数年低热患者，而有翕翕发热、小便不利等症。陈用本方原方，仅两三剂，便热退愈。［刘渡舟．伤寒论诠解［J］．天津：天津科技出版社，1983：25.］

（3）流感：董氏治疗一患者，年岁颇高，染上流感。症见鼻塞头胀，喉痒咳嗽。病人自用桂枝汤重用桂枝、生姜、甘草加苏叶、细辛无效，邀董诊治。除见上述症情外，尚痰多而伴胸闷，胃胀欲呕。投以桂枝6g，赤芍9g，甘草6g，大枣4枚，生姜12g，川朴花9g，法半夏9g，茯苓12g，白术12g，服药2剂，病愈。［董岳林．桂枝汤新鲜［J］．新中医，1975（3）：159.］

（4）癫痫：王氏女患，年50岁，患者经常跌倒抽搐，昏不知人事，重时每月发作数次，经西医诊断为"癫痫"，多方治疗无效，后来我处诊治。望其舌上，一层白砂苔，干而厚。触诊胃部，痞硬微痛，食欲不佳，口干欲饮。此系水饮结于中脘，但病人迫切要求治疗癫痫，并不以胃病为重。考虑癫痫虽是脑病，但脑部的这一兴奋灶，必须通过刺激才能引起发作。而引起刺激的因素，在中医看来是多种多样的。譬如，用中药治癫痫，可以选用祛痰、和血、解郁、理气、镇痉等不同的方法，有时都能减轻发作，甚至可能基本痊愈，就是证明。本患者心下有宿痰水饮，可能就是癫痫发作的触媒。根据以上设想，即仿桂枝去桂加茯苓白术汤意。处方：茯苓、白术、白芍、炙甘草、枳实、僵蚕、蜈蚣、全蝎。患者一年后又来我处诊病，诉说上方连服数剂后，癫痫一次也未发作，同时胃病也好了。［李克绍．伤寒解惑论［M］．济南：山东科技出版社，1978.126.］

原文 伤寒，脉浮，自汗出，小便数，心烦，微恶寒，脚挛急。反与桂枝汤欲攻其表，此误也。得之便厥，咽中干，烦躁吐逆者，作甘草干姜汤与之，以复其阳；若厥愈足温者，更作芍药甘草汤与之，其脚即伸；若胃气不和，谵语者，少与调胃承气汤；若重发汗，复加烧针者，四逆汤主之。（29）

浅译 此条举例说，发热性病，脉浮，自汗出，看似是桂枝汤的适应证，其实不然。此自汗出是汗出得较多，小便也多，并出现了心烦、怕冷、体温偏低、腿部肌肉痉挛拘急等症状体征。这是已有了不同程度的脱水现象，所以此时再用桂枝汤去发汗就不妥。用后再发汗则加重脱水，使血容量更加不足，加重血循环不良，出现手足发凉、黏膜干燥、烦躁吐逆等现象。如果是这样，就用甘草干姜汤治疗，去缓解脱水，恢复血循环；血循环得到改善，手足不凉而温了，再用芍药甘草汤治疗腿部肌肉痉挛，使小腿肌肉痉挛、拘急尽快得到缓解。体液丢失，消化液相对减少，因而形成大便干燥不通而产生毒素，刺激脑神经而发生说胡话现象。此时可少予调胃承气汤通便即可。假如再重发汗，又加烧针强迫出汗，汗出不止会更加重脱水，此时就用四逆汤治疗。但四逆汤必须是在失钠多于失水的情况下使用。

甘草干姜汤方

甘草四两（炙）　　干姜二两
上二味，以水三升，煮取一升五合，去滓，分温再服。
【临床用法】
1. 药物用量　炙甘草12g　干姜6g
2. 煎服方法　上2味，以水600ml，煮取300ml，去滓，分两次温服。

【方药分析】本方中甘草甘平，益气和中；干姜辛温，温中逐寒而复中阳。二药相配，辛甘合用，为辛甘化阳之剂。此方为理中汤之半，甘草用量倍于干姜，以防干姜过于辛温，避免加重已有之阴液不足。本方重在急复中焦之阳。中阳得复，脾气健运，则厥愈足温。考《伤寒论》中回阳每每多用姜附，而本方不用附子为何？其原因有二：一则，本方证除阳虚外，还有脚挛急，咽中干等阴虚之证，故扶阳之时，必须特别注意不可伤阴。附子大辛大温，其性刚燥，故恐其性烈，避之不用。二则，病在少阴，心肾阳衰，回阳救逆，必姜附同用。本证重在太阴，中阳不足，故取干姜守而不走，温中散寒，而不用附子温暖下元。

【方剂功效】温中复阳。

【现代应用】

（1）消化系疾病：用本方法疗虚寒性胃脘痛、腹痛证、慢性肠炎等，加减变化如下：若疼痛喜暖喜按，可加党参、桂枝、香附、元胡；伴消化不良者，加焦三仙、炙内金；慢性肠炎，肠鸣腹泻者，加茯苓、炒白术、党参；若脾胃阳虚，吐血、便血者，可用伏龙肝煮汤煎药，或加入仙鹤草、白及。但须注意，若阳热亢盛之出血，则禁用本方。［聂惠民. 伤寒论与临证［M］. 广州：广东科技出版社，1993：185.］

（2）寒饮咳嗽：李氏报道，因寒饮蕴肺，肺失肃降，久咳肺虚，络伤血溢之慢性支气管炎并咯血患者，以本方加茯苓、黄芪、花蕊石、侧柏叶，3剂获效。［李兰舫. 甘草干姜汤的临床应用［J］. 黑龙江中医药，1985（5）：21.］

（3）本方应用范围：①中焦虚寒之胃痛；②脾胃阳虚的吐血；③肺金虚寒的肺痿、咳嗽、吐涎沫；④肺气虚寒的遗尿。［陈亦人. 伤寒论译释［M］. 上海：上海科学技术出版社，1992：380.］

（4）寒证：朱氏报道用甘草干姜汤治疗胃脘痛、吐酸、脘

腹胀、肠鸣、腹泻、胸痛、眩晕、咳喘、经来腹痛等属寒证者
34 例，均获良效。甘草干姜汤药仅二味，一以复阳，一以温肺。
功能温中散寒，适用于寒证。处方量病轻重，用甘草 9～15g，
干姜 9～15g，煎汤温服。取效每在一二剂间，重者三五剂亦愈。
朱氏认为中医寒证，实包括副交感神经过度兴奋的病理现象。此
汤干姜辛辣，服后刺激口舌及胃黏膜，可能引起反射性交感神经
兴奋而起对抗副交感神经的作用。对如上 34 例所表现出副交感
神经兴奋和平滑肌痉挛现象者，皆可收效。唯此方治病之理，是
否确如此论，尚须进一步研究。［朱颜．甘草干姜汤治疗寒证 34
例报告［J］．中医杂志，1965（11）：6.］

（5）过敏性鼻炎：陈氏报道用甘草干姜汤治疗过敏性鼻炎
取得一定效果。在发作期间，以该汤温服后，可收到鼻涕减、鼻
塞通、喷嚏止的效果。如经过一段时间，又复发者，可酌加辛温
入肺脾的公丁香 2g。甘草干姜汤用于证属虚寒，症见鼻涕多而
清稀似水，舌淡白、苔润，脉迟、弱或缓，面色淡白等。［陈振
智．甘草干姜汤治疗过敏性鼻炎［J］．上海中医药杂志，1983
（8）：28.］

（6）配伍应用：严氏将本方组成炮姜甘草汤运用于临床。
①配麻黄、人参、芍药，治咳血；②配生地、侧柏叶，治鼻衄及
其他出血；③配胃苓汤，治水泻；④配黄芪建中汤、理中汤，治
脾胃虚寒；⑤配蔻壳、台乌，治虚寒气滞胃痛；⑥配附子治血
崩；⑦配当归补血汤、胶艾汤，治一般崩漏；⑧配丹栀逍遥散，
治血虚肝郁化燥、化火之症；⑨配当归调经汤治痛经。［严继
林．炮姜甘草汤与其他复方配伍的临床应用［J］．云南中医学
院学报，1980（4）：21.］

（7）实验研究：药理实验研究证明，甘草对消化系统有解
痉作用，其有效成分为黄酮类化合物、甘草苷、异甘草苷、
Fm100 等，对正常犬及溃疡病大鼠能降低其胃酸。对动物离体肠

管有抑制作用，能解除乙酰胆碱、氯化钡、组胺所致痉挛。此外，尚有解毒、镇咳、祛痰、保肝、镇痛、抗惊、解热抗炎等作用。[王浴生. 中医药理与应用 [M]. 北京：人民卫生出版社，1983：267 - 269.]

芍药甘草汤方

芍药　甘草（炙）各四两
上二味，以水三升，煮取一升五合，去滓，分温再服。

【临床用法】

1. 药物用量　白芍药 12g　炙甘草 12g

2. 煎服方法　上 2 味，以水 600ml，煮取 300ml，去滓，分 2 次温服。

【方药分析】本方为芍药甘草相伍，二味剂量相同。芍药酸苦微寒，益阴养血；炙草甘温，补中缓急。一酸一甘，酸甘合化阴，使阴液恢复，筋脉得养，挛急柔伸。本方专以白芍药为宜。考《珍珠囊》对白芍载有"白补赤散，泻肝补脾胃。……其用有六：安脾经，一也；治腹痛，二也；收胃气，三也；止泻利，四也；和血脉，五也；固腠理，六也"。白芍补脾养血，和脉缓急。此方药虽简然理法深奥，如柯韵伯指出："以芍药之酸收，协甘草之平降，位同力均，则直走阴分，故挛急可愈。……盖脾主四肢，胃主津液，阳盛阴虚，脾不为胃行津液以灌四傍，故足挛急。用甘草以生阳明之津，芍药以和太阴之液，其脚即伸，此亦用也。"

【方剂功效】酸甘复阴。

【现代应用】

（1）诸痛：本方的临证加减变化，若肝胃不和而致胃脘痛，可加柴胡、枳壳、郁金等理气止痛药；若胆石症，可加金钱草、柴胡、炙内金等；若头痛，可加当归、白芷、藁本等；若腓肠肌痉挛疼痛，可加牛膝、木瓜、薏苡仁。此外，对于各种疼痛，若兼有气郁者，可加香附、乌药、柴胡等理气之品；兼血瘀者可加红花、丹参、元胡等化瘀之品。本方两药用量比例原方是 4 : 4，但目前临床很少宗此量。一般多主张，芍药与甘草的用量比例为 2 : 1、3 : 2 或 4 : 10。[聂惠民. 伤寒论与临证 [M]. 广州：广东科技出版社，1993：186.]

（2）三叉神经痛：黄氏运用加味芍药甘草汤（白芍 60g，炙甘草 30g，酸枣仁 20g，木瓜 10g）治三叉神经痛 42 例，服药7~25 剂疼痛消失，随访一年未复发者 30 例；半年后复发，但发作次数减少，疼痛明显减轻者 12 例。[黄冬度. 加味芍药甘草汤治疗三叉神经痛 42 例 [J]. 中医杂志，1983（11）：9.]

（3）腓肠肌痉挛：赵氏报道用加味芍药甘草汤（芍药 30g，桂枝、甘草各 15g，木瓜 10g）治疗 85 例腓肠肌痉挛，经 3~5 剂治疗后，痉挛全部缓解。[赵玉海. 加味芍药甘草汤治疗腓肠肌痉挛 85 例 [J]. 中医杂志，1985，26（6）：50.]

（4）面肌抽搐症：祝氏运用本方加味（白芍 100g，知母 15g，葛根 15g，蝉衣 15g，甘草 15g）治面肌抽搐 11 例，均获良效。其中服药 3 剂而愈者 4 例，6 剂而愈者 5 例，9 剂而愈者 2 例。[祝捷. 芍药甘草汤加味治愈面肌痉挛 11 例 [J]. 辽宁中医杂志，1980（9）：40.]

（5）不宁腿综合征：本病以双侧小腿深部不舒服，有异常感觉，似虫爬样，瘙痒样或烧灼样难以形容和难受，休息和夜间尤重，活动时症状减轻为特征，神经系统检查无异常。中医学没有此病名记载。杜氏报道，据本病临床表现，认为与"脚挛急"相似。脉证合参，辨为阴虚，宗仲景酸甘化阴而复其阴法，运用芍药、甘草各 15g 治疗 54 例不宁腿综合征。结果：痊愈 48 例，显效但反复者 6 例，总有效率 100%。服药最少 2 剂，最多 9 剂。

［杜豁然．加味芍药甘草汤治疗不宁腿综合征 54 例［J］．河北中医，1984（3）：29.］

（6）百日咳：张氏报道用芍药甘草汤加味治疗百日咳 11 例，咳频者加百部、百合；发热者加桑叶、黄芩；呕吐者加法夏、橘皮；气喘痰鸣者加地龙、葶苈子、蜈蚣；鼻衄者加白茅根、阿胶。一般 2～5 剂后临床症状缓解，连服 10 剂后，咳喘停止，精神好转，食欲佳，临床症状消失，血象化验检查均正常。［张祥福．芍药甘草汤加味治疗百日咳 33 例［J］．湖南中医杂志，1988（1）：48.］

（7）哮喘：李氏报道，以本方散剂治疗哮喘 35 例，8 例显效，有效 23 例，无效 4 例。其中 30～60 分钟内：有效者 26 例，1～2 小时内有效者 4 例，获效时间最短为 30 分钟。［李富生，等．芍药甘草散治疗哮喘［J］．中医杂志，1987（9）：66.］

（8）本方应用范围：阴伤、血虚之发热；心绞痛；胃肠痉挛脘腹痛；胆结石、肾结石等引起的绞痛；腓肠肌痉挛；面肌痉挛，以汤剂吞服全蝎散 1.5g；三叉神经痛和眶上神经痛，大剂顿服；小儿夜啼；颈椎病，配合活血药；全身抽搐症，加当归、钩藤、木瓜；重症肌无力，加党参、黄芪、乌梅。［陈亦人．伤寒论译释［M］．上海：上海科学技术出版社，1992：381.］

（9）胃脘痛：

①陈氏报道用本方加减治疗慢性十二指肠溃疡（火郁胃痛）、慢性胃炎（胃阴虚）、胃息肉（湿热型胃痛）、胃溃疡（嘈杂、胃热型）等 4 例病案。病例皆由气郁伤肝，肝木失于疏泄，横逆犯胃或气机阻滞，肝失和降，因而发生疼痛。芍药甘草汤对横纹肌、平滑肌痉挛引起的疼痛，无论是中枢性还是末梢性，均有镇痛作用。总之，本方适用于筋脉失养所致腹中挛急作痛或手足拘急。本方药物不宜久煎，因白芍含有挥发油等。［陈绮翔．芍药甘草汤加味治疗胃脘痛［J］．湖南中医学院学报，

1979 (1)：34.]

②金氏报道用本方加味治疗胃脘痛，方药：白芍 20g，甘草、茯苓、党参各 15g，良姜、佛手各 10g，黄连、吴萸各 5g，香附 15g。若脘腹胀痛甚者，加青皮、枳壳、川楝子以行气止痛；痛有定处者，加丹参、郁金、失笑散以活血化瘀；胃脘阵发性剧痛伴呕吐频繁者，加重芍、甘用量，可用至 50～75g，再加白术 50g，煎汤频服，症缓则减量；吐酸重者，加重甘草用量，再加乌贝散，此时气滞不显著者可去佛手；胃中有停饮、时有呕逆者，重用茯苓，加姜、夏、莱菔子以行气降逆止呕；胃脘部隐痛，四肢不温，吐清水，遇寒加重，甘草改为炙甘草，加干姜 10g，制附片 10g，以温胃祛寒止痛；大便黑者，加乌贼骨、白及、阿胶，也可加三七粉；若有实热，去良姜、佛手、吴萸，加生军 10～15g；萎缩性胃炎，胃阴不足者，去热药加养胃阴之品。[金长俊. 加味芍药甘草汤治疗胃脘痛的体会 [J]. 辽宁中医杂志，1988 (3)：22.]

(10) 便秘：王氏报道学习老中医杨作栋"芍药甘草汤及其加减治疗习惯性便秘"的经验之后，应用其经验治疗 60 多例便秘病人，药专力宏，奏效迅速。[王文士. 芍药甘草汤治便秘验证 [J]. 中医杂志，1983 (6)：79.]

(11) 实验研究：本方综合效应在研究中得以显示：对平滑肌、横纹肌的挛急，无论是中枢性还是末梢性，均有镇静作用。对身体的挛急有效，不仅对表在性的躯体和四肢的横纹肌，就是对深在的平滑肌性的脏器，如胃、肠、胆囊、输卵管、子宫、膀胱、尿道和血管等，也能缓解其挛急，制止其疼痛。用本方进行动物实验，发现当药物浓度低时，肠管及胃呈兴奋性；浓度增大时，方能抑制胃肠蠕动。甘草煎液注入动物胃中，少量仅有轻微抑制作用，量大时抑制作用增强。说明甘草是直接作用于平滑肌和骨骼肌的末梢神经，使其弛缓。芍药煎液注入，胃肠反呈兴奋状态，说明芍药对末梢神经有兴奋作用。实验表明，芍药的镇痛作用和止挛急作用是中枢性的。故有人认为本方之作用机制是：甘草有镇静，抑制末梢神经的作用，加上芍药对疼痛中枢和脊髓反射弧的镇静作用，方能治愈其相适应的病态生理——中枢性或末梢性的筋系挛急，以及因挛急引起的疼痛。芍药对末梢性的神经兴奋作用，不妨认为是为了纠正甘草对末梢神经可能产生的过度抑制。[湖北中医学院. 伤寒论选读 [M]. 上海：上海科学技术出版社，1979：51.]

调胃承气汤方

大黄四两（去皮，清酒洗）　甘草二两（炙）　芒硝半升

上三味，以水三升，煮取一升，去滓，内芒硝，更上火微煮令沸，少少温服之。

【临床用法】

1. 药物用量　大黄12g　炙甘草6g　芒硝9g

2. 煎服方法　上3味，用水600ml，用微火煮取200ml，去滓后下入芒硝，再用文火微煮沸。服法：据宋版《伤寒论》原文，本方有两种服法：一是"太阳病篇"第29条，采用"少少温服之"。此法用于温热药复阳而致，邪热入胃，燥热谵语证。二是"阳明病篇"第207条，采用"温顿服之"。此法用于阳明腑实证。前者少少温服，取其微和胃气；后者顿服，取其泻阳明实热，以和胃除烦。这种一方二法之用，其义尤妙。

【方药分析】方中大黄苦寒泄热去实，推陈致新；芒硝咸寒，润燥软坚，缓通其腑。二药走而不守，力皆下行。炙草甘平和中，既可缓硝、黄峻下之力，又调和诸药，充分发挥泻热和胃之功。本方称调胃承气，意在指调和胃气与承顺腑气。二者兼备，故护胃和中，使燥热邪气得去，又不损伤中焦正气。此方服

法更有妙意，一者"少少温服之"，功用在于微和胃气，以止谵语；二者"温顿服之"，功在力求泻热和胃，通便去实。此乃一种方药，采用不同服法，以充分发挥药效之能力，值得重视与效法。

【方剂功效】泻热和胃，润燥软坚。

【现代应用】

（1）急性感染性疾病：赵氏报道，经 6 年临床观察，体会到早期应用本法，结合病情需要给予清热解毒或抗菌治疗急性感染性疾病，如急性肺炎、上呼吸道感染、急性菌痢、急性胰腺炎、泌尿系感染、金黄色葡萄球菌败血症、成人急性呼吸窘迫综合征（ARDS）等病，辨证符合里、热、实、阳证，全身症状有发热、咽干舌燥、渴思冷饮、不欲食、面红耳赤；神志症状有烦躁、谵语或昏迷；胸部症状有呼吸急促、胸满胁痛、气喘痰多；腹部症状有腹胀、腹痛拒按；小便短、赤、灼，大便秘结不畅或自利清水；舌象见舌赤或红绛、起刺，苔黄厚燥或黄棕及白厚；脉象多见实数有力及滑数或沉伏有力、濡数等（以上重点为观察体温、舌象及二便）。凡符合以上临证辨治要点的急性感染性疾病，不论男女老幼（孕妇除外），皆于入院后即刻服用泻热汤（大黄 15～30g，芒硝 9g，元参 15g，甘草 6g）1 剂 100ml。4 小时后体温不降者再服 1 剂。最初 24 小时内可服 3 剂。服用次数以高热退、大便通、腹胀消为度。大多数患者于服药后 1～3 日内体温、舌象恢复正常，大便由燥结转为通畅，一般情况好转。[赵淑颖. 通腑法在内科急性感染性疾病的临床应用 [J]. 中西医结合杂志，1982（2）：90.]

（2）急性胰腺炎：贵阳医学院外科报道，用调胃承气汤加柴胡、龙胆草、黄连、败酱草等，非手术治疗急性胰腺炎 64 例，全部治愈。[贵阳医学院外科. 中西医结合治疗急性胰腺炎 64 例小结 [J]. 科研资料汇编（内部资料），1973.]

（3）外科疾病：各种疮痈或皮疹，见高热或身热、口渴便秘、局部红肿，甚则谵语发狂者，可用本方加清热解毒之品，使其热毒从大便而出，疗效满意。[聂惠民. 伤寒论与临证 [J]. 广州：广东科技出版社，1993：356.]

（4）五官科疾病：刘氏以本方加黄连、犀角治阳明火热上冲的牙痛龈肿，口臭头痛，鼻衄心烦而大便秘结者，疗效确实。[刘渡舟. 伤寒论十四讲 [M]. 天津：天津科技出版社，1983：92.]

（5）现代临证：对于急、慢性肾炎，正、副伤寒，急性肝炎，糖尿病，肺炎，急性菌痢，脑血管意外（中风、卒中），急性肠梗阻，急性胰腺炎、阑尾炎以及五官科疾病（结膜炎、角膜炎、咽喉炎、口腔炎、化脓性扁桃体炎等），凡临床见症伤寒邪热入阳明腑证，温病邪入气分，津伤燥热而痞满不甚者，用之颇宜。[李文瑞. 伤寒论汤证论治. 北京：人民军医出版社，1989：281.]

（6）高热：宋氏报道以本方治疗不明原因高热。姚某，男，10岁，学生。体质素弱，病后每日午后或夜间发热，体温39℃左右，稍恶寒，时心烦，恶心呕吐，大便5日未下，腹无胀痛，小便正常。经用抗菌、解热治疗无效，以发热待查入院。查体见扁桃体肿大I度，肝肋下0.5cm，胸透右肺门有一钙化点，双肺纹理略增粗，余均正常。入院20天中，西药治疗无效，于是商定中医试治。当时见形体消瘦，精神困倦，纳少，发热时精神萎靡不振，口渴喜饮，心烦无呕吐。住院中曾排干燥粪便一次，今已数日未便，舌红，苔薄黄少津，脉滑数。据《伤寒论》"阳明病，不吐不下，心烦者，可与调胃承气汤"之理，投予原方：大黄9g（后下），芒硝9g，甘草6g。水煎，分二次服。一剂后泻下稀粪兼燥屎黑粪块数次，当日发热截止，随后予以调理，诸症消除而出院。半月随访，未再发烧。[宋会都. 调胃承气治愈不明原因发烧一例 [J]. 山东中医学院学报，1977（3）：封

三.]

(7) 皮肤病：李氏报道用本方加味治疗多种皮肤病，均收满意疗效。如治疗稻田皮炎、湿疹及疥疮 3 例验案，其病机多由湿热所致，故而奏效。还用于足癣感染、荨麻疹、静脉曲张继发感染等病，其效亦著。〔李守义，等. 调胃承气汤外用举隅〔J〕. 吉林中医药，1991 (4)：3.〕

四逆汤方

甘草二两（炙）　干姜一两半　附子一枚（生用，去皮，破八片）

上三味，以水三升，煮取一升二合，去滓，分温再服。强人可大附子一枚，干姜三两。

【临床用法】

1. 药物用量　炙甘草 6g　干姜 4.5～9g　制附子 9～12g

2. 煎服方法　上 3 味，以水 600ml，煮取 240ml，去滓，分温再服。若体质壮者，制附子可用 12g，干姜用 9g。

【方药分析】本方主治少阴病阴盛阳虚，四肢厥逆证，故名为四逆汤。阴寒内胜，真阳衰微，非纯阳之品不足以破阴寒而振阳气，故姜、附在所必用。附子辛甘大热，上能助心阳以通脉，下能补肾阳以益火，故为温里回阳之要药。正如《本草经读》云"附子味辛气温，火性迅发，无所不到，故为回阳救逆第一品药"。故峻补元阳，阳气微绝者，非此不能见功。干姜辛热，守而不走，专散里寒，助附子以通经散寒，大有回阳之力。故有"附子无姜不热"的经验之谈。《本经疏正》云："附子以走下，干姜以守中。有姜无附，难收斩将夺旗之功；有附无姜，难取坚辟不动之效。"附子侧重扶肾阳温下焦，干姜侧重健脾阳暖中焦，相须为用，有温养脾胃、回阳救逆之功。炙甘草甘温，温中养阳，甘补缓急，调和诸药。故方中用炙甘草，一以调补中气，一以缓姜附之燥。如《本草汇言》曰："凡用纯热纯寒之药，必用甘草以缓其势；寒热相杂之药，必用甘草以和其性。"可知甘草得姜附，鼓肾阳而温中寒，有水中暖土之功；姜附得甘草，通关节，走四肢，有逐阴回阳救逆之力。附子之热，干姜之辛，甘草之甘，三者默切相合，以温补脾肾，逐寒回阳，速见救逆之功。

本方以何药为君，医家见解不一。如成无己认为本方当以甘草为君，干姜为臣，附子为使。许宏认为此方既为温阳之剂，则应以附子为君，干姜为臣，甘草为佐使。盖四逆汤是回阳救逆的主方，药味不多，配伍精当，其他回阳救逆之剂亦多从此方化裁而来。至于何者为君，何者为使，不必过于强求。若根据《伤寒论》之"温里宜四逆汤""急温之，宜四逆汤""当温之，宜四逆辈"等记载，本方为温里剂，主效在回阳救逆，主药当是附、姜。附子大辛大热之品，温附散寒之力甚强。依现代药理研究，证明附子有很强的强心作用，故附子在方中所起作用，是不言而喻的。况此阳气大虚之四逆证，也绝非甘草所能治。干姜亦是辛温之品，温中散寒之力很强，温中焦暖下焦，其作用亦很明显。如《绛雪园古方选注》曰："至于太阳误汗亡阳亦用之者，以太少为水火之主，非变通中土之气，不能内复真阳，故以生附子、生干姜彻上彻下，开辟群阴，迎阳归舍，交接十二经。反复以炙甘草监制者，亡阳不至于大汗，则阳未必尽亡，故可缓制留中，而为外招阳气之良法。"说明附子、干姜在方中的重要作用。三药相配伍，相辅相成，相互为用，相得益彰，发挥协同作用。关于附子生熟用法问题：《伤寒论》中用附子的方剂，共23首，有的是主药，有的是次药，也有的是或然证加减用药，故主次不同，且生熟有别。大体说来，回阳救逆多用生附子。《伤寒论》中共有八个方是生用，如四逆汤、通脉四逆汤、通脉四逆加猪胆汁汤、白通汤、白通加猪胆汁汤、四逆加人参汤、茯苓四逆汤、干姜附子汤。温经散寒止痛多用熟附子。据《伤寒论》原文来看,仲景对附子生用和炮用是有规律可循的。若与干姜配伍者,皆为生用。生者力猛,其证皆急,多为里虚骤脱,回阳救逆。方如干姜附子汤、四逆汤、白通汤、通脉四逆汤等。不与干姜配伍,而与其他药物配伍的附子,则用炮附子。炮制性缓,其证亦轻,适用于温经散寒、风湿水气、阳虚阴盛等。方如芍药甘草附子汤、桂枝附子汤、去桂加白术汤、甘草附子汤、附子汤等。但须注意,生附子毒性大,故目前临床所用皆为熟附子。

对于附子的用量和副作用,《伤寒论与临证》记录:"关于附子的用量,各地有不同的经验。因附子有毒,所以多数医家对附子的用量持慎重态度。一般主张从小剂量开始,可据辨证而逐渐增加,一般临床以 6～10g 为宜。胡氏报道,若阴寒太盛,可用到150g,甚至更多。然而这是特殊情况。笔者认为,如果病情不急,只有从小剂量开始,观察反应,逐渐加量,比较稳妥。冯氏报道附子毒性反应为舌、指、全身发麻,头晕眼花,欲呕等;通过炮制加工或适当的配伍,可以减少副作用。张氏等报道,四逆汤中的附子配干姜和甘草同煎,可使附子毒性大为降低。此种降低乃因熟附片中生物碱在共同煎煮过程中发生了化学变化所致。又有李氏报道,附子与干姜配伍,其强心、升压作用明显,毒性下降。"

【方剂功效】 回阳救逆。

【现代应用】

(1)心肌梗死:天津南开医院在治疗急性心肌梗死105例的临床报告中指出,四逆汤注射剂有强心升压作用,特别对改善微循环有明显的效果。[天津南开医院. 中西医结合治疗急性心肌梗塞105例疗效报告 [J]. 天津医药, 1973 (1): 1.]

(2)抗休克:李氏报道采用中西医结合治疗心肌梗死合并休克1例,中药急用回阳救逆法,取四逆汤加味(加肉桂)煎服，药后四肢渐温，冷汗消，面色已复常态，口语已利，脉复有神，治疗1个月痊愈。[李文瑞. 伤寒论汤证论治 [M]. 北京：人民军医出版社，1989：384.]

（3）急性胃肠炎：赵氏报道用本方治疗急性胃肠炎合并失水、血压下降1例，服药1剂，血压恢复正常，继服2剂而愈。[赵棣华. 四逆汤化裁浅析 [J]. 广西中医药，1982（4）：17.]

（4）腹泄：汪氏报道，用四逆汤加黄连治疗小儿腹泄70例，痊愈58例，好转8例，无效4例。汪氏经验：本方适用范围是由于热滞泄泻不愈，进而损及脾肾之阳，导致脾肾虚寒，而热仍留胃肠者。一般证见大便稀薄，伴有肢冷、神倦、微有发热、脉微弱、苔薄白等。[汪万顷. 四逆汤加黄连治疗小儿腹泄70例 [J]. 浙江中医杂志，1964（8）：14.]

（5）足跟痛：覃氏采用四逆汤治疗足跟疼、腓肠肌疼痛、足心发热（属真寒假热）各1例，皆获良效。[何宗益，等. 覃国基运用四逆汤治足病验案三例 [J]. 四川中医，1985（4）：10.]

（6）虚劳发热：王氏报道一女性患者，心脾肾之阳气衰微，阴寒之邪格阳于外，虚劳发热，症见形瘦，面色㿠白无华，手足冰凉，毛发稀疏，体温40.3℃，外阴萎缩，舌淡白无华，脉沉微细弱。红参30g另煎服，熟附片12g，干姜6g，肉桂1.5g，炙甘草10g，党参30g，白术、茯苓各1.5g，熟地25g，1剂。二诊精神好转，体温降至正常，续服上方1剂。三诊续用温补脾肾法，易以他方而渐愈。[王荣锦. 虚劳发热 [J]. 新中医，1982（2）：15.]

（7）加味用法：唐氏依据《伤寒论》《医法圆通》对四逆汤的用法介绍个人经验：①用加味四逆平胃汤，治胃病属虚寒日久不愈者；②用加味四逆五苓汤，治慢性肾炎诸不效者；③用加味四逆二陈汤，治咳嗽日久不愈，尤其对老年性慢性支气管炎疗效满意；④用加味四逆桂枝玉屏风汤，治阳虚外感日久不愈；⑤用加味四逆小青龙汤，治喘咳日久不愈；⑥用加味四逆独寄汤，治疗风湿滞于经络的痹证；⑦用加味四逆四神汤，治脾肾阳虚，五更泄泻，日久不愈。[唐关锐. 临床运用加味四逆汤的经验介绍 [J]. 云南中医学院学报，1980（3）：1.]

（8）实验研究：本方的强心、扩张血管、改善微循环、抗心律失常和增强心肌耐缺氧能力等作用不仅能对抗心衰、心肌梗死、四肢厥冷等病证，还有利于对休克的治疗，是本方抗休克的药理基础。本方组成三药尚具有广泛的药理活性，如附子还具有显著的抗炎、镇痛、局部麻醉、增强肾上腺皮质功能、抗寒冷以及免疫促进等作用；干姜具有抗炎、镇痛、促进消化系统功能；甘草具有肾上腺皮质激素样作用，还有解痉、抗溃疡、抗过敏以及解热等作用。[邓文龙. 中医方剂的药理与应用 [M]. 重庆：重庆出版社，1990：353.]

原文 问曰：证象阳旦，按法治之而增剧，厥逆，咽中干，两胫拘急而谵语。师曰：言夜半手足当温，两脚当伸。后如师言。何以知此？答曰：寸口脉浮而大，浮为风，大为虚，风则生微热，虚则两胫挛，病形象桂枝，因加附子参其间，增桂令汗出，附子温经，亡阳故也。厥逆，咽中干，烦躁，阳明内结，谵语烦乱，更饮甘草干姜汤。夜半阳气还，两足当热，胫尚微拘急，重与芍药甘草汤，尔乃胫伸。以承气汤微溏，则止其谵语，故知病可愈。（30）

浅译 问：症状、体征都像是桂枝汤（也称阳旦汤）的适应证，但是，使用了桂枝汤后而病情加重，出现四肢发凉，口咽黏膜干燥，双下肢疼挛拘急，谵妄说胡话等一系列症状，这是怎么回事？老师说：半夜时手足应当回温，两腿（古方言称两脚）痉挛拘急则能缓解。结果真如老师说的一样，如何得知呢？回答说：患者脉搏浮而虚大，"浮"代表感染了风性致病体，"大为虚"是说虚大之脉为患者体质偏虚，所以说感染了风性致病体就发微热，体质偏虚，组织失养则双下肢痉挛拘急。由于症状、体征像桂枝汤的适应证，所以用了桂枝汤后又致出汗较多，出现了亡阳虚脱现象，所以才用有升温、止汗、救虚脱作用的附子参与治疗。止汗救脱后，患者仍有四肢不温，咽中干燥，烦躁不宁，大便不通，谵语说胡话等诸多现象，需视其轻重缓急分别调治。先给甘草干姜汤，半夜时体温回升，双足从凉转热；但下肢小腿还有痉挛拘急现象，再给芍药甘草汤，痉挛得到缓解；然后给调胃承气汤稍排些稀便，使大便畅通不再产生毒素而刺激脑神经，所以谵语说胡话等脑症状自然会制止，故说病可痊愈。

本篇小结

本篇第 1～11 条主要讲述了：

● 发热性、感染性疾病初期阶段的病位及其主要症状体征。

● 注意观察是否有继发炎。

● 感染的致病体性质属风、寒及其特征。

● 特别强调感染的致病体性质不属温、热，故举例风温病予以鉴别。

● 对病有感染性炎症的、非感染性的，热在表面皮肤，热在深处骨髓的作了鉴别说明。

● 对抗体产生的时间及病愈时间作了经验性的预测预报。

第 12～30 条主要是：桂枝汤的随证加减、灵活使用、使用不当或误用下法及其补救措施、使用禁忌等分别如下。

● 桂枝汤的主要适应证。

● 超出桂枝汤的应用范围，兼有项背强项不舒者加葛根。

● 素有慢性支气管炎或哮喘者，桂枝汤加厚朴、杏子。

● 汗出不止已有失钠现象者，桂枝汤加附子。

● 下后心律不齐、胸闷胀满者，桂枝汤去芍药；循环不良体温偏低者，桂枝汤去芍药加附子。

● 少尿或无尿有急性肾衰倾向者，桂枝汤去桂加茯苓白术。

● 服桂枝汤起效慢者，刺风池、风府。

● 皮下代谢产物瘀积致痒者，用桂枝麻黄各半汤。

● 形似疟疾者，用桂枝二麻黄一汤。

● 发热重恶寒轻者，用桂枝二越婢一汤。

● 服桂枝汤，大汗出后，致高渗性失水者，白虎加人参汤。

● 误用桂枝汤，致低渗性脱水较轻者，用甘草干姜；致重度低渗性脱水者，用四逆汤；下肢小腿有痉挛拘急现象者，用芍药甘草汤；大便不通产生毒素而刺激脑神经致谵语说胡话等脑症状者，用调胃承气汤。

不宜使用桂枝汤的病情病证。

● 下后已引发肠道感染者。

● 汗、吐、下、温针，仍不愈的难治病。

● 表实体质，脉浮紧，发热汗不出者。

● 慢性酒精中毒者。

● 肺脓疡者。

辨太阳病脉证并治（中）

原文 太阳病，项背强几几，无汗，恶风者，葛根汤主之。(31)

浅译 此条的症状、体征与第14条的桂枝加葛根汤相鉴别，主要是有汗无汗之别，其余尽同。所以，只是在桂枝加葛根汤的方子上加了麻黄，以加强发汗解热的力度。故方名也变为葛根汤了。

葛根汤方

葛根四两　麻黄三两（去节）　桂枝二两（去皮）　生姜三两（切）　甘草二两（炙）　芍药三两　大枣十二枚

上七味，以水一斗，先煮麻黄、葛根，减二升，去上沫，内诸药，煮取三升，去滓，温服一升，覆取微似汗。余如桂枝法将息及禁忌。诸汤皆仿此。

【临床用法】

1. 药物用量　葛根12g　麻黄9g　桂枝6g　生姜9g　炙甘草6g　芍药6g　大枣12枚

2. 煎服方法　上7味，以水2000ml，先煮麻黄、葛根，减去400ml，去上沫，而后下其余诸药，煮取600ml，去滓，温服200ml。

3. 药后护理　服药后覆被加温，取微似汗出，不必啜粥。其余的护理方法，与桂枝汤相同，禁忌亦同于桂枝汤法。

【方药分析】葛根汤为桂枝汤加葛根、麻黄而成，主治太阳伤寒兼经输不利之证。方中葛根为主药，功在生津液，解肌热，舒筋脉，净表邪，又助麻、桂走表，以解散肌表之邪；加麻黄增强桂枝汤解表发汗之力。本证为表实兼项背拘急，为何不用麻黄汤加葛根，反取桂枝汤加葛根、麻黄呢？因为麻黄汤发汗力强，若再加葛根升阳发表，恐汗出太过而伤津，难以达到生津、濡润筋脉之目的。今取桂枝汤加葛根、麻黄，在桂枝汤调和营卫的基础上，用葛根、麻黄，既能收发汗生津之效，又无过汗之虞。方中葛根、麻黄、桂枝三者相伍，配合默契。麻黄，开玄府而发汗；桂枝，解肌表之邪；葛根，发经络之邪。三药相协，发汗而不伤津液。况且葛根之用，能升发脾胃清阳之气，而止下利。本方煎服方法，先煎麻黄、葛根，去其上沫，然后入诸药，旨在缓麻黄、葛根辛散之性，防止发汗之力太强，而汗出太过；再者亦可减弱麻黄走散之悍，以免药后发生心悸、心烦、头晕等副作用。药后不必啜粥，温服覆被取微微汗出。

【方剂功效】解表发汗，舒经生津。

【现代应用】

（1）流行性脑脊髓膜炎：许氏报道用本方治疗流行性脑脊髓膜炎（阴寒型）13 例。临床表现：突然发病，恶寒，发热，头项强痛，呕吐，昏迷，口噤或谵语等。查体：克氏征阳性，巴彬氏征阳性，颈项强直。化验：脑脊液外观混浊，细胞数增加，白细胞增加。证属风寒束表，卫阳被遏。以葛根汤为主方，每日 2 剂。昏迷、口噤者用鼻饲，一般在服药 10 小时后神志昏迷者转烦躁，由烦躁转清醒，面色苍白转红润。13 例患者症状完全消失，时间最快者 40 小时，最慢 11 天，平均 5 天。13 例全部治愈，无后遗症。[许良培. 葛根汤治疗流行性脑脊髓膜炎的临床介绍 [J]. 江苏中医，1974（11）：17.]

（2）颈肌风湿：涂氏报道以葛根汤为基础方，随证酌加防

风、秦艽、羌活、独活、威灵仙、茯苓、苍术、白术等，治疗
10 多例，获满意疗效。作者认为葛根汤具有扩张血管、旺盛血
行、解肌发汗、舒筋缓痛的作用。[涂孝先. 葛根汤加味治疗颈
肌风湿 [J]. 浙江中医药，1979（8）：300.]

（3）鼻炎：虞氏报道，用本方治疗慢性过敏性鼻炎。曾治
余某，男，22 岁。常患感冒，继而眩晕，前额胀痛，咽痒，鼻
塞，喷嚏，流涕，2 年余，某医院诊断为过敏性鼻炎，用多种西
药及针灸治疗，效果不显。症见头眩头胀，鼻干塞，嗅觉不灵，
苔薄根稍黄，脉滑。方用葛根汤：葛根 15g，麻黄 6g，白芍 10g，
桂枝 6g，生姜 10g，甘草 10g，大枣 12 枚。水煎，连服 25 剂，
诸症消失。观察半年，未见复发。[虞成英. 葛根汤治验与体会
[J]. 河南中医，1986（6）：21.]

（4）下利：刘氏报道，通过多年临床实践，体会到葛根汤
治疗下利的作用，应包括痢疾和泄泻。葛根汤治疗痢疾的疗效远
远优于"逆流挽舟法"的人参败毒散。治泄泻，包括急性肠炎，
甚至对某些慢性肠炎也取得了很好的效果。[刘雪堂. 葛根汤治
疗下利浅识 [J]. 湖南中医学院学报，1983（1）：18.]

（5）应用范围：现代将本方用治痉病一类的初期证候，慢
性支气管炎、肺炎初起，肩凝证、风湿痹痛、产后受风腰痛，以
及中耳炎、副鼻窦炎、三叉神经痛等见有本方证者。此外，日本
学者提出用于治疗面神经麻痹、落枕、坐骨神经痛等。[聂惠
民. 伤寒论与临证 [M]. 广州：广东科技出版社，1993：87.]

（6）哮喘：李氏报道用本方治哮喘。患者张×，男，62 岁，
患喘咳多年，某院确诊为支气管哮喘合并心脏病。诊见面色晦
暗，气短眩晕，心悸自汗，胸胁满闷，咳嗽痰喘，手脚逆冷，昼
夜不得眠卧，饮食不佳，便溏溲短。舌质绛、苔黄腻，脉沉滑。
证属心脾两虚，肺气失宣，湿痰内阻，气机不利。治宜温阳利
气，宣肺平喘为主：葛根、生姜各 30g，炙麻黄、川贝各 10g，

桂枝 15g，白芍 20g，炙甘草 9g，炙黄芪、茯苓各 25g，大枣 6 枚。煎服 4 剂，诸症皆轻。原方加减调服月余，痊愈出院。[李华安．葛根汤治杂病新获 [J]．浙江中医杂志，1988（19）：419.]

（7）皮肤病：焦氏报道曾治张患，17 岁，男。突感全身皮肤瘙痒，搔之则流血，皮肤表面稍隆起，界限分明，周围有红晕，以手背及上肢尤甚，舌质红、苔薄黄，脉浮数有力。治宜发汗解表，凉血止痒。处方：葛根 15g，桂枝、荆芥各 9g，麻黄 6g，赤芍、丹皮各 10g，甘草 3g，生姜 2 片，大枣 6 枚。煎服 3 剂，病去大半，唯右手背时有瘙痒。上方去丹皮，加当归 10g，浮萍 12g，再服 3 剂告愈。[焦方义．葛根汤治验两则 [J]．新中医，1987（8）：25.]

（8）实验研究：谢氏指出，实验证明葛根汤对麻醉狗、猫具有显著扩张脑血管、增加脑血流量、降低脑血管阻力的作用，这种作用与临床葛根汤主治"太阳中风，项背强几几"相符。[谢人明．中药药理与临床 [J]．1987（4）：14.]

原文 太阳与阳明合病者，必自下利，葛根汤主之。（32）

浅译 本条的病原体既感染了机体的表层，又感染了消化道的内部，所以称合病。从症状体征看，既有发热、项背强硬不舒、无汗、怕风等全身性症状；又有腹泻等下消化道症状。由于感染的病原体是一种，所以用葛根汤去发汗排解，清除了致病因子，发热腹泻等症状自消。

原文 太阳与阳明合病，不下利，但呕者，葛根加半夏汤主之（33）

浅译 此条与上条同，只是不腹泻而呕吐，故主方不变，加半夏以止呕吐。

葛根加半夏汤方

葛根四两　麻黄三两（去节）　甘草二两（炙）　芍药二两　桂枝二两（去皮）　生姜二两（切）　半夏半升（洗）大枣十二枚（擘）

上八味，以水一斗，先煮葛根、麻黄，减二升，去上沫，内诸药，煮取三升，去滓，温服一升，覆取微似汗。

【临床用法】

1. 药物用量　葛根12g　麻黄9g　桂枝6g　芍药6g　炙甘草6g　生姜9g　半夏9g　大枣12枚

2. 煎服方法　上8味，以水2000ml，先煮麻黄、葛根，减400ml，去上沫，而后下其余诸药，煮取600ml，去滓，温服200ml。

3. 药后护理　服药后覆被加温，取微似汗出，不必啜粥。

【方药分析】 葛根加半夏汤即由葛根汤加半夏而成。主治太阳阳明同感寒邪之合病，即二阳合病，表邪不解，导致里气不和，升降失常，不下利但呕之证。本证乃太阳阳明二经合病，而具备二经之证。太阳阳明合病，乃表邪不解，影响里气不和。若下犯于肠，则见下利；若上犯于胃，则见呕逆；若胃肠并作，则吐下共见。本证但呕，乃是里气不和、胃气不降的反映。呕逆缘于二阳合病，经表之邪不解，故取葛根汤解太阳、阳明经表之邪，加入半夏以降逆止呕，表解呕逆自止，病必得除。

【方剂功效】 发汗解表，降逆止呕。

【现代应用】

（1）胃肠型感冒：本方用于胃肠型感冒，以太阳伤寒证之下利或呕吐作为用药指征。其胃肠型感冒主要继发于流感，其次继发于麻疹，很少继发于普通感冒。葛根汤对此病实为特效，张仲景《伤寒论》第 32 条和第 33 条就是为此病而设。笔者近几年治疗 15 例胃肠型感冒，全部继发于流感，其证候特点完全符合《伤寒论》第 32 条和第 33 条，采用葛根汤治疗，治愈 14 例，有效 1 例。其中男 11 例，女 4 例，年龄在 16～46 岁。[陈宝田. 经方的临床应用 [M]. 广州：广东科技出版社，1985：14.]

（2）现代临床常见的急性胃肠炎、胃肠型普通感冒及胃肠型流行性感冒，常出现下利、呕吐、恶心等症状，这些症状有同时出现者；亦有先见恶心、呕吐，随之而来下利者，与本证相似。治疗方法可视呕吐轻重和出现时间不同，选用葛根汤或葛根加半夏汤。[聂惠民. 伤寒论与临证 [M]. 广州：广东科技出版社，1993：287.]

原文 太阳病，桂枝证，医反下之，利遂不止，脉促者，表未解也；喘而汗出者，葛根黄芩黄连汤主之。（34）

浅译 本来入侵的致病因子在肌体的表层，适宜用桂枝汤治疗，医生偏偏将靶向指向消化道而用攻下药，使表层的致病因子乘虚而入，进入消化道造成肠道炎症而腹泻不止；并且也进入了呼吸道而使呼吸道感染，而出现了气喘汗出；脉搏急促，说明呼吸道、消化道及体表的致病因子也都还很强盛，用葛根黄芩黄连汤治疗。

按 如果临床遇到上述病情，但未经医生用过泻药，而是疾病自身出现了消化道、呼吸道症状或单一出现，也均可使用该方，并非用过泻药后才可用此方。

葛根黄芩黄连汤方

葛根半斤　甘草二两（炙）　　黄芩三两　黄连三两

上四味，以水八升，先煮葛根，减二升，内诸药，煮取二升，去滓，分温再服。

【临床用法】

1. 药物用量　葛根24g　炙甘草6g　黄芩9g　黄连9g

2. 煎服方法　上4味，以水1600ml，先煮葛根减400ml，再下入其他诸药，煮取400ml，去滓，分2次温服。

【方药分析】本方用黄连苦寒，苦能胜湿，寒能胜热，能降一切有余之实火。在上清风木之目疾，中以降肝胃之呕吐，下以通腹痛之滞利，故为治痢之最。金代·刘完素曰："古方以黄连为治痢之最，盖治利惟宜辛苦寒药。辛能发散，开通郁结；苦能燥湿；寒能胜热，使气宣平而已。诸苦寒药多泄，惟黄连、黄柏性冷而燥，能降火去湿而止泄利，故治痢以之为君。"芩、连苦寒，降火去湿而止泄利；炙甘草，扶正益气，调补下利之虚。诸药共奏表解里清、利止喘平、表里双解之功。从本方用药分析，此证乃表邪为少，里热居多。故表里证之比，以三表七里为宜。本方先煎葛根，后纳诸药，乃取其解肌清肠为佳。

【方剂功效】清热止利，表里双解。

【现代应用】

（1）应用范围：①急性肠炎：症见发热口渴，泻下臭秽，肛门灼热，尿短而赤，苔黄腻，脉滑数等，可酌加金银花、马齿苋、黄芩、芍药等清热利湿之品。②菌痢：下痢，便脓血，里急后重，身热腹痛，苔黄脉数，酌加白头翁、秦皮、黄柏、黄芩、芍药等清热解毒止利之品。③小儿腹泻：便稀，日行数次，口干苔黄，溲赤，指纹紫，可酌加茯苓、白术、薏苡仁等健脾利湿之品；若挟食积，酌加鸡内金、焦麦芽、焦山楂、健神曲等消食导滞之品。本方是治身热下利之主方，虽为表里双解之剂，但以清热止利为主，故用于热痢、热性腹泻等，不论有无表证，皆可应用。若兼腹痛者，酌加白芍、木香缓急止痛。若兼呕吐，可酌加半夏、陈皮、竹茹以降逆止呕。若热痢神昏者，可酌加安宫牛黄丸以清热解毒，芳香逐秽。④慢性结肠炎属于湿热下注者：可酌加金银花、茯苓、白芍、薏苡仁、秦皮、车前子等清热利湿之品。［聂惠民．伤寒论与临证［M］．广州：广东科技出版社，1993：155.］

（2）肠伤寒：李氏报道用本方治疗肠伤寒 60 例，全部治愈。方药用量：葛根 30g，黄芩 15g，黄连末 10g（不入煎），甘草 10g。水煎，头煎和二煎混合，分 3 次，每次冲黄连末 3g。适应证：用于肠伤寒的初期和极期，发热恶寒，头痛，肌肤壮热，身重肢痛，项强，腹痛泄泻，小便黄赤，脉象浮数。加减法：头痛头晕无汗者加连翘、蝉衣、薄荷、银花；神昏谵语加薏米 30g，滑石 30g；口渴者加生石膏；下血者加生地榆 10g，焦楂 10g，大黄酌加，重者加汉三七 3g；寒热往来加苍术、草果；大便干燥有腑实症状者去黄连加大黄；二便失禁加生杭芍 30g，栀子 15g；耳聋者加莲子心 15g，栀子 12g；胸满闷者，加乌药；腹满加白蔻仁、苍术；鼻衄者加犀角（水牛角代替）、小蓟根；咳嗽者加川贝、杷叶、竹茹。［李露之．葛根黄芩黄连汤加减治疗肠伤寒经验介绍［J］．中医杂志，1959（6）：34.］

（3）小儿麻痹症：赵锡武用葛根芩连汤加减，以清热透表、芳香逐秽、调肝息风、宣痹通络法，治疗 200 余例小儿麻痹症患者，获得较好的临床效果。［赵锡武．葛根芩连汤治愈小儿麻痹症［J］．中药通报，1958（11）：382.］

（4）秋季腹泻：刘氏报道，于 1978 年收治秋季腹泻患儿（2 岁以内）22 例，全部用葛根芩连汤加味（葛根、黄芩、茯苓各 2g，泽泻、炒车前子各 6g，黄连、甘草各 3g）每日 1 剂，配合静脉补液矫正水、电解质紊乱，与 1965 年同季收治同病种采用与纯西药治疗组（39 例）对照分析。结果：止泻，1978 年组较 1965 年组快，前者平均 3.4 天，后者平均 4.8 天；住院日数，前者平均 4.8 天，后者平均 5.8 天；平均退热时间，前者 2.0 天，后者 3.1 天。认为中西医结合治疗本病疗效明显优于纯西药，且无抗生素之副作用，是可行之法。[刘学鼎. 葛根芩连汤治疗婴幼儿秋季腹泻 22 例临床分析 [J]. 中草药，1980（8）：11.]

（5）急性菌痢：葛根芩连汤治疗 40 例急性典型菌痢（湿热型），有 36 例（占 90%）达到临床症状完全消失。退热平均只需 27.76 小时，平均于 3.4 天急性症状便可控制。平均 2.8 天眼观脓血消失。证明本方有抗菌作用。体会：①病例一般应当是痢疾初起兼有发冷发热、头痛、身酸等外感表证者；②肠黏膜病变重笃者，可考虑同时采用本方煎剂灌肠；③葛根与黄连的用量应随证加减。[83 医院传染科. 葛根芩连汤治疗急性细菌性痢疾 40 例临床分析 [J]. 江苏中医，1960（5）：33.]

（6）实验研究：现代药理研究表明，本方具有以下作用：①抗病原微生物作用：这是临床治疗葛根芩连汤证的重要药理基础。本方中黄连、黄芩均有显著的抗病原微生物作用，而以黄连为强。黄连对多型痢疾杆菌，伤寒、副伤寒杆菌以及多种其他病原微生物均有强烈的抑制和杀灭作用。②解热及抗炎作用：葛根、黄连及黄芩均有显著的解热效果。黄连、黄芩、甘草均有较强的抗炎作用，能显著抑制炎症早期的毛细血管通透性增高和渗出水肿；黄芩还能显著抑制变态反应性炎症。③解痉作用：急性肠道感染因细菌毒素作用常有肠肌痉挛，实验表明本方组成药多有显著的解痉作用。④平喘作用：黄芩有明显的抗过敏作用，甘草有镇咳祛痰作用。本方可能具有的上述作用有助于对呼吸道感染性及过敏性炎症的治疗而呈现平喘效果。⑤抗心律失常作用：本方临床治疗脉结代有效，而对其组成各药的抗心律失常作用多有研究。全方水煮醇沉液的药理实验表明，静脉注射本方时对于正常大、小鼠心律均有显著减慢效果，并能对抗异丙肾上腺素所致家兔和大鼠的心律加快作用。[郑文龙.中医方剂的药理与应用 [M]. 重庆：重庆出版社，1990：171-175.]

原文 太阳病，头痛发热，身疼腰痛，骨节疼痛，恶风，无汗而喘者，麻黄汤主之。(35)

浅译 发热性感染性疾病初期，出现了头痛发热，身疼腰痛，关节疼痛，恶风无汗等全身性症状，也出现了咳嗽气喘等呼吸道症状。这是致病体既进入了体表也侵入到了肺部。可用麻黄汤发汗将致病体排解出体外，从而消减其毒量毒力，症状解除而达病愈。

本条与桂枝汤证相比，虽然同是发热性病，但此条致病因子入侵的位置是机体的表层而不是肌层，致病因子的性质是寒邪而不是风邪，患者的体质属表实而不是表虚。症状虽有相同，但主要鉴别是"无汗"而不是"汗出"，桂枝汤证兼有的症状是上呼吸道感染，而麻黄汤兼有症状为下呼吸道的肺部感染。

麻黄汤方

麻黄三两（去节） 桂枝二两（去皮） 甘草一两（炙）
杏仁七十个（去皮尖）

上四味，以水九升，先煮麻黄，减二升，去上沫，内诸药，煮取二升半，去滓，温服八合。覆取微似汗，不须啜粥。余如桂枝法将息。

【临床用法】

1. 药物用量　麻黄9g　桂枝6g　炙甘草6g　杏仁9g

2. 煎服方法　上4味，以水1800ml，先煮麻黄减400ml，去上沫，再下诸药，煮取500ml，去滓，温服160ml。

3. 药后护理　药后覆盖被保温，取微微汗出，不须啜粥。其余护理方法同桂枝汤法。

【方药分析】本方用麻黄辛温，开腠理，散风寒，解表发汗，其性轻清上浮，专疏肺郁，以宣肺平喘，故麻黄为主药。麻黄虽曰散寒，实为泄邪；虽曰解表，实为开肺。风寒外散，表闭得解。麻黄是治疗感寒的第一要药。桂枝解肌祛风，助麻黄发汗。麻桂并行，则发表散寒，专效宏。杏仁外能发散风祛寒，又可宣肺平喘。甘草甘平，调和诸药。甘能缓急，麻、桂开泄必得甘草以监之，以防过汗伤正。诸药合用，为发汗散寒、解表逐邪第一峻剂。然此方药量的比例，以麻黄、桂枝、甘草之比为3：2：1为宜。掌握这点，能发挥解表发汗最佳疗效。

本方煎服时须注意：①先煎麻黄，去上沫，以免令人发烦。张锡纯说："麻黄发汗，力甚强烈，先煮之去其浮沫。因其沫中含有发表之猛力，去之所缓麻黄发表之性也。"②本方只宜于暂用，不可久服。一服汗出，则不须再服。如汗后不解，则当以桂枝汤代之。

【方剂功效】解表发汗，宣肺平喘。

【现代应用】

（1）普通感冒、流感：属风寒表实证，症见发热恶寒、头痛鼻塞、无汗、脉浮紧等。尤其是西北、东北高寒地区，用以治疗风寒外感，伤寒表实证，每每取效。

（2）肾炎水肿：属阳水兼风寒表实证者，如南京中医学院肾炎研究组用本方治疗肾炎，服后大都表现为小便增多。

（3）慢性支气管炎、支气管哮喘等病，属于风寒表实证者。

（4）小儿麻疹内陷：如叶橘泉用本方和二仙汤（黄芩、白芍）治小儿麻疹内陷，见点后忽退隐，高热无汗而喘，有并发肺炎倾向者，用本方麻疹复显，喘息自平。[聂惠民．伤寒论与临证 [M]．广州：广东科技出版社，1993：71.]

（5）小儿外感：李氏报道用麻黄汤治疗小儿外感发热，体温在38℃以上者167例。其中发热恶寒型84例，发热恶热型70例，发热不恶寒型13例。疗效：以服药2天内体温降至正常，主症消失为痊愈。结果服药1~3次，当天痊愈者91例，服药4~6次痊愈65例，无效11例。总治愈率94%。[李凤林．麻黄汤治疗小儿发热167例疗效观察 [J]．新中医，1985（9）：28.]

（6）急性乳腺炎：杨氏报道，根据辨证论治原则，对一例乳腺炎辨证为属风寒袭表，卫阳遏郁，太阳经气流行不畅，故服麻黄汤以解表散寒，宣肺平喘，获效。[杨君柳．麻黄汤治愈急性乳腺炎一例 [J]．江西中医药，1980（4）：27.]

（7）产后发热：吕氏报道，用麻黄汤加味（处方：麻黄9g，杏仁9g，桂枝9g，藿香12g，白芷12g，甘草6g，生姜3片）治疗一产后不久，感受风寒，出现恶寒头痛，鼻塞咳嗽，涕泪交加，四肢酸痛，胸闷呕恶，苔白滑，脉浮紧的患者，服2剂诸症悉除。[吕东升．麻黄汤治验 [J]．河南中医，1982（56）：51.]

（8）银屑病：夏氏报道，用麻黄汤合四物汤加减治疗儿童银屑病10例，疗效满意。一般服药4~49剂，平均服19剂。其中2例痊愈，5例基本痊愈，2例显著进步，1例进步。[夏少农．麻黄汤合四物汤加减治疗儿童银屑病10例报告 [J]．浙江中医杂志，1965（2）：28.]

（9）五官科疾病：急性鼻炎、慢性鼻炎急性发作时，以轻微的表寒证，有鼻塞，流清涕，脉浮作为用药指征。尤以小儿疗效为佳，但对虚弱儿应注意药量或加味用之。治疗外耳道肿时，主要用于早期具有恶风寒、发热、头痛者。［陈宝田．经方的临床应用［M］．广州：广东科技出版社，1985.］

（10）实验研究：研究证明其有如下药理作用：①发汗解热作用：麻黄汤为辛温解表重剂，实验表明其组成药麻黄、桂枝、甘草全方都有解热作用。②镇咳、祛痰及平喘作用：实验表明，本方中麻黄、杏仁均有显著的平喘镇咳作用，甘草能祛痰止咳，桂枝也有镇咳作用。③抗过敏及抗炎作用：麻黄有显著的抗过敏作用，桂枝在嗜异性抗体反应中也表现出抑制补体活性的效果。甘草甜素能抑制肥大细胞脱颗粒而阻止过敏介质释放，抑制速发型超敏反应。实验还表明，麻黄、桂枝、甘草均有显著的抗炎作用。［邓文龙．中医方剂的药理与应用［M］．重庆：重庆出版社，1990：1－5.］

原文 太阳与阳明合病，喘而胸满者，不可下，宜麻黄汤。(36)

浅译 本条同是体表与消化道合病，但是，第32条出现的是下消化道腹泻症状；第33条是上消化道呕吐症状；此条有大便干燥现象，但还没出现肠道梗阻症状，只是肠内干粪所产毒素合并外部致病体一同聚集到了呼吸道，出现了喘而胸满的症状体征，所以还是适宜用麻黄汤发汗排解其致病体及其毒素。

原文 太阳病，十日已去，脉浮细而嗜卧者，外已解也；设胸满胁痛者，与小柴胡汤；脉但浮者，与麻黄汤。(37)

浅译 得病十天已过，患者的脉搏浮细，体力不佳，总欲卧床休息，这是致病因子与抗御机能均已减弱的表现。这种现象不是疾病所致，是恢复期现象，无需治疗。假设患者有胸满胁痛症状，这是有继发感染现象。比如患了胆囊炎、胸膜炎，用小柴胡汤治疗。如果脉浮，表明致病因子仍在机体表层，应该还有病在表的全身性症状，所以用麻黄汤治疗。

原文 太阳中风，脉浮紧，发热恶寒，身疼痛，不汗出而烦躁者，大青龙汤主之。若脉微弱，汗出恶风者，不可服之；服之则厥逆，筋惕肉瞤，此为逆也。(38)

浅译 此条有脉浮紧、发热、寒战、全身痛、无汗、烦躁等症状体征，比麻黄汤证较重，故处方在麻黄汤的基础上增加了石膏、生姜、大枣，并且也增加了麻黄的剂量。为驱除致病因子，降解高热的重剂。但是，该方发汗力猛，故举例强调说，如果是脉搏微弱、血容量不足、出汗、怕风、体温较低者不可服用。如果服后大汗过多，失水失钠，血容量骤减，势必造成循环衰竭，肢端湿冷，体温下降，肌肉痉挛性抽动疼痛等症状体征。所以提示说，这是错误的使用。

大青龙汤方

麻黄六两（去节）　　桂枝二两（去皮）　　甘草二两（炙）
杏仁四十枚（去皮尖）　　生姜三两（切）　　大枣十枚（擘）
石膏如鸡子大（碎）

上七味，以水九升，先煮麻黄，减二升，去上沫，内诸药，煮取三升，去滓，温服一升，取微似汗。汗出多者，温粉粉之。一服汗者，停后服。若复服，汗多亡阳遂虚，恶风烦躁，不得眠也。

【临床用法】

1. 药物用量　麻黄18g　桂枝6g　甘草6g　杏仁9g　生

姜 9g　　大枣 10 枚　　生石膏 30g

2. 煎服方法　上 7 味，以水 1800ml，先煮麻黄，减 400ml，去上沫，再下其余诸药，煮取 600ml，温服 200ml。

3. 药后护理　药后取微似汗出为佳。但因此方发汗甚峻，不易控制。若汗出过多，可用温粉扑身，以止其汗。若一服汗出邪解，则停后服药。

【方药分析】方取麻黄汤加石膏、生姜、大枣而组成。麻黄用量较麻黄汤增加一倍，故为发汗峻剂。重用麻黄佐桂枝、生姜辛温发汗，外散风寒，以开祛邪之路；加石膏辛甘大寒，以清郁闭之热，使郁闭通，内热除，烦躁可解。正如张锡纯曰：石膏"凉而能散，有透表解肌之力，外感实热者用之直胜金丹"。麻黄配石膏得其辛凉之性，可牵制麻黄辛温发散之能，但不减低麻黄发汗解表、宣肺平喘之功效。甘草、大枣和中以滋汗源。诸药合之，既能发汗解表，又可清热除烦，为表里双解之剂。总之，石膏辛凉大寒，为内热烦躁而设。但恐其寒凉太过，里热顿除，而表寒不解，故倍用麻黄，且加姜枣以和营卫，以求药后汗出表里双解。犹如龙升雨降，郁热顿除之意，故仲景取名大青龙汤。服此汤后取微汗为佳，若一服汗出邪解，即停服后药，且莫复服。若复服过汗，乃至亡阳，则见恶风烦躁，不得眠等变证产生。但因此方发汗之力甚强，不易控制。若汗出过多，可用温粉扑身，以止其汗。

关于温粉的成分，《伤寒论》未有明文记载，历代医家补充，但意见不一。现选如下几家，以供参考。①晋·葛洪《肘后备急方》姚大夫避温病粉身方："芎䓖、白芷、藁本三物等分，下筛内粉中，以涂粉于身，大良。"②唐·孙思邈《备急千金方》温粉方："煅牡蛎、生黄芪各三钱，粳米粉一两，共研细末，和匀，以稀疏绢包，缓缓扑于肌肤。"③《孝慈备览》扑身止汗法："麸皮糯米粉二合，牡蛎、龙骨二两，共为极细末。以疏绢包裹，周身扑之，其汗自止。"④近代陆渊雷指出："汗后著粉，恐其漏风耳，非真能止汗也，今用爽身粉，亦得。"以上可供临证参考。

【现代应用】

(1) 外感高热：刘氏报道，用大青龙汤治疗外感高热病人多例，效果良好。体会是：运用本方时，主要抓住发热恶寒烦躁，无汗或微汗，口干或渴，苔薄白或微黄，脉浮数。若恶寒重，无汗而口不甚渴者，麻桂用量略大而生石膏用量略少；若恶寒轻，有微汗而热甚口渴者，则石膏用量宜大，麻、桂用量宜小；高热而烦躁者，生石膏必不可少。成人每剂用量至少30g，口大渴者可用 60～90g。此外，作者每于方中加芦根、竹叶为引，取其清热生津的作用。[刘洁江. 大青龙汤治疗外感高热的体会 [J]. 中医杂志，1966（3）：23.]

(2) 流脑：翟氏报道，用大青龙汤治愈"流脑"一例。症见头痛项强甚剧，身热恶寒，无汗心烦，口渴欲饮，饮则呕吐宿食、痰涎，咽喉红痛，周身遍布紫色瘀斑，肢冷，舌质赤、苔薄白、脉缓。辨证为太阳少阴两感证，治以大青龙汤加附子：麻黄10g（去节，先煎去沫），桂枝10g，炙甘草10g，光杏仁 10g，生石膏45g，熟附片6g，红枣6枚，生姜3片。水煎，每隔2小时服一次，每日1帖。上方共服5帖，患儿诸症消失，神情活泼。[翟冷仙，等. 大青龙汤加附子治疗流行性脑脊髓膜炎 [J]. 上海中医药杂志，1966（5）：98.]

(3) 汗腺闭塞症：李氏报道，用本方治疗汗腺闭塞症一例。患者赵某，男，50岁。自述1961年夏季大汗出时用冷水冲浴，此后再无出汗。在盛夏或剧烈活动后仍无汗出，伴心中烦躁，头昏身热，汗孔突起，西医诊断为"汗腺闭塞症"，服用中西药未效。近日因天气炎热，诸症加重。诊见舌质红、苔薄黄，脉浮紧。处方：麻黄15g，杏仁15g，桂枝15g，生石膏30g（先煎30

分钟），党参 10g，甘草、生姜 15g，大枣 4 枚，水煎 20 分钟后取汁分 2 次服，避风寒。服药 1 剂未汗，但感身热灼手，烦躁益甚。过 3 小时后又余药，服药 20 分钟后开始出汗，逐渐增多，全身皆汗，自觉异常舒适，惟觉乏力。改用桂枝汤加味，服 2 剂，汗出较多。停药观察，随访月余，汗出正常，病告痊愈。[李秉法．一药而愈 25 年汗闭 ［J］．中医杂志，1988 （5）：68．]

（4）应用范围：①流行性感冒；②流脑，乙脑；③皮肤瘙痒，荨麻疹；④急性肾炎水肿；⑤天行赤眼，本方加车前子。[陈亦人．伤寒论译释 ［M］．上海：上海科学技术出版社，1992：407．]

原文 伤寒，脉浮缓，身不疼，但重，乍有轻时，无少阴证者，大青龙汤发之。(39)

浅译 上条讲了发热性病之重症，用大青龙汤治疗。如果是发热及全身性症状较轻者，可以用大青龙汤吗？也可以酌情使用，但必须看清在没有少阴证之血容量不足的情况下才能使用。

原文 伤寒表不解，心下有水气，干呕，发热而咳，或渴，或利，或噎，或小便不利、少腹满，或喘者，小青龙汤主之。(40)

浅译 伤寒表不解，是说感染表层的致炎因子还未解除；心下有水气，可以理解为炎症时的血管通透性增高、渗出液增多时的炎性水肿，因其水肿影响临近某器官功能而出现症状。如上消化道炎性水肿所致干呕；呼吸道炎性水肿时所致发热咳、喘；下消化道炎性水肿时所致腹泻；食管炎性水肿时所致梗噎不畅；尿道炎性水肿时所致排尿困难、产生尿潴留导致膀胱充盈则少腹满。由于有消化道水肿对水的吸收减少，故口渴。为了使这些渗出液迅速被吸收，用小青龙汤去清除致炎因子及吸收水肿，使上述诸证迅速解除。临床使用收效甚佳。

小青龙汤方

麻黄（去节）　芍药　细辛　干姜　甘草（炙）　桂枝（去皮）各三两　五味子半升　半夏半升（洗）

上八味，以水一斗，先煮麻黄，减二升，去上沫，内诸药，煮取三升，去滓，温服一升。若渴，去半夏，加栝蒌根三两；若微利，去麻黄，加荛花，如一鸡子大，熬令赤色。若噎者，去麻黄，加附子一枚，炮；若小便不利，少腹满者，去麻黄，加茯苓四两；若喘，去麻黄，加杏仁半升，去皮尖。且荛花不治利，麻黄主喘，今此语反之，疑非仲景意。

【临床用法】

1. 药物剂量　麻黄9g　芍药9g　细辛3g　干姜9g　甘草9g　桂枝9g　五味子9g　半夏9g

2. 煎服方法　上8味，以水2000ml，先煮麻黄；400ml，去上沫，再下诸药，取600ml，去滓，温服200ml。

【药分方析】小青龙汤，以麻黄发汗解表，宣肺平喘，利水；配桂枝增强解表通阳散寒之功；细辛、干姜温化寒饮；半夏降逆化饮，与干姜相配，温化中焦水寒之邪。上药皆为辛温，又恐辛散耗阴动阳，故以五味子敛肺止咳；甘草和中护正，调和诸药。芍药酸敛护阴，与桂枝相伍，调和营卫，故使本方温散寒饮而不伤正，以奏外散风寒，内除水饮之功。干姜、细辛、五味子同用，正是"病痰饮者，当以温药和之"之意。仲景治寒饮，常将三者合用。取姜、辛散水寒之邪；五味子敛肺气之逆。一收一散，散中有收，正邪兼顾，止其咳喘，恰到好处。且五味子敛肺滋肾，与麻黄相伍，具有宣散与收敛并举之功。诸药相合，在外专行开表以散寒，在内独散心下之水气，堪称解表化饮之剂。小青龙汤为散寒蠲饮、表里双解之方。若无表证，则当一散饮，自治咳喘。水饮致喘的辨证依据：①患者面部有水色、水斑、水气出现。所谓水色，指面部青暗色，或下眼睑处呈青暗；所谓水斑，指面部出现对称性的色素沉着；所谓水气，指面部虚浮，眼睑轻肿，或下眼睑如卧蚕状。②咳喘，痰多，呈白色泡沫稀痰。③脉弦，舌苔水滑，此为水苔。④冬季寒冷时复发加重。⑤其他见症如气短、憋闷、重则咳逆倚息不得平卧。然本方不可长期服用，久服伤阴动阳，则生他变。故治咳喘时，当以小青龙汤救其急，苓桂之剂善其后。老弱及婴幼之体，尤其是患有心肾疾病者，应慎用本方，以防伤阴动阳之弊。

本方后加减法，后世医家争议纷纭。据林亿等按"疑非仲景意"，故存疑暂不释义。

【方剂功效】 外散风寒，内蠲水饮。

【现代应用】

（1）应用范围：现代用本方治疗流行性感冒、急慢性支气管炎、支气管哮喘、老年性肺气肿、肺炎、百日咳等，属于外寒内饮者。……应用本方治疗属慢性咳喘病，久咳不愈者，重用五味子，并加党参；痰盛者，加白芥子；兼热象者，见口干且渴、心烦苔黄，加石膏、桑皮；见胸满、心烦，加炒山栀、豆豉；喘甚者去麻黄。[聂惠民．伤寒论与临证 [M]．广州：广东科技出版社，1993：96．]

（2）百日咳：《湖南医学杂志》1977 年第 6 期报道，用本方加杏仁、桑白皮治疗 500 多例，以无并发感染，不发热或只有低热（38℃以下）者，疗效迅速而显著；如有并发感染者，当先控制感染，待热退后再用本方治疗为妥。

（3）心衰、肺水肿：叶氏报道，用中药"加减小青龙汤"

治疗一例心脏病引起的急性肺水肿，使患者迅速转危为安，收到了奇特的疗效。处方是：麻黄6g，芍药6g，桂枝4.5g，炮干姜4.5g，细辛1.8g，五味子6g，制半夏6g，桔梗6g，杏仁9g，黄芩6g，党参12g，茯苓15g，泽泻6g。［叶枫，等．中医治疗急性心力衰竭、肺水肿一例报告［J］．辽宁医学杂志，1960（2）：20．］

（4）支气管哮喘：重剂小青龙汤治疗支气管哮喘。药物：蜜炙麻黄15g，桂枝9g，干姜9g，制半夏30g，白芍30g，细辛6~8g，甘草8~15g。寒痰黏稠者加旋复花（包煎）、苏子、白芥子各9g，莱菔子30g；痰热壅肺者加鱼腥草、开金锁、生石膏各30g，淡鲜竹沥30ml，象贝母9g，每日分3次口服。上方每日1剂，煎2次，白天服第2次煎汁，临睡前服头汁，必要时两煎并一次顿服。疗效观察：6剂后30~60分钟内哮喘平息，听诊两肺哮鸣音大减或基本消失。服完二三剂，病情趋向稳定。逐渐减本方剂量，加入益气固本、补肾纳气之品，以资调理，巩固疗效。有关细辛用量，历代文献有"单味服用不过钱，过量有气闭致死"之说。但本报道用到8g并无此弊，这可能与配适量甘草缓毒有关。［王明华，等．重剂小青龙汤治疗支气管哮喘［J］．上海中医药杂志，1981（12）：15．］

（5）遗尿：龚氏报道，用小青龙汤治一老年咳喘患者，意外治愈遗尿证。由此，认为该患者的遗尿，主要责之于肺气不宣，继感风寒，外寒内饮，郁遏于肺，使肺失清肃，宣降无权，因而影响水源不摄，膀胱开合失司，水液趋下而形成本病。［龚高奎．小青龙汤治疗老年遗尿［J］．四川中医，1983（4）：41．］

（6）药理作用：本方为中医治咳喘名方，临床用于多种呼吸系统疾病，特别是对过敏性疾病有良好疗效。实验表明本方具有显著的平喘和抗过敏效果。［邓文龙．中医方剂的药理与应用

[M]．重庆：重庆出版社，1990：616.]

原文 伤寒，心下有水气，咳而微喘，发热不渴，服汤已渴者，此寒去欲解也，小青龙汤主之。(41)

浅译 易吸收水肿的小青龙汤，对血浆渗透压有轻度影响。如果服后有细胞脱水口渴现象，这是药物生效，故说欲解。

原文 太阳病，外证未解，脉浮弱者，当以汗解，宜桂枝汤。(42)

浅译 发热性病，有发热、头身痛、怕风等全身性症状为外证未解，脉浮为致病因子还在体表，脉弱为抗御能力不足，故用桂枝汤发汗以排解致病因子。

原文 太阳病，下之微喘者，表未解故也，桂枝加厚朴杏子汤主之。(43)

浅译 发热性病，致病因子在机体表层，虽然误用了泻下药，但没造成腹泻不止，此时仍然有体表症状及稍见微喘现象，说明致病因子仍在体表，并有向肺部入侵之势，故用桂枝加厚朴杏子汤治疗。

桂枝加厚朴杏子汤方

桂枝三两（去皮）　甘草二两（炙）　生姜三两（切）芍药三两　大枣十二枚（擘）　厚朴二两（炙，去皮）　杏仁五十枚（去皮尖）

上七味，以水七升，微火煮取三升，去滓，温服一升，覆取微似汗。

【临床用法】

1. 药物用量　桂枝 9g　炙甘草 6g　生姜 9g　芍药 9g　大枣 12 枚　厚朴 6g　杏仁 9g

2. 煎服方法　上 7 味，以水 1400ml，微火煮取 600ml，去滓，温服 200ml。

3. 药后护理　服药后覆盖被加温，取微似有汗为佳。

【方药分析】本方以桂枝汤解肌驱风，以散表邪；厚朴性温味苦且辛，其力不但下行，又能上升外达，入肺以治外感喘逆，为温中下气之要药。杏仁性苦温降泄，辛甘质润，温而不燥，长于降气止咳，祛痰定喘。正如《本草求真》曰："凡肺经感受风寒而见咳嗽气逆……无不可以调治。"厚朴、杏仁二者相伍，厚朴利气，杏仁下利，降逆定喘之功尤著，为喘家之圣药。

【方剂功效】解肌祛风，降逆平喘。

【现代应用】

（1）喘证：刘氏认为本方适宜于：①患太阳中风无喘宿疾，只因风邪外袭内迫，影响了肺之宣肃而见胸满气喘者；②太阳病表不解，大便不通，本应先解表后下，但先下之，致表陷迫肺作喘，因表不解而仍用之；③临床凡见气喘因外感风寒者，脉浮缓，苔白者均可。[刘渡舟. 伤寒论通俗讲话 [M]. 上海：上海科学技术出版社，1980：42.]

（2）应用方法：聂氏认为，第 18 条与第 43 条虽皆用桂枝加厚朴杏仁汤，但病机不相同。一为喘家新感，一为下之微喘。前者属宿喘，后者属新喘。前者用本方主要不在治喘，而是治太阳中风为主，兼以治宿疾，为急则治标之法，可视为权宜之计。所以说用"桂枝加厚朴、杏子佳"，而不称为是主治之方。后者用本方治疗桂枝汤的兼证，即表不解兼有微喘，为表里兼顾之法，此乃对证施治，所以称"桂枝加厚朴杏子汤"为主治之方。

本证的辨证关键：①以风寒表虚证兼咳、喘者为宜，必见汗出恶风。并以此区别于麻黄汤证的表实无汗而喘。②苔见薄白，脉见浮缓，以内无热象为宜。……笔者体会，治喘选方的规律，麻杏甘石汤用于邪热迫肺者；小青龙汤用于寒饮射肺者；桂枝加厚朴杏仁汤用于风寒迫肺者。本方近年常用于慢性气管炎急性发作（症见发热恶寒、汗出咳嗽，苔白脉缓者）、小儿气管炎、支气管肺炎（症见表虚兼有咳喘者），效果佳良。［聂惠民．伤寒论与临证［M］．广州：广东科技出版社，1993：58，60．］

（3）外感引动宿喘：刘×，男，42岁。素有痰喘之疾，发作较频。春日伤风，时发热，自汗出，微恶风，头痛，且引动咳喘，发作甚于前，胸闷而胀，气喘倚息；痰白稠量多，喘咳之时则汗出更甚。不思食，舌苔白腻，脉浮缓，关滑有力。此风邪伤表引动痰喘复发，外风挟痰浊，壅滞胸脘，肺胃气逆不降所致。方用桂枝加厚朴杏子汤加味：桂枝9g，白芍6g，生姜2片，炙甘草4.5g，厚朴9g，杏仁9g，麻黄1.5g，贝母9g，苏子9g，炒枳壳9g。连服3剂后，表证去，自汗止，痰喘亦平。［陕西中医学院．伤寒医案选［M］．1973：2．］

原文 太阳病，外证未解，不可下也，下之为逆；欲解外者，宜桂枝汤。（44）

浅译 外证未解是致病因子还在体表，还有体表的全身性症状。这时如果用攻下药，就等于引狼入室，是错误的治法，用桂枝汤才是正确的。

原文 太阳病，先发汗，不解，而复下之，脉浮者不愈。浮为在外，而反下之，故令不愈。今脉浮，故知在外，当须解外则愈，宜桂枝汤。（45）

浅译 上条是有体表的全身性症状，说明病位在表，故不可用下法。此条是说脉浮也代表着致病因子在体表，适宜用桂枝汤治疗，所以不宜用下法。

按 上二条主要强调辨别病位及治疗靶向，只有看准了病位，再根据病位去瞄准靶向，这样才能做到有的放矢。

原文 太阳病，脉浮紧，无汗，发热，身疼痛，八九日不解，表证仍在，此当发其汗。服药已微除，其人发烦，目瞑，剧者必衄，衄乃解，所以然者，阳气重故也。麻黄汤主之。(46)

浅译 发热性疾病，有全身性症状，并且已知致病因子在机体的表层，也是麻黄汤的适应证，可用麻黄汤发汗排解。如果病势较重，患者出现了鼻出血现象，这是病要解除的征象，因为发汗能排解致病因子，适量的失血也同样能排解致病因子，消减其毒性，故说能愈。

原文 太阳病，脉浮紧，发热，身无汗，自衄者愈。(47)

浅译 此条还是说明生物体的自我调节能力，发汗、鼻出血等都能排解毒素，从而减轻中毒症状，使病情缓解直至痊愈。

原文 二阳并病，太阳初得病时，发其汗，汗先出不彻，因转属阳明，续自微汗出，不恶寒。若太阳病证不罢者，不可下，下之为逆，如此可发小汗。设面色缘缘正赤者，阳气怫郁在表，当解之熏之。若发汗不彻，不足言，阳气怫郁不得越，当汗不汗，其人躁烦，不知痛处，乍在腹中，乍在四肢，按之不可得，其人短气但坐，以汗出不彻故也，更发汗则愈，何以知汗出不彻，

以脉涩故知也。(48)

浅译 发汗能够排解机体表层的致病体，但是，如果汗出得不透彻，致病体会由表层向里入侵，感染内部组织及器官，出现并发症。这时如果仍然有体表的中毒症状，就还是以发汗排解为主，不可用下法去治疗并发症；如果病重药轻，汗出得不到位，总是达不到彻底排解致病体的效果，这时还会出现诸多中毒症状。症状虽多，但方法只有一个——发汗排解，直到痊愈。在没有严重并发症及脱水、血容量不足等的情况下，仍以全身症状为主时方可继续发汗。这里说的脉涩可作血流不畅理解，不可理解为血容量不足。

原文 脉浮数者，法当汗出而愈，若下之，身重，心悸者，不可发汗，当自汗出乃解。所以然者，尺中脉微，此里虚，须表里实，津液自和，便自汗出愈。(49)

浅译 脉象浮、脉率稍快，为脉浮数，这是致病体还在机体表层的脉象，应该用汗法去排解就会痊愈。如果医生选用了泻下法，造成水、钠丢失，出现了身重无力、心律不齐等症状，就不可再用汗法了。因为发汗会再次失水、失钠。所以需要患者通过饮食补给使水、电解质恢复平衡，能自身汗出则愈。为什么要等呢？因为尺脉见微，这是轻度血容量不足的表现，故称里虚，所以必须等到表里俱实，水、电解质代谢平衡时的津液自和，病就会痊愈。

原文 脉浮紧者，法当身疼痛，宜以汗解之。假令尺中迟者，不可发汗，何以知然，以荣气不足，血少故也。(50)

浅译 脉浮紧，是说明病位在机体的表部；病属寒，应当伴有身疼痛等全身性症状，这时用汗法排解理所当然；假如患者脉象为尺脉迟者，则不可发汗，为什么呢？因为尺脉迟属血容量不足的现象，所以称荣气不足，血少故也。这里通过脉象出现尺中迟就注意到患者的血容量不足，就注意到了患者已有水、电解质代谢失衡迹象，所以不可发汗再丢失水、钠，否则会加重病情。

原文　脉浮者，病在表，可发汗，宜麻黄汤。(51)

浅译　此条是根据脉象来判断病位在表，故说可以发汗，宜选用麻黄汤。但在临床应是脉浮紧，应该还有发热、怕冷、不出汗等症状、体征，再选用麻黄汤为妥。

原文　脉浮而数者，可发汗，宜麻黄汤。(52)

浅译　此例与上例相比只是脉象上加一"数"字。也可以发汗，宜麻黄汤。其实这也是真正地来自临床。以往医者认为"数"为有热，不宜用麻黄汤这类辛温发散药；然而，这里的脉数是发热时体温升高1℃，心率增加10~20次的表现。除现代病肠伤寒等相对脉缓外，不论是风寒发热还是风热发热，都能使心率增快，所以脉搏当然要数。以此告诉医者，一定要结合临床，要脉证合参。

原文　病常自汗出者，此为荣气和，荣气和者，外不谐，以荣气不共荣气谐和故尔。以荣行脉中，卫行脉外，复发其汗，荣卫和则愈，宜桂枝汤。(53)

浅译　此条举例说，不是发热性病患者，而是病人经常自汗出而不能控制，这是荣卫失和的病，属于汗腺分泌失调，这种情况也可桂枝汤去调解。这也是扩大桂枝汤的适应范围之一。

原文　病人脏无他病，时发热自汗出而不愈者，此

卫气不和也，先其时发汗则愈，宜桂枝汤。(54)

浅译 此条又举例说，不是外感性病，也没有其他脏器上的病，但是患者有时发热自汗而总不愈，这也是卫气不和的病。比如现代临床所讲的自主神经失调等，也可用桂枝汤治疗。

原文 伤寒，脉浮紧，不发汗，因致衄者，麻黄汤主之。(55)

浅译 外感发热性病，脉浮紧，不发汗，发热，怕冷，头痛，身体痛等症状总得不到解除，因而导致鼻出血。如果鼻出血了还存在上述症状、体征，说明鼻出血未完全排解掉致病体，所以还可用麻黄汤去排解。

原文 伤寒，不大便六七日，头痛有热者，与承气汤；其小便清者，知不在里，仍在表也，当须发汗，若头痛者，必衄，宜桂枝汤。(56)

浅译 得病后六七日不大便，有头痛发热症状，这是因为久不大便，粪便分解产生大量毒素而致，应该用承气汤泻下通便即可；如果患者小便清白而不赤黄，说明头痛发热的原因不是因不大便产生毒素造成的，是致病因子仍在表层，应当用桂枝汤发汗排解。不然的话，头痛发热得不到缓解，还会引发鼻出血。

原文 伤寒，发汗已解，半日许复烦，脉浮数者，可更发汗，宜桂枝汤。(57)

浅译 外感发热性病，虽然已经发汗解热，但半日许又复发，患者的脉搏呈现浮数，这是说致病体还在机体表部，还未进入机体内部，所以还可用汗法排解，宜选用桂枝汤。

原文 凡病，若发汗，若吐，若下，若亡血，亡津液，阴阳自和者，必自愈。(58)

浅译 历代诸家对此条解释，都趋向于因汗、吐、下误治、过治而致亡血、亡津液的说法。笔者对该条的认识与历代诸家多有不同。因为，疾病 = 中毒 + 失衡，健康 = 中毒源的清除 + 平衡。比如，致病因子在体表时，有表证的全身性中毒症状——发热、寒战、头痛、全身痛等，用桂枝汤、麻黄汤等发汗，将中毒源清除于体外而达平衡；如毒物在胃时，先用瓜蒂散等催吐法（现代用洗胃法等），将毒物排出，使中毒源清除而利平衡；如大便闭结不通，产生大量毒素而出现一系列中毒症状，选用三承气汤等下法通便减毒而平衡。如第46、47条均有"衄乃解""自衄者愈"等，是通过失血排减毒源而达平衡自愈的例子；"水入则吐，名曰水逆"之水中毒时，用五苓散等利尿，使代谢不出的津液废水从小便排出而达平衡；急性肾炎水肿、过敏性水肿时用有发汗利尿作用的越婢汤等，也是通过丢失水分而达减毒作用，利于身体调节平衡。但是，在清除中毒源的同时，难免因为"亡血""亡津液"等而牺牲血液、体液为代价，只是要求医者掌握好尺度而达到"阴阳自和"的平衡为宜。

按 此条对指导临床意义重大，并且也成为了某种疗法的理论依据。如金元时的名医张子和，善于用汗、吐、下法治病，被称为攻下派；后世的放血疗法、放水疗法等均得到了此条的理论支持。

从上述疗法不难看出，中医治病特别是治疗某些细菌、病毒感染性疾病，与现代的治疗方法截然不同。现代讲"杀"，如总是研究杀细菌、杀病毒、杀癌细胞等药物。能杀才叫有效，不能杀叫无效。但缺点是毒副作用大，被杀物的耐药性产生得快。如现已发现"超级耐药细菌"，这种疗法中医称"关门杀贼"，极不可取。中医的治疗方法是"排"，是敞开门让毒物排出体外。如汗法排体表毒物、吐法排胃毒物、下法排肠毒物、利尿法排尿毒物、放血法排血毒物等等。其治病的法则不同，观念不同，但疗效满意。

原文 大下之后，复发汗，小便不利者，亡津液故也，勿治之，得小便利，必自愈。(59)

浅译 上条已讲，下法、汗法等它们的作用是清除中毒源，是以牺牲体液为代价而将毒源排出体外，所以，难免造成短时间的机体失水。故此条说大下之后，复发汗，丢失了体液，而出现了少尿或无尿现象，此时无尿是因一时脱水造成，没有肾衰的症状，所以特别叮嘱不要再施利尿药去治疗，待饮食补给后，患者脱水现象得到缓解自然会有尿，故说必自愈。

原文 下之后，复发汗，必振寒，脉微细，所以然者，以内外俱虚故也。(60)

浅译 用泻下药致腹泻丧失消化液，又重复发汗丢失体液，二者的丢失造成了血容量不足，故出现了体温低、振栗怕冷、脉搏微细等症状体征。为什么会出现这样的症状体征呢？是消化液不足、体液不足，导致血容量不足的缘故。

原文 下之后，复发汗，昼日烦躁不得眠，夜而安静，不呕，不渴，无表证，脉沉微，身无大热者，干姜附子汤主之。(61)

浅译 因用下药而丧失了消化液，又复发汗丧失体液，因水、钠丧失而脱水，出现了白天烦躁不得眠现象，这与白天人体部分体液泌入消化道以助消化有关，所以白天也就更加重了血容

97

量的不足，而使循环血量减少，特别是脑部循环量不足导致缺血缺氧，则出现烦躁难眠现象。由于晚上大多数液体回收入血，参与循环，使血容量循环量的减少得以缓解，所以夜而安静。在这种情况下可以用干姜附子汤治疗。但是，必须是在"不呕"（没出现呕吐失水）、"不渴"（没出现高渗性脱水）、"无表证"（没有全身性症状）、"脉沉微"（失钠多于失水血容量不足的脉象）、"身无大热"（没有高热耗水现象）这种前提下方可使用干姜附子汤。

干姜附子汤方

干姜一两　附子（生用，去皮，切八片）
上二味，以水三升，煮取一升，去滓，顿服。

【临床用法】

1. 药物用量　干姜 3g　生附子 9g
2. 煎服方法　上 2 味，以水 600ml，煮取 200ml，1 次服用。

【方药分析】 干姜附子汤，仅干姜、附子二味药组成。本方为四逆汤去甘草而成。干姜、附子大辛大热，以急复其阳。附子生用，其力峻猛；不用甘草，避其甘缓，恐碍姜附回阳之力。浓煎顿服，使药力集中，能速发挥其药效。单捷小剂，药力精且专，有单刀直入之势。此独用姜、附急救回阳，乃四逆汤之变法。

【方剂功效】 急救回阳。

【现代应用】

（1）本方有回阳救逆、温脾肾作用。常用治疗心衰水肿、肝硬变腹水、虚性胃脘痛、肾炎浮肿、感染性休克、低血压眩晕以及梅尼埃病偏于阳虚者。治疗休克及低血压时，常可与生脉饮合用，疗效更佳。[聂惠民. 伤寒论与临证 [M]. 广州：广东科

技出版社，1993：18.]

（2）本方常用于各种急性病后期之虚脱者，而对虚寒性之胃绞痛、腹痛、腹泻等均有良效。[李文瑞. 伤寒论汤证论治 [M]. 北京：人民军医出版社，1989：359.]

（3）阳气衰微证：甄×，女，28 岁。身发高热（40.5℃）不恶寒，自汗出，口渴舌燥，有时谵语，脉象滑数有力。是病邪已转向阳明，而成为阳明经证，因予以大剂白虎汤，加金银花、连翘之品，3 剂后身热全退。而食饮不思，精神困顿，汗出心烦，有时躁扰不安，中午尤甚，入夜则安静，手足逆冷，大便溏稀，脉象沉微。以患者平素体质衰弱，气血亏损，在抗病期间，由于发热与苦寒药的影响，使心肾之阳和脾阳受到损耗，而成阳气衰微之证。因予以加味干姜附子汤：干姜 12g，炒白术 10g，附子 12g，野党参 15g，杭白芍 12g，茯苓 12g，生龙齿 12g，甘草 10g。1 剂后手足渐温，心烦稍宁，汗敛气畅，连服 3 剂，诸症均减，食欲增进，后以补气健脾之剂调理而愈。[邢锡波. 伤寒论临床实验录 [M]. 天津：天津科技出版社，1984：75.]

原文 发汗后，身疼痛，脉沉迟者，桂枝加芍药生姜各一两、人参三两，新加汤主之。（62）

浅译 发汗过多致失水、失钠，血循环量不足致肌肉、神经失养，而引发身疼痛。这种身疼痛不是外感所致，因为脉象不是浮数而是沉迟。沉迟是血循环量不足的表现。所以用桂枝加芍药生姜各一两、人参三两，新加汤补充血容量为妥。

桂枝加芍药生姜人参新加汤方

桂枝三两（去皮）　　芍药四两　甘草二两（炙）　　人参三两　大枣十二枚（擘）　生姜四两

上六味，以水一斗二升，煮取三升，去滓，温服一升。本云桂枝汤，今加芍药、生姜、人参。

【临床用法】

1. 药物用量　桂枝 9g　芍药 12g　甘草 6g　生姜 12g　大枣 12 枚　人参 9g

2. 煎服方法　上 6 味，以水 1400ml，煮取 600ml，去滓，温服 200ml，日 3 次。

【方药分析】本方组成为桂枝汤加味，用桂枝汤调和营卫，加重芍药为四两。此芍药用量多于桂枝，意在滋阴养血，而补阴血不足。加重生姜用量，意在宣通阳气，以行血脉之滞。又芍药之酸寒，能敛姜桂之辛散，使之不走肌表而作汗，反能潜行于经脉而定痛，故本方生姜用量虽大，但无过汗之弊，专行辛而外达，温通阳气之益。更加人参益气和营，补汗后诸虚。桂枝得人参，大气周流，气血充足而百骸皆理；人参得桂枝，通行内外，补营阴而益卫阳。方中桂枝与人参用量相等，且诸药共煎、久煎，则桂枝合人参旨在补虚建里，益气养营，以滋养血脉之源；配生姜宣通血脉之滞；配芍药滋养营血又敛姜、桂之辛散。诸药合之，调和营卫，益养气血，而除身疼痛。

【方剂功效】益气和营，调和营卫。

【现代应用】

（1）身疼痛证：本方有无表证，但见身疼痛、脉沉迟，属于营气不足者即可选用，不限于汗后变证。临床应用有以下几方面：①因营血受伤，不能濡养筋脉而身疼痛者；②素体气血不足，而患太阳中风证，虽未经发汗，亦可用本方；③风湿在表，而表虚者，可酌加防风、生芪；④产后气血双虚而致身疼痛者，可酌加当归、黄芪、香附等；⑤气血双虚而发热者。

（2）产后身痛案：李×，女，27 岁，1989 年 10 月 17 日初诊。产后 20 天，周身疼痛，自觉发凉，身有汗出，畏寒恶风，身着厚衣，手腕等处皆以手帕缠裹，严防风入，饮食二便如常，脉沉弦稍缓，舌质略淡、苔薄白，面色㿠白。证系新产之后，气血两亏，复感风邪而致身痛。治以调和营卫，益气和血。宗桂枝新加汤加味治疗。方用桂枝 10g，杭白芍 20g，炙草 6g，大枣 7 枚，生姜 6g，党参 15g，当归 12g。水煎服 3 剂，诸症皆减。复诊加炙芪 12g，附片 3g。服药 10 余剂而愈。

（3）头痛：营血不足而见头痛者，本方加川芎、当归、生熟地等。[聂惠民. 伤寒论与临证 [M]. 广州：广东科技出版社，1993：66.]

（4）习惯性感冒：谓上呼吸道感染反复发作者，即"邪之所凑，其气必虚"。素体虚弱者，则易感冒。症见头痛，全身酸痛，鼻塞流涕，时发时愈，脉不浮，亦无热者。用本方以补虚，荣血得补，"正气内存，邪不可干"，则病渐愈。

（5）各种禁汗感冒：感冒，中医称之为表证。在表之邪宜用汗法。但在《伤寒论》中说："咽喉干燥者、淋家、疮家、衄家、亡血家、汗家等"，虽有表证，不能用汗法治疗。即所谓，凡是阴液不足之患，均不宜用汗法。然《伤寒论》中对此类患者却未提出具体治疗方剂，使医者无从着手而治。今以"汗后身疼痛，脉沉迟"，而用本方治疗之法推而用之，以"血汗同源"，均属阴液，故仍用本方治疗。

（6）虚人外感汗频者可用之。[李文瑞. 伤寒论汤证论治 [M]. 北京：人民军医出版社，1989：37.]

（7）产后高热：产后 3 天高热，体温 40.2℃，头痛，恶寒有汗，舌苔薄微腻，脉象浮小数。乃产后气阴两亏，风邪乘虚外袭，以致营卫不和。治当调和营卫、补虚退热。处方：川桂枝 3g，杭白芍 10g，炙甘草 3g，生姜 1 片，大黑枣 4 枚，太子参 15g，嫩白薇 10g，香青蒿 5g。服参薇蒿桂枝汤 2 剂，体温降至正常，余病消失。[张圣德. 异病同治案三则 [J]. 江苏医药·

中医分册, 1979 (1): 43.]

（8）体虚外感：老年气血虚弱，自汗脉沉之感冒，稍加秦
艽更有殊功。[邢锡波. 伤寒论临床实验录 [M]. 天津：天津科
技出版社, 1984: 76.]

（9）妊娠恶阻：刘××, 24 岁。月经 3 月未行，四肢酸软
无力，恶心呕吐，渴不欲饮，口淡无味，不思纳食，眩晕，嗜睡
眠，形寒发热，脉滑而细，舌苔薄白。即予桂枝汤 1 剂。复诊：
诸症较前有减轻，脉滑而弱，舌质淡红。续予桂枝新加汤 2 剂，
症状消失。之后正常分娩，产后健康。[祭胜吾. 妊娠恶阻辨治
举例 [J]. 浙江中医杂志, 1965 (8): 726.]

原文 发汗后，不可更行桂枝汤，汗出而喘，无大
热者，可与麻黄杏仁甘草石膏汤。(63)

浅译 发汗后已经没有了体表的中毒症状，就不可再用桂枝
汤了。现在患者主要症状是汗出而喘，此汗出不是桂枝汤证的表
虚汗出，而是因肺热的温度升高而蒸汗外出；喘是呼吸道的炎性
水肿，管腔狭窄不畅所造成；无大热者是说没有高渗性脱水那样
的大渴大热，可以用麻黄杏仁甘草石膏汤治疗。

按 该方临床治疗小儿肺炎甚好，但经现代研究者实验，它
的单味和组合后都没有杀肺炎双球菌的作用而不被认可，但是前
面已讲，中医治病的概念是将入侵的致炎因子排解出体外，是敞
开门给以出路，而不是关门杀贼。所以它能排解致炎因子从而消
减其毒性，利于炎症消退，水肿吸收，症状改善，加快康复。经
三十多年的临床使用，该方简、便、验、廉俱占。在 20 世纪六
七十年代，一个村卫生室一个月只供应 10 支 40 万单位的青霉
素，不够一个得肺炎的小儿用两天，如果是麻疹流行时麻疹合并
肺炎者很多，抗生素不够用，怎么办？就这样加减使用麻杏石甘
汤还真能解决了没有抗生素的问题。就是在抗生素时代、激素时

代的今天，麻杏石甘汤仍以见效快、毒副作用少的优势，得到众多患儿家长的青睐。

这里顺便说说古人对小儿肺炎呼吸困难时的描述："胸高气促，肺胀喘满，两胁扇动，陷下作坑，两鼻窍张，神气闷乱"等，为典型的呼吸困难三凹征。看来这三凹征不是近代诊断学的专利，古人早就观察到了。

麻黄杏仁甘草石膏汤方

麻黄四两（去节）　杏仁五十个（去皮尖）　甘草二两（炙）　石膏半斤（碎，绵裹）

上四味，以水七升，煮麻黄，减二升，去上沫，内诸药，煮取二升，去滓，温服一升。

【临床用法】

1. 药物用量　麻黄12g　杏仁9g　炙甘草6g　生石膏24g

2. 煎服方法　上4味，以水1400ml，煮麻黄减400ml，去上沫，再下余药，煮取400ml，去滓，温服200ml。

【方药分析】本方取麻黄发散肺中郁热，降气平喘。然麻黄辛温，不宜于热证，故配石膏甘寒以清里热。麻黄得石膏之辛凉，且石膏之量倍于麻黄，既能监制麻黄辛温之性，又不减低其平喘之效。杏仁宣降肺气，协同麻黄以治咳喘。甘草和中缓急，调和诸药。本方为麻黄汤去桂枝加石膏而成。麻黄汤去桂枝之辛温，加石膏之甘寒，能佐麻黄清泄肺热，助杏仁止咳平喘，这一加一减，则变辛温之剂为辛凉之方。四药相合，有清热宣肺、降气平喘之功。医云："有汗不得用麻黄，无大热不得用石膏。"从麻黄的药理功能来看，不同的配伍，所发挥的作用亦异。有汗禁用麻黄，是指麻黄汤而言。因麻黄与桂枝相配，走表发汗，效力功专。本方仅用麻黄一味，且与石膏相伍，则能透发在里之郁热，故功专于清宣肺热而定喘。无大热用石膏，是因石膏与知母相伍，能清阳明里热；与麻黄、杏仁相配，能清肺热而平喘。表无大热，而里热迫肺者，用之甚当。

【方剂功效】清宣肺热。

【现代应用】

（1）肺热作喘：本方对肺热喘咳，尤其对小儿肺热喘咳疗效更佳。一般以发热、咳喘、舌质红、脉浮数、小儿指纹紫等症状作为投药指征。如天津中医学院附属医院小儿科以本方加炙前胡、白芍、桔梗、清半夏、浙贝母、鲜茅根，治疗小儿肺炎 182 例，治疗结果：痊愈 168 例，无进步 5 例，不详 9 例。

（2）急性气管炎：症见咳嗽黄痰、苔淡黄、脉数者，本方加桑皮、贝母、桔梗、金银花等清热化痰止咳之品；若身见高热者，再加桑叶、芦根、茅根以疏解外邪。

（3）小儿肺炎、支气管肺炎：症见喘咳痰涎甚者，加金银花、葶苈子、桔梗、天竺黄等清热解毒、化痰平喘之品；若身见高热者，加柴胡、黄芩、牛蒡子、金银花等清热疏解之品；若麻疹合并肺炎，疹毒内陷，肺热炽盛者，加黄芩、前胡、蝉衣、紫草等清热透表之品。

（4）百日咳：属风热袭肺，肺气不宣，痰涎壅盛者加百部、葶苈子、大枣、前胡、贝母等清热化痰止咳之品。

（5）咽炎、喉炎：属邪热郁结者，本方加板蓝根、射干、桔梗、元参、牛蒡子等。

（6）支气管哮喘、过敏性哮喘：属热邪壅肺者，本方酌加桑皮、白芍、蝉衣、葶苈子等品。

（7）荨麻疹：作者从本方含有麻黄素和硫酸钙等成分得到启发，将其用于治疗过敏性荨麻疹，获效甚佳。吴×，男，工人，患荨麻疹多年，时发时愈。周身瘙痒，多方无效。处方：麻黄、杏仁、蚕砂各 10g，生石膏、地肤子各 12g，全蝎、生草各

3g。水煎，共服10剂即愈，未再复发。［王怡康．用麻杏石甘汤治疗荨麻疹［M］．新医药学杂志，1978（7）：24.］

（8）遗尿：以麻杏石甘汤为基础方，加味治遗尿。属于肺热郁结者，见症除遗尿外，伴有咳嗽，口渴，舌苔黄白，脉数或右脉偏大等，方用麻杏石甘汤加味。属痰热郁肺伤阴者，见症除遗尿外，尚有咳嗽，气喘，吐稠痰，口渴，舌苔黄白乏津，舌质红，右脉滑数，其因是痰热郁肺伤阴，用本方加味。肺阴虚加沙参、麦冬；脾胃虚弱者加山药、谷芽；挟痰加桔梗；肺气上逆加苏子。作者认为，遗尿不仅由肾、膀胱、肺、三焦之气虚不固或肾阳虚所致，而且，肺热郁结或痰热郁肺伤阴，也可导致膀胱的开合失司而成本病。［彭宪章．用麻杏石甘汤加味治愈遗尿症［J］．新医药学杂志，1977（11）：31.］

（9）鼻渊（慢性鼻窦炎）：作者据"肺热则为鼻渊"的说法，试用散肺郁、清肺热的麻杏石甘汤加解毒通络宣窍的地龙干治疗本病11例，治愈3例，显著进步者4例，进步者4例。［福建省人民医院五官科．麻杏石甘汤加地龙干治疗鼻渊11例［J］．福建中医药，1959（3）：130.］

（10）夏季热：夏季热，又称暑热症，是婴幼儿夏季常见疾病。林氏以宣肺清热的麻杏石甘汤，治疗25例该病患儿，认为对夏季热之汗闭者，确能收到一定效果。［林一得．麻杏石甘汤治疗夏季热25例［J］．中医杂志，1982（6）：49.］

（11）眼疾：姚氏将本方应用于眼科多种疾病，如①天行赤眼（急性结膜炎）；②白陷鱼鳞、花翳白陷（角膜溃疡）；③凝脂翳（化脓性角膜炎）。应用本方必须具备下列条件：①眼部症状、疼痛明显，具有红、肿、热、痛、羞明、流泪等刺激症状；②病人身体一般健康；③舌淡白，舌尖赤，或舌质赤，苔微黄，脉浮数或浮紧；④伴有头痛、发热恶寒，或但热不寒，口渴，小便短赤，烦躁不安等全身症状。同时指出，某些眼病刺激症状减退，而风热并未消除者亦宜用。若眼病如无表证，或无里证，皆非本方所宜；对心力衰竭、营养不良等体质虚弱之病人尤为禁忌；凡因七情饥饱劳伤、亡血失精等而引起的各种眼病，如青盲、内障等不可应用本方。绿风内障（急性青光眼）外症虽剧，亦严禁应用。［姚芳蔚. 麻杏石甘汤在眼科上的应用［J］. 广东中医，1958（9）：19.］

（12）痔疮：王氏运用本方治疗痔疮有明显效果。以麻黄、杏仁、甘草各 10g，石膏 25g 为基本方。加减变化：痔疮发炎（含肛旁脓肿初期），加黄芩 10g，黄柏 10g，鱼腥草 20g，蒲公英 30g，野菊花 10g，伴疼痛者加白芍 15g；伴水肿加萆薢 10g，薏苡仁 15g；便血者加地榆炭 12g，槐花 10g，仙鹤草 15g；血栓及静脉曲张外痔，加丹参 30g，桃仁 12g，赤芍 15g，泽兰 10g，鱼腥草 30g，大黄 10g；便结者，加大黄 10g；气滞便秘加厚朴、苏子、莱菔子各 10g；兼血虚者，加当归、白芍各 15g，熟地 12g；兼阴虚者，加玄参、生地、麦冬各 12g，火麻仁 10g；兼阳虚者，加附片 10g，干姜 3g；内痔脱出，原方加黄芪、升麻、黄芩各 12g，柴胡 10g。每日 1 剂，水煎内服。如外痔发炎肿痛，内痔脱出嵌顿，或肛旁脓肿初期，上方水煎后，取 1/2 乘热熏洗坐浴 15 ~ 20 分钟，日 3 次，7 天为 1 疗程。结果：临床治愈（症状消失）91 例，有效（基本消失）27 例，无效 2 例。［王传华. 麻杏石甘汤加味治疗痔疮 120 例［J］. 湖北中医杂志，1990（5）：20.］

（13）实验研究：现代药理研究证实，本方具有解热、镇静、止咳、平喘、利尿、抗病毒等作用。动物实验表明，麻杏石甘汤具有抗组胺作用，推测其抗组胺作用的药物主要是石膏。［董振华. 某些中药复方的抗变态反应作用［J］. 中成药，1989（11）：37.］

原文 发汗过多，其人又手自冒心，心下悸，欲得按者，桂枝甘草汤主之。(64)

浅译 论中一贯强调，发汗要求适宜，不可大汗淋漓。该例患者因发汗过多，丢钾、丢钠也多，因而出现了心律不齐、心悸欲按的症状，选用桂枝甘草汤治疗。然此方不代表它能补钾、补钠，但它能调节因缺钾、缺钠引发的心律不齐，服药后症状缓解，缺失的电解质再通过饮食补给，其病自愈。

桂枝甘草汤方

桂枝四两（去皮）　　甘草二两（炙）
上二味，以水三升，煮取一升，去滓，顿服。

【临床用法】

1. 药物用量　桂枝12g　甘草6g

2. 煎服方法　上2味，以水600ml，煮取200ml，去滓，一次顿服。

【方药分析】 桂枝甘草汤，由桂枝、甘草组成。桂枝辛甘，温通经脉，入心助阳，故以桂枝补益心阳；甘草甘温，补心以益血脉，补五劳七伤，一切虚损，利百脉，益精养气。方中以桂枝通心阳，炙甘草益心气。二药相合，辛甘化合为阳，阳生阴化，心阳得复，心悸自愈。本方以复阳为主，阳生阴化是其宗旨，其助阳而不燥，滋血脉阴而不寒，为此方之特点。

【方剂功效】 温补心阳。

【现代应用】

（1）应用范围：多用本方治疗心阳虚或气阴两虚所致之心悸怔忡，如冠心病、风心病以及自主神经功能紊乱而致心悸心慌。

（2）哮喘、脉结：范氏用本方治疗1例心源性哮喘、脉结，经用数剂而病情缓解。[范如春. 运用经方治厥逆、心悸的点滴体会 [J]. 1962（3）：19.]

（3）低血压症：刘氏报道，用本方加肉桂泡茶饮服，治疗83例属心脾阳虚的低血压症，共38例。3味药各10g，作1剂。一般服3~9剂，最多12剂，血压由治疗前平均值90~80/70~50mmHg之间，治疗后升至平均值为111.5/68.5mmHg。随着血压上升，病人的自觉症状大部分消失。待血压升至正常或接近正常后，宜续服十余剂药以巩固疗效。[刘正才. 中医药治疗38例低血压症的临床报告 [J]. 新医药学杂志，1975（2）：29.]

（4）心阳不足证：本方药味简单，却是补助心阳的要方。凡平素心阳不足之人，稍动则气促，心悸汗出者，均可应用本方。如有水气者，可以加茯苓、白术；如阳虚至甚，出现振振欲擗地者，则用真武汤为宜。据临床报道，本方水煎代茶，对低血压而致头晕者，效果亦佳。[刘渡舟. 新编伤寒论类方 [M]. 太原：山西人民出版社，1984：22.]

（5）汗出过多：邢氏报道，黄×，58岁。平素有心脏病，患太阳病中风。服疏风解表之剂，汗出多，而病不解，迁延多日，屡经发汗，胸阳损伤，有时心悸气短，头部眩晕，心悸重时辄慌乱不敢仰息，身倦食少，精神不振。诊其脉沉细无力，左寸尤甚。此乃患病日久，气血较虚，更兼屡次发汗，心阳虚损，故心悸短气，头部眩晕。《内经》曰："上虚则眩。"上虚即心阳虚，不能迫血上行所致，心悸气短是其明证。故以桂枝甘草汤，佐以养心神之品。处方：肉桂6g，甘草15g，茯神12g，当归10g，野党参12g，生姜3g，大枣10枚。药后心悸稍安，而气短、头眩减轻。唯夜间不能安然入睡，须辗转2个小时方能蒙眬入寐。此心气浮越不敛之故。于前方加酸枣仁15g，元参12g，育阴气而敛虚阳。连服3剂，则诸症均减，食欲增加，精神逐渐

清健，后以养心健脾之剂，调理而愈。［邢锡波．伤寒论临床实验录［M］．天津：天津科技出版社，1984：79．］

（6）心悸：张×，女，48岁。患者平素体弱多病，动则汗出，经常感冒。近一周来心慌心跳较重，夜间不能仰卧，经用补心丹、柏子养心丸、安神补心丸治疗数日无效。望其舌质淡暗、苔白而润。乃心阳受损，心阴不足，中气偏虚。遂投桂枝甘草汤合生脉散加味：桂枝10g，甘草15g，党参15g，寸冬10g，五味子9g，茯苓15g，黄芪15g。服3剂后，心跳心慌立止而愈。［王占玺．张仲景药法研究［J］．北京：科学技术文献出版社，1984：640．］

原文 发汗后，其人脐下悸者，欲作奔豚，茯苓桂枝甘草大枣汤主之。（65）

浅译 因发汗而丢失电解质的程度不一样，所以症状也有所不同，此例患者出现的症状是脐下悸，并说此种情况不及时纠正，还能引发肠痉挛、肠扭转等，用茯苓桂枝甘草大枣汤治疗。

茯苓桂枝甘草大枣汤方

茯苓半斤 桂枝四两（去皮） 甘草二两（炙） 大枣十五枚（擘）

上四味，以甘澜水一斗，先煮茯苓，减二升，内诸药，煮取三升，去滓，温服一升，日三服。作甘澜水法：取水二斗，置大盆内，以杓扬之，水上有珠子五六千颗相逐，取用之。

【临床用法】

1. 药物用量 茯苓24g 桂枝9g 炙甘草6g 大枣12枚

2. 煎服方法 上4味，以甘澜水2000ml，先煮茯苓减400ml，再下余药，煮取600ml，去滓，分3次温服。甘澜水，

《玉函经》作"甘烂水"，又名劳水。以"其速诸药下行"，即"动则其性属阳，扬则其势下走"，且助草枣培土。后世有人解释："甘澜水是好米泔水"，即淘米水，含有多种水溶性维生素。

【方药分析】茯苓桂枝甘草大枣汤，取桂枝甘草汤辛甘化合为阳，以补汗后心阳之虚，故两药相伍，则能温心阳，降冲逆，泄奔豚。桂枝更具降逆平冲之功效，尤能防患奔豚欲作之未然。茯苓一味，《本草纲目》载"利小便，伐肾邪"；王好古曰："泻膀胱，益脾胃，治肾积奔豚。"故茯苓与桂枝相配，温阳利水，专伐肾邪，使欲作之奔豚平止。本方重用茯苓，半斤之量，为《伤寒论》之最，其旨义在于利水平逆，杜绝奔豚之作。大枣，补脾益气，培土制水。四药相配，共奏补益心阳、温化肾气、培土制水、平冲降逆之功，可使心阳复，水气化，悸动止，而奔豚愈。用甘澜水煎药，意在取其不助水邪之功。

【方剂功效】温通心阳，化气行水。

【现代应用】

（1）脐下悸：陈氏报道，用加味苓桂甘枣汤治疗脐下悸10例，该汤健脾胃，缓急迫，降冲气，伐肾邪，新加活血化瘀药，疗效满意。[陈伯涛.加味苓桂甘枣汤治疗脐下悸经验［J］.辽宁中医杂志，1982（12）：27.]

（2）神经官能症：王氏介绍曾治一患，王×，男，48岁，多年来常因家务生气，久患神经官能症，每次犯病多邀吾诊治。自一月前又因家务生气之后，病发自脐部有物上冲之感，尤以脐眼处明显，上冲时有上撞跳动感，冲则上至胸咽，头部亦有相随跳动，睡眠不佳，时伴头晕，舌苔薄白，脉滑大无力。遂用苓桂枣甘加白术、合欢皮、夜交藤、知母、川芎。服用5剂，诸症消失。[王占玺，等.张仲景药法研究［J］.北京：科学技术文献出版社，1984：563.]

（3）欲作奔豚证：胡×，男，34岁，工人，1987年初诊。

自觉脐下跳动，有上冲之势。脐上有水声，坐卧难安，伴胃脘不和，畏寒喜暖，以手按之较舒，口不渴，素体较瘦，脉沉弦略细，舌苔薄白润滑，曾服中西药物不愈，病已两月有余。中医辨证为心阳不足，水邪上凌而致。拟温通心阳、化气行水法。处方：茯苓30g，桂枝12g，炙甘草5g，大枣10枚，生姜10g，水煎服。服药3剂，诸证锐减，继服6剂而愈。［聂惠民.伤寒论与临证［M］.广州：广东科技出版社，1993：67.］

（4）眩晕：金氏用苓桂甘枣汤加夏枯花、钩藤治疗痰饮眩晕效果显著。金氏认为痰饮眩晕采用此法效果更著。他指出苓桂甘枣汤配伍夏枯花、钩藤，与半夏天麻汤方异义同，一为健脾利水（桂枝、茯苓），一为平肝息风（桂枝、夏枯花、钩藤），两者对耳源性眩晕均有良效。其桂枝与夏枯花配伍利尿明显，助茯苓化湿利水，不亚于苍术，而增加尿量是治疗本病的重要方法，与"有微饮者，从小便去"之，甚为合拍。［金维.金慎之老中医治疗痰饮眩晕用药经验的探讨［J］.浙江中医杂志，1981（5）：216.］

（5）临证应用：常用于神经性心悸、假性病证、神经衰弱、慢性胃炎、慢性肠狭窄、胃酸过多等疾病而见本方证者。［李文瑞.伤寒论汤证论治［M］.北京：人民军医出版社，1989：231.］

（6）慢性胃炎：病人为中年男性，体瘦，经常患胃病，几乎每年有一次严重的胃痉挛。发作时，胃痛、呃逆、呕吐，用其他药无效。给予苓桂甘枣汤，经一周治疗，症状消失。［常世安.古方今鉴［M］.西安：陕西科学技术出版社，1983：61.］

（7）实验研究：金氏认为苓桂甘枣汤所主之证与左心收缩无力致后向性衰竭，发生肺瘀血、肺水肿表现相似。因本方能扩张血管，改善循环，减轻心脏前负荷，消除肺郁血与水肿，故用之有效。［金卫红.《伤寒论》有关心衰的证治和立体动态强心

假说［J］. 山东中医学院学报，1980（2）：24.］

原文 发汗后，腹胀满者，厚朴生姜半夏甘草人参汤主之。（66）

浅译 此例患者也是因发汗丢失了较多的电解质，致胃肠蠕动减慢，排空较差，而胃肠积气较多，出现了腹部胀满等现象，可用厚朴生姜甘草半夏人参汤方治疗。

按 临床应该注意的是，西医治病是看检验单，缺钾补钾，缺钠补钠；而中医治病是看症状，如该例患者用了厚朴生姜半夏甘草人参汤后，胃肠蠕动加快，腹部胀满消失，饮食恢复了正常，自然缺失的电解质就能从饮食补给。

厚朴生姜甘草半夏人参汤方

厚朴半斤（炙，去皮） 生姜半斤（切） 半夏半斤（洗） 甘草二两（炙） 人参一两

上五味，以水一斗，煮取三升，去滓，温服一升，日三服。

【临床用法】

1. 药物用量 厚朴24g 生姜24g 半夏9g 炙甘草6g 人参3g

2. 煎服方法 上5味，以水2000ml，煮取600升，去滓，分3次服，每次200ml。

【方药分析】

厚姜半甘参汤，方中厚朴苦温，宽中除满下气，最善消腹胀。凡气滞于中，郁而不散，食积于胃，羁留木行之胀满，皆可用之。生姜辛温，宣通阳气，和胃散饮；半夏辛温，降逆开结，燥湿涤饮。三药合之，辛开苦降，开结散滞，而主除满。人参、甘草，甘温，补益脾气而助运化，两者协同，恰有理中汤之半的

含义。诸药配合，补而不滞，消而不过，攻补兼施，恰合法度，故最适于脾虚气滞之证。

本方适用于虚中夹实之证，此虚实之情，当为三虚七实之比。故遣方用药，正是遵守这一原则。对于本证如单纯的补与泻，都是徒劳的。若单用利气消痰散滞之品，恐使脾气愈虚；单用补脾益气之剂，又恐胀满益甚，故全方药物配伍，遵三补七消之比，攻补兼施，以收全功。

【方剂功效】 健脾温运，散滞除满。

【现代应用】

（1）药物用量：本方药物用量，厚朴、生姜应大，人参、甘草宜小，反之则胀满难除。半夏之量居中，一般用10g即可。若气虚甚者，可加白术、茯苓，以增强健脾益气之力。若夹湿者，可加苍术、陈皮、茯苓以健脾利湿。[聂惠民. 伤寒论与临证 [M]. 广州：广东科技出版社，1993：177.]

（2）应用范围：现代多应用本方治疗吐泻后腹胀满、慢性胃炎、慢性胃肠炎、溃疡病、慢性胃肠功能紊乱等；慢性肝炎、早期肝硬化。以脾虚气胀者，效果最佳。

（3）气滞腹胀证：孙×，女，40岁，1987年4月初诊。主诉腹胀半年，还伴有疼痛，纳差乏力，经多方检查，如血、尿、便常规（－），肝功、B超、胃镜等皆未见异常。服用中西药物，腹胀有增无减。现症：腹胀如鼓，似妊娠七八个月，俯身受阻，饮食不佳，二便正常，乏力；叩腹部鼓声，未触及包块；脉沉弦略细，苔薄白。证属脾虚不运，气机壅滞而致腹胀证。治则当益脾健运，行气除胀，方用厚朴生姜半夏甘草人参汤加味：厚朴12g，生姜6片，半夏12g，炙甘草4g，党参10g，柴胡10g，炒枳壳10g。水煎温服。进药6剂，诸症锐减，守方调治而愈，一年未复发。[聂惠民. 伤寒论与临证 [M]. 广州：广东科技出版社，1993：177.]

（4）气鼓腹胀：王氏报道用本方治疗一男性肝炎患者，腹胀，仰卧腹大突出于胸廓之外，如怀胎十月，叩诊呈鼓音，无移动性浊音，痛苦万端，四肢无力，矢气不多，打嗝较多，大便稍干，舌苔薄腻，舌质略暗紫，脉虚数无力，予本方合六君子汤加减，服6剂后腹大明显减小，后改汤为散，肝功逐渐正常，随访5年未再复发。[王占玺．伤寒论临床研究 ［M］．北京：科技文献出版社，1983：97．]

（5）脘腹胀满：权氏运用本方治疗脘腹胀满。一女性，52岁，脘腹胀满，疼痛拒按，食欲欠佳，食后更甚，肝脾不大，上腹呈鼓音，无振水音，舌淡红、苔薄白，脉弦滞，以本方加减治疗，3剂后诸证即消，未见复发。[权依经．古方新用 ［M］．兰州：甘肃人民出版社，1981：2．]

（6）虚胀：尹×，男。患腹胀症。自述心下胀满，日夜有不适感，是属虚胀症。投以厚朴12g，生姜9g，半夏9g，炙甘草6g，党参4.5g。经复诊一次，未易方而愈。[岳美中．岳美中医案集 ［M］．北京：人民卫生出版社，1978．]

原文 伤寒，若吐若下后，心下逆满，气上冲胸，起则头眩，脉沉紧，发汗则动经，身为振振摇者，茯苓桂枝白术甘草汤主之。(67)

浅译 在急性发热性疾病的过程中，患者本身就存在不同程度的脱水现象。如果再经用吐法或下法，使消化液大量丢失，特别是钾的丢失，钾缺失则出现腹部胀满，站立性眩晕，脉象沉紧等低渗性脱水表现，此时如果用发汗法再次失水，患者会出现站立不稳，振振摇摆，故先用茯苓桂枝白术甘草汤去治疗上述症状，待症状解除后，再通过饮食调养而达补充缺失的电解质。

茯苓桂枝白术甘草汤方

茯苓四两　桂枝三两（去皮）　　白术　甘草（炙）各二两
上四味，以水六升，煮取三升，去滓，分温三服。

【临床用法】

1. 药物用量　茯苓12g　桂枝9g　白术6g　炙甘草6g

2. 煎服方法　上4味，以水1200ml，煮取600ml，分3次温服。

【方药分析】本方以茯苓为主药，淡渗利水健脾；桂枝温阳降冲逆，配茯苓，通阳化气，淡渗利水；白术健脾燥湿，脾健则水去饮消；桂枝配白术，健脾利湿，化气行水；甘草和中，得术则崇土之力增。温能化气，甘能健脾，燥能胜湿，淡能利水。综合全方，其性温和，温脾阳而利水，化湿浊则饮邪去，即"以温药和之"之法。在《金匮要略》中以本方治疗痰饮病而大力倡导。如《伤寒贯珠集》中说："此伤寒邪解而饮发之证，饮停于中则满，逆于上则气冲而头眩，入于经则身振振而巍摇，《金匮要略》云：'膈间支饮，其人喘满，心下痞坚，其脉沉紧。'又云：'心下有痰饮，胸胁支满，目眩。'故与茯苓、白术以蠲饮气；桂枝、甘草以生阳气，所谓病痰饮者，当以温药和之也。"因此，苓桂术甘汤是以温药和之的代表方剂，也是治痰饮的基础方，具有振奋阳气、开发腠理、通调水道之义。

【方剂功效】温中健脾，化饮降逆。

【现代应用】

（1）应用范围：本方多用于治疗痰饮（包括急慢性支气管炎、支气管哮喘）、水肿（包括心源性及肾性水肿，如慢性肾炎、肾积水、心功能不全等）、眩晕、惊悸、胃痛（胃炎、溃疡病）、肠炎、带下、风湿痹证、自主神经功能紊乱等。

（2）眩晕、内耳眩晕症：证属脾阳虚弱、痰湿中阻者，以头晕目眩，心下逆满，恶心欲吐，心悸耳鸣，大便溏稀、小便不利，脉沉紧或弦或滑，苔白水滑等为用药指征，可酌加半夏、薏苡仁、葛根等品；眩晕重者，可加泽泻。

（3）心脏病、充血性心力衰竭：若属于心脾两虚，水饮停聚者，本方酌加人参、麦冬、五味子、附子等；若水肿明显者，可加泽泻、猪苓、泽兰叶等强心利湿之品。说明本方对心功能衰竭轻、中度者，治疗效果较好。

（4）慢性气管炎：以咳清稀痰、苔白薄、舌淡、脉滑作为用药指征。可酌加贝母、紫菀等化痰止咳之品。痰湿特盛者，可合入二陈汤。喘证：喘咳为重，脉沉弦，苔白水滑，可酌加苏子、薏苡仁、款冬花、白果等化痰平喘之品。

（5）胃脘痛：属脾虚湿重者可用。若痛甚可加元胡、香附、高良姜散寒止痛；若呕逆可加法半夏、生姜、陈皮、竹茹等降逆止呕；若脾气虚甚，可加党参、黄芪等益气补脾。

（6）慢性肠炎：属脾虚泄泻者，可加大白术、茯苓的用量。并可增入薏苡仁、山药等健脾利湿之品。若阳虚寒盛者，可酌加干姜、附子等温中散寒之品。若兼腹痛为重者，可加煨木香、白芍等。

（7）带下：属脾虚寒湿为重者，可加山药、炮姜、芡实等健脾利湿散寒之品。

（8）胃下垂：以心下逆满，胃内有振水声为用药指征，可加升麻、柴胡、枳壳等升阳益胃之品。加减法：兼有高血压者，可加牛膝、红花、茜草；兼见脉结代者，去白术加五味子；兼见面热、心烦者，为阳气与水气相搏的虚热表现，可加白薇。本方偏于辛温，适用于阳虚所致的痰饮证，若阴虚火旺者应慎用。同时中满、苔腻，或有水肿者，甘草的用量宜减少或不用，因"甘令中满"。[聂惠民．伤寒论与临证［M］．广州：广东科技

出版社，1993：174.]

（9）寒湿泄泻：泻水频频者，茯苓、白术各用30g；兼寒邪腹痛重者，加干姜；肝郁气滞者，加木香、白芍。

（10）心包积液：症见发热，咳嗽，胸闷且疼，气喘，水肿，脉沉细无力，本方加黄芪、防己、丹参。

（11）脾虚湿盛之泄泻：本方合平胃散可获良效。

（12）妊娠水肿：本方加冬葵子；妊娠胃气不和，泛恶，腰酸头痛者，本方加天虫、蔓荆子、川芎、桑寄生。

（13）奔豚气兼发癫狂症：本方合甘麦大枣汤。［李文瑞.伤寒论汤证论治［M］.北京：人民军医出版社，1989：224.］

（14）遗尿症：邹氏运用苓桂术甘汤治遗尿症，4例皆为女性，年龄在20~40岁之间，病因虽不同，但出现的症状则一。4例皆咳嗽时小便淋沥，此与《内经》所论"肾咳不已，则膀胱受之，膀胱咳状，咳而遗溺"之机理表现相符。取本方论治3例痊愈，1例无效。［邹维德.苓桂术甘汤治疗咳而遗尿症［M］.上海中医药杂志，1963（9）：22.］

（15）动物实验表明：苓桂术甘汤能延长缺氧条件下小鼠的存活时间，缓解异丙肾上腺素所致大鼠心肌缺血；对氯仿所致小鼠室颤有明显保护作用；对家兔实验性心衰的心力恢复有促进作用。这说明该方具有一定的抗心肌缺血，抗心律失常及正性肌力作用，从而为临床应用该方治疗冠心病伴心功能减退提供了依据。［傅延龄.北京中医学院学报，1990（4）：47.］

原文 发汗，病不解，反恶寒者，虚故也。芍药甘草附子汤主之。（68）

浅译 用发汗药之前，患者有怕冷症状，医生错当恶寒发热的表证用发汗法发汗，使患者再次失水失钠，所以说恶寒未解除反而加重，因为此怕冷现象是体温低，是血容量不足的表现，故说是虚的缘故，用芍药甘草附子汤治疗，已达补充血容量及升温作用。

芍药甘草附子汤方

芍药　甘草（炙）各三两　附子一枚（炮，去皮，破八片）
上三味，以水五升，煮取一升五合，去滓，分湿三服。

【临床用法】

1. 药物用量　芍药9g　炙甘草9g　制附子9g

2. 煎服方法　上3味，以水1000ml，煮取300ml，去滓，分3次温服。

【方药分析】芍药味酸微苦以滋营阴而养血。附子辛热，温经以扶阳而实卫气，祛恶寒。甘草甘温和中缓急，与芍药相配，酸甘化合而补阴养营；与附子相配，辛甘化合而补阳。全方共奏阴阳双补之功。正如周禹载说："汗多为阳虚，而阴则素弱，补阴当用芍药，回阳当用附子，势不得不芍附兼资，然又惧一阴一阳，两不相和也，于是以甘草和之，庶几阴阳谐而能事毕矣。"

【方剂功效】扶阳益阴，阴阳双补。

【现代应用】

（1）应用范围：本方对寒邪所致的头痛、胃脘痛、下肢关节痛皆有较好效果。

（2）里寒证：赵氏报道本方主治里寒之痛证，以痛时局部有冷感，兼见全身寒象为凭。方中芍药、甘草须重用，成人白芍可用25～30g，甘草10～15g，附片亦可用10～15g。常先煎30分钟左右，小儿酌减。介绍本方治疗头痛、肩痛、腰痛、胃脘滞、坐骨神经痛、腹痛、痛痹各一例，均服3～15剂而愈。[赵尚久. 芍药甘草附子汤的临床应用 [J]. 湖南中医学院学报，1980（1）：40.]

（3）汗后亡阳：邢氏以此治汗后亡阳。白×，男，34 岁。平素阳气衰弱，脉象细弱无力。因患感冒，前医连用防风羌活之剂，汗出多，而表邪不解，身倦体痛，恶寒转甚，虽身被重绵，而仍觉不暖，两手微厥，汗出漐漐。及诊其脉，两手沉细而微。按：测证，知为平素阳虚，汗后，又重伤其阳，致表阳不固，而恶寒汗出。此时若不扶其阳，恐有亡阳之虞，若不止其汗，绝不能回其阳。以亡阳由汗出而造成，如不止其汗，而妄想回其阳，犹无底之壑而灌使之满，不可得也。因与大剂芍药甘草附子汤，芍药用至 18g，附子 15g，甘草 15g，另加桂枝、大枣之类，以芍药有止汗的作用，汗止，然后才可以阳复。重用不但增进其止汗之效，其酸平之性，尤能制附子之燥，使其大量用附子，而不致有烦躁之反应。连服 2 剂，汗敛而恶寒自罢，两手亦温，诸证均减，后以扶阳和胃之剂，调理而愈。［邢锡波. 伤寒论临床实验录［M］. 天津：天津科技出版社，1984：83.］

（4）腰冷痛：范××，男，60 岁。因冬月担水不慎摔倒，扭伤腰部，当时疼痛剧烈，行走不便，自觉右侧腰部有冷感。查局部无明显肿胀，但第 2、4 腰右侧有明显压痛，活动时右腰痛甚，脉舌无变化。以芍药甘草附子汤加乳香 10g，没药 10g。水煎服。并以生姜、葱白共捣热敷患处，服完 4 剂痛止。［湖南中医学院学报，1980（1）：14.］

原文 发汗，若下之，病仍不解，烦躁者，茯苓四逆汤主之。（69）

浅译 发汗病不好，是因为不是致病因子在表层；攻下病不好是因为致病因子不在消化道，所以用这样的治法白白丧失水与电解质，造成低渗性失水、血容量不足、有效血流量减少，致脑细胞缺氧而出现了烦躁不安的脑症状，用茯苓四逆汤治疗。

茯苓四逆汤方

茯苓四两　人参一两　附子一枚（生用，去皮，破八片）甘草二两（炙）　干姜一两半

上五味，以水五升，煮取二升，去滓，温服七合，日二服。

【临床用法】

1. 药物用量　茯苓 12g　人参 3g　附子 9g　炙甘草 6g 干姜 4.5g

2. 煎服方法　上 5 味，以水 1000ml，煮取 600ml，去滓，温服 140ml，日服 2 次。

【方药分析】 此方由四逆汤加人参、茯苓而成。干姜、附子回阳救逆，人参益气生津，安精神、定魂魄、止惊悸。姜附与人参配伍，回阳之中有益阴之效，益阴之中有助阳之功。既使四肢厥逆之阳虚得复，又使阴阳隔离之烦躁得愈。重用茯苓，既可益脾，健运津液，生津导气；又可宁心安神，而除烦。甘草益气和中。本方参、苓、姜、附并用，为回阳之中有益阴之功，益阴之中有救阳之能。阴阳两补，养心宁神而止烦。

【方剂功效】 回阳益阴。

【现代应用】

（1）尿频：本方用于阴阳两伤之尿频，症见尿频，夜达数十行，色白量少，无尿疼，尿赤，少腹不胀，脉沉迟无力者。

（2）无脉证：因惊恐伤及心肾。心主血脉，肾主精，惊则伤心，恐则伤肾。精血两伤，气无由生，不能充于脉，故无脉。症见昏迷不醒，四肢厥逆，颜面苍白，寸关尺脉皆无。用本方补心肾之阴阳，气血得充，其脉自复。

（3）失眠：症见失眠，伴有疲乏无力，舌淡、苔薄白，脉虚弱者，用本方补益心肾。心肾相交，失眠自愈。［李文瑞．伤

寒论汤证论治 ［M］. 北京：人民军医出版社，1989：389.]

（4）本方用于治疗脾肾阳虚致腹胀、腹泻伴以烦躁者、慢性胃肠炎、慢性结肠炎、肠结核，或脾肾阳虚引起的水肿及风心病、肺心病心衰等，均可用本方加减治疗。［聂惠民. 伤寒论与临证 ［M］. 广州：广东科技出版社，1993：182.]

（5）亡阳正虚烦躁证：周氏报道，用本方治疗亡阳正虚烦躁证、发热不愈正虚亡阳证、三阴疟疾、虚寒眼疾、癫狂、虚寒泄 6 种医案，均获较好疗效。周氏认为本方具有温肾、补虚、回阳的作用，病例虽见症不一，但只要具备四肢厥逆、脉沉微欲绝或浮弦、面青黑无华、舌白多津等肾寒、脾温、正虚、阳弱证候者，均可用本方加减治之。同时又指了用药的重点，如阳亡正虚烦躁之证，可重用人参以固正，茯苓以去烦。阳衰正虚的虚脱证，可重用附子、人参，以温阳固本。久利不止，虚寒滑脱者，可加赤石脂以固涩。癫狂证，病转虚寒者，酌加龙骨、牡蛎以潜阳敛神。虚寒眼疾、血不充目者，酌加芍药、首乌以养肝补血。若外感久不愈，阳虚正虚者，酌加桂枝、柴胡以疏表祛邪。［周连三，等. 茯苓四逆汤临床运用经验 ［J］. 中医杂志，1965 （1）：28.]

（6）内耳眩晕：瞿氏报道，用本方加减治疗内耳眩晕症 88 例，服药 3～53 剂，均获痊愈。随访 3～6 个月，复发 10 例；但再用本方仍有效。［瞿汉云. 加减茯苓四逆汤治内耳眩晕症 88 例 ［J］. 浙江中医杂志，1988 （2）：82.]

（7）心血管疾病：张氏报道，魏老医师运用茯苓四逆汤治疗风湿性心脏病、心力衰竭，肺源性心脏病、心力衰竭，冠心病，心肌梗塞，完全性右束支传导阻滞等，以及急性胃炎、慢性肠炎、震颤性麻痹等病，有一定疗效。［张丽珍. 魏长春老医师运用茯苓四逆汤的经验 ［J］. 浙江中医杂志，1981 （10）：422.]

121

原文 发汗后，恶寒者，虚故也；不恶寒，但热者，实也，当和胃气，与调胃承气汤。(70)

浅译 发汗多则失水失钠。如果失钠多于失水，则出现体温偏低怕冷现象，同时也致血容量不足，故称虚；如果失水多于失钠，则出现体温偏高怕热现象，同时也致消化道脱水，大便干燥且产毒素，故称实。所以用调胃承气汤治疗。

原文 太阳病，发汗后，大汗出，胃中干，烦躁不得眠，欲得饮水者，少少与饮之，令胃气和则愈；若脉浮，小便不利，微热消渴者，五苓散主之。(71)

浅译 大汗出得过多，丧失了大量水分，并且失水多于失钠，患者出现了口渴、黏膜干燥、烦躁不得眠等高渗性失水表现，如果此时体温不高，也没有大小便异常等症状，只是有口渴欲饮水的表现，那就少量多次地给水即可，无需用药，待脱水缓解则愈。如果出现脉浮，无尿，并且是 24 小时无尿，体温偏高，口渴，饮水量很多，此时为急性肾功能衰竭，故速予五苓散利尿排汗降尿毒而保护肾脏。

五苓散方

猪苓十八铢（去皮）　泽泻一两六铢　白术十八铢　茯苓十八铢　桂枝半两（去皮）

上五味，捣为散，以白饮和服方寸匕，日三服，多饮暖水，汗出愈。如法将息。

【临床用法】

1. 药物用量　猪苓 9g　泽泻 12g　白术 9g　茯苓 9g　桂枝 6g

2. 煎服方法　原书为散剂，现多采用汤剂。水煎 2 次，分服。药后多饮温开水，出汗为宜。

【方药分析】方中以猪苓、茯苓、泽泻淡渗利水以利小便。猪苓甘淡，主利水道，能化决渎之气。《本草汇言》说：猪苓"淡利走散，升而能降，降而能升，故善开腠理，分理表阳里阴之气而利小便"。茯苓甘淡，利小便化水气，是利水除湿之要药。白术甘温，补脾燥湿利水，助脾气以转输，使水精四布；泽泻甘寒，停水曰泽，决水曰泻，泽泻利水渗湿泄热，最善泄水道，专能通行小便，透达三焦蓄热停水，为利水第一佳品。上四味俱属渗湿利水之品，相配伍有协同作用。猪苓与泽泻相伍，猪苓利水，能分泄表间之邪；泽泻利水，能直通内脏之湿。《本草述》："猪苓从阳畅阴，升而微降为阳；泽泻从阴达阳，沉而降为阴。"二味合用，升降相同，润燥相济，阴阳相合。茯苓与泽泻清润肺气，滋水之上源，通调水道，下输膀胱。二苓合泽泻，导水下行，通利小便。桂枝辛温通阳，化气以利水，增强膀胱气化作用，又可解散表邪，配茯苓等可加强通阳化气而利水，五味药缺一不可，是通阳利水之主要方剂。原方为散剂，散以散之，今多用汤剂，以求速效。服时多饮温开水，以助药力，使水精四布，上滋心肺，外达皮毛，微汗一出则表里之烦热得除。白饮和服，亦是桂枝汤啜粥之义。

【方剂功效】化气利水，兼以解表。

【现代应用】

（1）应用范围：五苓散常用于治疗急慢性肾炎、传染性肝炎、肝硬化腹水、急慢性肠炎、泌尿系感染、心脏病浮肿等有效，但必具备本方证特征。

（2）肾炎：见水肿尿少者，本方加大腹皮、车前子、黄芪、山药、金银花等。

（3）膀胱炎：见尿急、尿频、尿痛者，本方加木通、车前子、竹叶、甘草、生地等。

（4）神经性尿频：见小便频数，尿急，甚则伴有遗尿，但无明显尿痛，亦无明显阳性体征，尿常规阴性，本方加覆盆子。若阴寒为重，本方宜加附子。

（5）膀胱炎：见尿急、尿频、尿痛者，本方加木通、车前子、竹叶、炙甘草、生地等。

（6）水疝：肾囊水肿，甚则肿势通明，本方加薏苡仁、橘核、川楝子。马×，男，2.5岁。病2周余，某医院诊为睾丸鞘膜积液。症见：肾囊肿大如鸡卵大（右侧），肿势通明，哭闹时肿胀尤甚，饮食不佳，大便尚可，小便量少，苔薄白，指纹略淡。证属气化失职，水湿蓄聚所致。治以化气行水，宗五苓散化裁。处方：猪苓10g，茯苓10g，泽泻10g，桂枝3g，炒白术8g，橘核6g，炒薏仁10g，川楝子5g，水煎温服。服3剂后肿势大减，余证亦轻。进4剂，积液消失，肾囊恢复正常。

（7）急性肠炎：水泻如注，小便少，甚者小便全无者，本方加葛根、黄芩、黄连、炙甘草、薏苡仁；若热重者，去桂枝为宜。慢性肠炎，稀水便者，本方合入理中汤治之，效果为佳。

（8）胃潴留而胃内有振水音：属水气不化者，宜本方加生姜、甘草、党参、厚朴、陈皮。

（9）慢性肝炎：见小便短少，腹胀者，宜本方合小柴胡汤加茵陈治之。

（10）眩晕症：属水饮内停者，宜本方加甘草、葛根。

（11）尿崩症：见多饮多尿，属气化不利，水津不布者，宜用本方。[聂惠民.伤寒论与临证[M].广州：广东科技出版社，1993：109－110.]

（12）心包积液：骆氏报道，用五苓散合麻黄附子细辛汤加椒目、石菖蒲、牛膝治疗一例心包积液，服药月余，心包积液消失，诸症缓解。[骆昌兰.五苓散临床治验举要[J].江西中医

药，1986（5）：51－56.]

（13）慢性充血性心力衰竭：邢氏报道，用葶苈生脉五苓散治疗 25 例慢性充血性心力衰竭，服药 3～7 剂见效，2～3 周心衰得到控制。治疗效果：显效者 12 例，好转者 11 例，疗效满意。[邢月明. 葶苈生脉五苓散治疗慢性充血性心力衰竭 [J].中西医结合杂志，1983（3）：158.]

（14）结核性渗出性胸膜炎：孙氏报道，用本方加商陆、党参、赤芍与抗痨药同用，治疗 6 例结核性渗出性胸膜炎，可使胸水迅速消失，病程平均缩短 7 天。[孙洪盛. 加味五苓散治疗结核性胸水的疗效观察 [J]. 上海中医药杂志，1983（11）：19.]

（15）产后癃闭：林氏报道，用五苓散加减治疗产后尿潴留10 例，平均服药 2 剂即见通畅。[林同鑫. 五苓散加减治疗产后癃闭 [J]. 浙江中医杂志，1966（9）：31.]

（16）脑积水：重剂五苓散治疗脑积水 3 例，脑脊膜膨出症合并脑积水 1 例，收到一定效果。以茯苓、大腹皮各 15g，猪苓、泽泻、牛膝、车前子各 10g，白术 5g，桂枝 2g 为主方。烦躁加生石膏 20g，琥珀末 1g（一次冲服量，早晚各一次）；呕吐加竹茹 10g；大便干加大黄 7.5g，知母 10g。水煎顿服。[杨君.重剂五苓散治疗脑积水的体会 [J]. 新医药学杂志，1978（8）：397.]

（17）缩阳症：李氏报道治缩阳症，以突然发作，阴茎收缩为主要特征，伴有心慌意乱，惊恐不安，面色苍白，汗流遍体，四肢厥冷，但意识清楚，语声响亮，汗出不冷，少腹不痛，移时亦有自行缓解者，但反复发作。用五苓散合鸡苏散加味治疗 5例，获得较好疗效，均已控制发作。[李洪成. 五苓散加味治疗缩阳症五例 [J]. 江西景德镇中医分会资料选编，1980：31.]

（18）实验研究：本方具有利尿作用，在许多实验中得到证明，但方中各药作用则有不同结果，值得注意的是本方中桂枝

（或桂皮）的作用，实验证明它是五苓散中起利尿效果的重要药物，此与本方中该药起温阳利水作用的认识是一致的。再者，五苓散对正常人或无五苓散证的患者及正常动物却几乎见不到利尿作用，表明五苓散又不同于一般的利尿剂。[邓文龙. 中医方剂的药理与应用 [M]. 重庆：重庆出版社，1990：436.]

原文 发汗已，脉浮数，烦渴者，五苓散主之。(72)

浅译 已经发汗，应是脉静身安，但患者现在仍然是脉搏浮数，烦躁不安，口渴欲饮，这是由脱水所致的急性肾衰，所以还是用五苓散治疗。但应注意的是，本例患者虽未提到小便不利，但必有 24 小时无尿现象方可使用。

原文 伤寒，汗出而渴者，五苓散主之；不渴者，茯苓甘草汤主之。(73)

浅译 汗多失水致高渗性脱水，出现了黏膜干燥，口渴欲饮现象，因脱水而引发急性肾衰，也仍然还有无尿现象，故还是用五苓散治疗；如果不渴者，说明脱水不重，肾衰较轻，尿量少但不是无尿，用茯苓甘草汤治疗。

茯苓甘草汤方

茯苓二两　桂枝二两（去皮）　甘草一两（炙）　生姜三两（切）

上四味，以水四升，煮取二升，去滓，分温三服。

【临床用法】

1. 药物用量　茯苓 6g　桂枝 6g　炙甘草 3g　生姜 9g

2. 煎服方法　上 4 味，以水 800ml，煮取 400ml，去滓，分 3 次温服。

【方药分析】本方证与五苓散是论述膀胱蓄水与胃脘水停的不同，有口不渴与口渴，小便利与不利的区别。伤寒汗出，表不解，水停中焦，故用茯苓以利水，桂枝以通阳，桂枝配茯苓加强通阳利水的作用；生姜健胃以散水饮；甘草和胃扶中，以益汗后之虚；桂枝合生姜温中蠲饮，以宣散水气。本方与五散同治水饮内停之证，但五苓散证为膀胱蓄水，证偏于下，故重用苓、泽以治下焦为主；本方为治水饮停聚，中阳不布，证偏于中，故重用苓、姜以治中焦为主，或为治疗水气内停，不烦、不渴、心悸，肢厥之证的最佳方剂。

【方剂功效】温胃化饮，通阳渗湿。

【现代应用】

（1）水湿停聚证：程×，男，48 岁。平时脾气虚弱，患噫气胃满、消化滞呆之证。后在溽暑季节，贪食瓜果而患腹泻。服健脾利水之剂，腹泻止，而胸脘闷异常，逆气上冲，烦躁不宁，头眩欲呕，心下漉漉作水声，四肢逆冷，舌白腻，脉象沉弦。此为脾不健运，水湿停潴之证。脾居中州，可调剂上下之枢纽。若脾阳不运，水气壅滞中州，不但消化滞呆，而上下之阴阳，亦无法维持平衡。并水为阴邪，水盛则阳感不足，其趋势易上虚下盛，往往产生水气上冲之证。烦躁不宁，为水邪上冲所形成。故以扶阳温胃苓甘草汤治之：桂枝 15g，茯苓 24g，生姜 15g。连服 2 剂，躁烦不作，脘闷消失，冲逆平息，脉象虚软。后以健脾行水之剂调理而愈。[邢锡波. 伤寒论实验录［M］. 天津：天津科学技术出版社，1984：88.]

（2）心下悸证：阎××，男，26 岁。心下跳动不安，三五日必发生一次腹泻，泻则心下悸轻。然不数日，证又复如初，脉弦，小便尚可，舌苔白滑。辨为胃中停饮，饮与气搏之证。若胃中之饮下趋肠间，则大便作泻，而胃证则减，证候随之而轻。然巢穴犹在，去而旋生，则又悸动不安。处方：茯苓 24g，生姜 24g，桂枝 10g，炙甘草 6g。服 10 余剂，逐渐而安。[刘渡舟. 新编伤寒论类方 [M]. 太原：山西人民出版社，1984：117.]

（3）水厥：因水停心下而致厥者，为水厥。若心肾疾病，出现心功能衰竭水肿，呈类似水饮致厥时，可采用本方化裁治疗。[聂惠民. 伤寒论与临证 [M]. 广州：广东科技出版社，644.]

原文 中风发热，六七日不解而烦，有表里证，渴欲饮水，水入则吐者，名曰水逆，五苓散主之。(74)

浅译 前者举例是因汗出多而致脱水，此条举例是因发热六七日不退而高热耗水致脱水，症状表现为烦躁、渴欲饮水，所以说有表里俱热的现象。由于口渴欲饮而难免进水过多过快，进水过多过快难免引发水中毒。如果发生水中毒者有什么临床表现呢？水中毒者则出现水入口则吐，应该加一句话，不喝水也吐，这种情况称之为"水逆"水中毒，用五苓散治疗。该患者也应该有无尿现象。

原文 未持脉时，病人手叉自冒心，师因教试令咳，而不咳者，此必两耳聋无闻也，所以然者，以重发汗虚故如此。(75)

浅译 未诊脉时，通过望诊，通过简单的听力测试，就能看出此患者心律不齐、耳聋等现象，并且导致这些现象的原因是因重发汗，水、钠丢失过多，血循环量不足所造成。

原文 发汗后，饮水多，必喘；以水灌之，亦喘。(76)

浅译 发汗失水则渴，但给水过多过快，也同样容易造成水中毒，特别是还能引发肺水肿，所以说必喘；并且说就连洗浴也不宜过早或时间过长，这样也能引发喘息。这也是告诉患者如何病后调护。只有调护适宜，才有助于康复，才能避免发生另外病变。

原文 发汗后，水药不得入口，为逆；若更发汗，必吐下不止。(77)

浅译 发汗后失水失钠较多，此例患者失钠多于失水，表现为恶心、不欲进饮食及药物，如果强行进水进药则入口便吐，这为低钠时的呕逆现象；如果再发汗再失钠，则容易造成肠液偏酸，出现呕吐腹泻不止的现象。

原文 发汗吐下后，虚烦不得眠，若剧者，必反复颠倒，心中懊恼，栀子豉汤主之；若少气者，栀子甘草豉汤主之；若呕者，栀子生姜豉汤主之。(78)

浅译 由于患者平素体质各异，虽然同是经过汗、吐、下后，但对电解质的缺失情况不尽相同。如该例患者，经汗、吐、下后，低钠现象不明显，但低镁现象比较突出，如精神紧张易激动，烦躁不安——"虚烦不得眠"；手足徐动样运动——"反复颠倒"；神志不定——"心中懊恼"，见到这些症状体征用栀子豉汤治疗；由于缺镁常和缺钾同时存在，缺钾又能引起细胞外液发生碱中毒；加上如果是呕吐过多丧失大量胃液，也容易引起代谢性碱中毒，所以临床发现患者呼吸浅而慢的——"少气者"，应注意合并了碱中毒；如果再发生呕吐现象，则更加重胃液丢失，不利上述症状改善，故加生姜止呕吐保胃液，这样才不致再次加重缺镁、缺钾、碱中毒等病情。

按：栀子豉汤是否有补镁补钾作用，还是有保镁保钾使之不丢失作用，或是通过其他方式对镁、钾有调节作用，还是对上述症状有缓解作用等等，有待研究。

栀子豉汤方

栀子十四个（擘）　香豉四合（绵裹）

上二味，以水四升，先煮栀子，得二升半，内豉，煮取一升半，去滓，分为二服，温进一服，得吐者，止后服。

【临床用法】

1. 药物用量　栀子 10g　豆豉 30g。

2. 煎服方法　以水 800ml，先煮栀子，用微火煮至 500ml，加入豆豉，再煮取 300ml，去掉药渣，分为两份，温服 150ml。

3. 关于得吐者止后服　本方服后是否出现呕吐，即本方是否为吐剂，历代医家认识颇不一致。如成无己、柯韵伯等认为是吐剂；陈修园、张隐庵等认为不是吐剂；此外，还有的医家认为服后应有汗出，理由是本方为清宣之剂，有透达郁热的解表作用。从临床来看，服栀子豉汤后，有得吐而繁者，有不吐而解者；有得汗而解者，有不汗而解者，也有不吐不汗而解者。因此，笔者认为此方非为吐剂，即使服药后出现呕吐，亦多因病邪郁结较重，服汤后宣散开郁，郁热发越而导致呕吐，此可视为郁热外出之象。由于呕吐已使郁热外达，故可因此而停药，但并不能因之而将其作为涌吐之剂。

【方药分析】栀子豉汤中，栀子苦寒，体轻上浮，既可清热，又可导热下行；豆豉气味轻薄，既能解表宣热，又能和降胃气。二者相伍，清中有宣，宣中有降，是清宣胸膈郁热、解郁除烦之良方。使用本方，须先煎栀子取其味，后纳豆豉取其气，才能发挥栀、豉一清一宣的治疗作用，临证时务须注意。

【方剂功效】清宣郁热。

【现代应用】

（1）外感热病初起：邪在气分之轻证，见发热，胸闷不适，舌尖红、苔薄黄者。

（2）肝炎、胃炎、自主神经功能紊乱、神经官能症等属于胸膈郁热者。

（3）郁热胃痛：急慢性胃炎、胃溃疡属郁热在里，症见胃脘疼痛，口干便燥，舌红苔黄，可加入小陷胸汤。

（4）郁热心烦不眠：由神经官能症或自主神经功能紊乱及其他原因所致之郁热心烦不眠，症见胸中满闷，烦乱不宁，夜卧少寐，口燥咽干，脉细略数，舌红苔黄者，可加生地、百合、远志、麦冬、酸枣仁等。

（5）郁热呕恶：由于无形郁热留扰胸膈，症见身热不退、虚烦卧起不安，呕吐苦水或欲呕不得，恶心难耐，胸脘痞塞，脉数寸盛，舌红苔微黄，可加陈皮、竹茹之属。

（6）小儿肺胃蕴热：症见口疮舌红，或牙龈肿痛，便燥舌红者，可以本方合入竹叶石膏汤。

（7）其他：由于本方药物简练，毕竟力薄，因此临床应用多随证加味，如外感热病表邪未清者加牛蒡子、薄荷、金银花、芦根；里热盛者加连翘、黄芩；由于内热而引起的咽痛、吐血、鼻衄加白茅根、金银花；湿重而伴胸闷呕恶者加枳实、厚朴、茯苓；秋燥咳嗽加桑白皮、杏仁、北沙参、贝母等。

（8）龙野一雄氏整理各种症状条文如下：胸部症状为心中懊憹，心中结痛，心愦愦，胸中窒，喘；神经症状为不得眠，谵语，烦躁；腹部症状为腹满，胃中空虚，客气动膈，不结胸，心下濡，饥不能食，口苦，舌上苔；全身症状为身热，恶热，烦热，烦躁，怵惕，反复颠倒，身重，头汗出，手足温；热症状为虚烦，烦热，烦躁，外热，咽燥。此类复杂诸症用山栀、香豉二

味有良效。[矢数道明.临床应用汉方处方解说［M］.北京：人民卫生出版社，1983：172.]

（9）综合现代研究报道，本方的药理作用有：栀子具有镇静、消炎、利胆、止血、通便、利尿等作用；豆豉具有制菌解热，兼助消化等作用。故临床对于一切热性病早期或恢复期具有余热内扰胸膈所致的各种病证如黄疸、失眠、产后虚热、出血等均可应用本方。属郁热所致的胸痛、胃脘痛也可应用。但脾胃虚寒或便溏者则非本方所宜。

栀子甘草豉汤方

栀子十四个（擘）　　甘草二两（炙）　　香豉四合（绵裹）

上三味，以水四升，先煮栀子、甘草，取二升半，内豉，煮取一升半，去滓，分二服，温进一服，得吐者，止后服。

【临床用法】

1. 药物用量　栀子 10g　炙甘草 6g　豆豉 30g

2. 煎服方法　以水 800ml，先煮栀子、炙甘草，取 500ml，再加入豆豉，煮取 300ml，分为两份，温服一份。

栀子生姜豉汤方

栀子十四个（擘）　　生姜五两　　香豉四合（绵裹）

上三味，以水四升，先煮栀子、生姜，取二升半，内豉，煮取一升半，去滓，分二服，温进一服，得吐者，止后服。

【临床用法】

1. 药物用量　栀子 10g　生姜 15g　豆豉 30g

2. 煎服方法　以水 800ml，先煮栀子、生姜，取 500ml，再加入豆豉，煮取 300ml，分为两份，温服一份。

3. 关于得吐者止后服问题：参考栀子豉汤。

【方药分析】此二方皆为栀子豉汤的加减方。栀子甘草豉汤是在原方的基础上加用炙甘草，主治栀子豉汤证而兼见少气者。少气即短气之谓，其原因是误治伤气或邪热伤气，故加用炙甘草以益气。栀子生姜豉汤是在原方的基础上加入生姜，主治栀子豉汤证而兼呕者。呕症的产生是由于热郁胸膈，影响胃气不和所致，故加生姜以降逆止呕，同时生姜也可佐香豉以开胃进食，佐栀子以宣发火郁。

【方剂功效】

栀子甘草豉汤：清宣郁热，兼以益气。

栀子生姜豉汤：清宣郁热，降逆止呕。

原文 发汗，若下之，而烦热胸中窒者，栀子豉汤主之。(79)

浅译 发汗丢失了电解质，或又用了泻下药使电解质再次丢失，该患者出现了烦热症状，这是镁缺乏的表现；也出现了胸中窒闷不通的感觉，这是因缺钾表现的呼吸肌无力及吞咽困难时的症状，出现这些症状也可用栀子豉汤治疗。

原文 伤寒五六日，大下之后，身热不去，心中结痛者，未欲解也，栀子豉汤主之。(80)

浅译 得病五六日，大下之后是说经过用猛烈的泻下药致失水、失电解质，造成等渗性脱水并致脱水热，所以出现发热不退，上腹部疼痛，这不是向愈的征兆，也可用栀子豉汤治疗。

原文 伤寒下后，心烦腹满，卧起不安者，栀子厚朴汤主之。(81)

浅译 此例患者还是因用泻下药丢失了电解质，但从临床表现看，还是缺镁缺钾比较明显，如心烦、卧起不安，这是缺镁所致，如腹胀满为缺钾致肠麻痹，气体排空慢的表现，用栀子厚朴汤治疗。

栀子厚朴汤方

栀子十四个（擘） 厚朴四两（炙，去皮） 枳实四枚（水浸，炙令黄）

上三味，以水三升半，煮取一升半，去滓，分二服，温进一服，得吐者，止后服。

【临床用法】

1. 药物用量 栀子10g 炙厚朴12g 炒枳实12g

2. 煎服方法 以水700ml，煎取300ml，去药渣，分为二份，温服一份。

3. 关于得吐者止后服问题：参见栀子豉汤。

【方药分析】 方中栀子苦寒，既可清透郁热，解郁除烦，又可导火下行；厚朴苦温，行气消满；枳实苦寒，破气消痞。三物相合，则具清热除烦，宽中除满之力。本方可看作栀子豉汤与小承气汤之变方。由于邪热内陷胸膈，下及脘腹，病位较栀子豉汤证为深，故不用豆豉之发散宣透；本证无有形邪热内积，故不用大黄之推荡攻下，而用栀子之清宣透邪。服药后，郁热得以清宣，气滞得以下达，故心烦腹满之症可除。

【方剂功效】 清热除烦，宽中消满。

【现代应用】

（1）胸膈郁热：刘渡舟治董某，女，37岁。病心中烦懊，不能控制，必须跑出屋外，方得小安，并且脘腹胀满，如有物塞之状，大便无秘结，小便黄，切其脉弦数，舌苔黄腻。辨为心胸热郁，下及于胃，为疏栀子厚朴汤原方，服 1 剂愈。［刘渡舟．新编伤寒论类方［M］．太原：山西人民出版社，1984：74．］

（2）凡栀子豉汤下所列诸证，病位偏下，界于脘腹者，可用本方治之，或于栀子豉汤中加用厚朴、枳实二位行气除满。

原文 伤寒，医以丸药大下之，身热不去，微烦者，栀子干姜汤主之。(82)

浅译 大下丧失了水、电解质，又是导致了脱水热，故出现了身热不退，微烦等症状，用栀子干姜汤治疗。按本方用干姜应该还兼有腹痛腹泻症状。

栀子干姜汤方

栀子十四个（擘） 干姜二两

上二味，以水三升半，煮取一升半，去滓，分二服，温进一服，得吐者，止后服。

【临床用法】

1. 药物用量 栀子 10g 干姜 6g

2. 煎服方法 用水 700ml，煮栀子、干姜，取 300ml，去药渣，分为两份，温服一份。

3. 关于得吐者止后服问题：参见栀子豉汤。

【方药分析】 方中栀子苦寒，清中有宣，宣中有降，善清无形邪热之内郁；干姜辛温，温中有补，补中有行，独擅温补脾家虚寒之长。二药相合，一清一温，一治上一治下，各司其职，且有相互监制之妙，既可使栀子不伤中阳，又可使干姜不助郁热。

【方剂功效】 清热除烦，温中暖脾。

【现代应用】

（1）胃热脾寒吐血：多见于胃十二指肠溃疡出血，胸膈不适，心烦难耐，呕吐鲜血量多，舌红、苔薄黄，大便溏泻，脉虚无力，用此方时可加入白及、藕节炭等。

（2）寒热错杂之胃脘痛：如慢性胃炎、慢性胆囊炎之胃脘痛，见症寒热错杂，可以此方合半夏泻心汤治之。

原文 凡用栀子豉汤，病人旧微溏者，不可与服之。（83）

浅译 从以上列举的数例患者临床情况看，凡用栀子豉汤时都有个前提，就是均经过汗、吐、下后、大下后等，均有急性消化液丧失的前因，又未能进食，也没说有小便不利的无尿现象，说明肾排镁、排钾没停止，在这种情况下再有低镁、低钾症状出现方可使用栀子豉汤；如果不是急性大量丧失消化液，而是平素只有大便微溏，而没造成低钾低镁现象，则不可使用栀子豉汤。

按 凡服栀子豉汤后均有得吐止后服，并非栀子豉汤有催吐作用，主要是病人不能再损失消化液了，否则会更加重病情。

原文 太阳病发汗，汗出不解，其人仍发热，心下悸，头眩，身瞤动，振振欲擗地者，真武汤主之。（84）

浅译 上些条多因大下致大量腹泻丢失水、电解质，此条是因发汗丢失水、电解质，并且也造成等渗性脱水而出现了脱水热，因脱水血容量不足波及心脏，而引发心衰，致有效循环量减少，使组织器官供血供氧不足，故出现了心悸、头眩、站立性晕倒、肌肉痉挛等现象，故用真武汤纠正心衰。真武汤尚能防止肾衰、肺水肿等系列病证。

真武汤方

茯苓　芍药　生姜各三两（切）　　白术二两　附子一枚

（炮，去皮，破八片）

上五味，以水八升，煮取三升，去滓，温服七合，日三服。

【临床用法】

1. 药物用量　茯苓9g　芍药9g　生姜9g　白术6g　炮附子9g

2. 煎服方法　以水1600ml煮上药，微火煮取600ml，去药渣，温服140ml，1日服3次。

【方药分析】本方用炮附子以壮肾中之阳，补命门之火，以使水有所主；白术苦温，燥湿健脾，使水有所制；术附同用，还可温煦经脉以除寒湿；生姜宣散，且助附子以温阳，是于主水之中有散水之意；茯苓淡渗，佐白术健脾，是于制水之中有利水之用；芍药活血脉，利小便，又可敛阴和营制姜附刚燥之性，使之温经散寒而不伤阴。诸药合之，温肾阳以消阴翳，利水道以去水邪，共奏温阳利水之效。

由于所治之证有或然之症，故此方也有加减之法。若见水寒犯肺之咳，则加干姜、细辛温肺以散寒，加五味子以敛肺气；若小便利者不须利水，故去茯苓；若见阴盛阳衰之下利甚者，则去芍药之苦泄，加干姜以温中散寒；若见水寒犯胃而呕者，可加重生姜用量，以和胃降逆。

【现代应用】

凡是病机符合心肾阳虚，水邪泛溢者，皆可斟酌用之。据有关报道，多用于以下疾病。

（1）风湿性心脏病、高血压性心脏病、克山病所致心力衰竭：

如关氏报道对风湿性心脏病所致心力衰竭应用真武汤治疗能使水肿很快消退，心脏血液循环也随之改善。［关世林．真武汤治疗风心病心衰［J］．广西中医杂志，1966（4）：22.］

裴氏报道以真武汤为主随证加减治疗痨型克山病63例，结果显效 10 例, 有效 17 例, 无效 24 例, 死亡 12 例, 观察到本病皆属阴证、里证、寒证、虚证, 用攻下祛邪法可使病情迅速恶化。[高钦颖. 名方研究应用精选 [M]. 西安: 西北大学出版社, 1993: 199.]

沈阳市中医研究所用本方治疗慢性心力衰竭, 以原方加黄芪、细辛、五味子、五加皮为基本方。下肢肿甚者加防己; 喘促气逆者加杏仁、车前; 呕吐腹胀者加广木香、砂仁。共治疗 14 例, 全部有效。他们认为, 温阳益气是治疗的基本法则。[沈阳市中医研究所. 真武汤加味治疗慢性心衰 [J]. 辽宁中医杂志, 1984 (2): 22.]

(2) 慢性气管炎、哮喘、肺气肿等呼吸系疾病: 多见久咳不已, 甚则喘息, 痰多稀白, 白苔水滑, 脉沉弦, 证属阳虚水寒射肺, 用本方加五味子、干姜、细辛、款冬花。

(3) 肺源性心脏病: 徐氏报道以本方为主随证加减治疗肺源性心脏 19 例, 临床控制 5 例, 显效 8 例, 有效 3 例, 无效 3 例。[高钦颖. 名方研究应用精选 [M]. 西安: 西北大学出版社, 1993: 199.] 用此方治疗本病时可加入泽泻、桂枝、泽兰叶、丹参、人参等。

(4) 慢性肾炎、慢性肾盂肾炎、肾病综合征: 陈氏报道用此方治疗慢性肾炎 30 例, 有效 24 例, 有效率为 80%。马氏报道治疗慢性肾炎肾病型 12 例, 完全缓解 9 例, 部分缓解 3 例。[高钦颖. 名方研究应用精选 [J]. 西安: 西北大学出版社, 1993: 199.] 张氏报道以本方加味治疗肾病综合征患者, 服 3 剂后尿量大增, 服至 12 剂, 水肿基本消失, 继用金匮肾气丸加减善后, 水肿及各症状消失, 尿检各项指标正常。[张致祥. 运用仲景方治疗水肿的实践 [J]. 陕西中医杂志, 1983 (6): 16.]

(5) 梅尼埃病: 姚氏报道用本方加味治疗梅尼埃病 41 例, 痊愈 35 例, 好转 6 例。[姚天源. 从真武汤治疗 41 例内耳眩晕

证试论中医肾开窍于耳 [J]. 福建中医药，1982（5）：38.]

（6）闭经：侯氏报道用本方加味治疗阳虚寒盛之闭经 60 例，治愈 54 例，有效 4 例，好转 6 例。[侯锡武. 真武汤加味治疗肾阳虚闭经 60 例 [J]. 辽宁中医杂志，1981（1）：46.]

（7）慢性胃炎、胃下垂、胃及十二指肠溃疡：症见胃脘疼痛，泛恶欲呕，时吐涎沫，畏寒喜暖，手足清冷，脉沉弱，舌淡苔白滑，可以本方加党参、吴茱萸、大枣、砂仁。

（8）慢性肠炎：症见腹痛下利，小便不利或小便清长，日久不愈，脉沉而迟，舌胖苔白，属心肾阳虚者，以本方加猪苓、泽泻、桂枝、泽兰叶、薏仁，以干姜易生姜。

（9）外感发热：日本冈野氏用本方治疗 10 例急性外感发热者，全部有效。[高钦颖. 名方研究应用精选 [J]. 西安：西北大学出版社，1993：199.] 又王庆国报道治一例外感发热病人，先用辛凉解表，继投养阴透热之剂，均未获效，反日渐加重。自觉小腹发热，日晡热甚，如火焚之状，背恶寒，头昏闷，午后则剧，而心悸不安，腹胀满不欲食，口虽渴但不欲饮，饮之则反涌吐清涎，小便清利，形体消瘦，面色无华，苔白有津，脉浮无根，用真武汤加肉桂、龟甲、龙骨、牡蛎，连服 2 剂，恶寒消失，发热减轻，4 剂各症消失。

（10）脑震荡后遗症：来氏报道治疗一例唐性患者，男，57 岁。因头部曾被砍伤，留有脑震荡后遗症，每疲劳或感冒时发作，症见面壁侧卧，不敢移动，稍动则头痛剧烈，畏光，心烦，面色黯淡，舌苔白滑，脉沉细，诊为阳虚气滞，升降失司。用本方加细辛，用 1 剂，头痛减半，续服 1 剂，头痛止，加减共服 24 剂，观察 17 年未复发。[来春茂. 真武汤临床应用 [J]. 云南中医学院学报，1979（1）：43.]

（11）可逆性手足紫绀症：如吴氏报道曾治邓某，男，17 岁。四肢末梢与耳鼻处遇冷则发生青紫已两个月，全身有麻木感，腰酸，恶寒，盗汗，不寐，纳减，面黄，脉弦细而迟，苔白腻，诊断为可逆性低温血凝现象并发手足紫绀症。证属寒湿重症，治以真武汤加桂枝、炙甘草，并配合针灸，服药 5 剂，病情明显好转。[吴刚. 真武汤治疗可逆性手足紫绀症一例［J］. 江西中医药，1957（1）：29.]

（12）寒湿痹证：来氏报道曾治周某，男，18 岁。因冬天参加筑路工程，某晨起床时两手筋脉拘挛，紧握不能伸，勉为用力，痛不可支，舌苔白腻，以真武汤加桂枝、当归、黄芪、炙甘草、大枣。服 2 剂后减轻，6 剂而愈。以本方治疗寒湿痹证时，可适当加入草乌、羌活、牛膝、杜仲等药。[来春茂. 真武汤临床应用［J］. 云南中医学院学报，1979（1）：43.]

（13）阳虚湿浊带下：陈氏报道曾治洪某，女，59 岁，白带增多已十余年，因劳累而带下如注，稠黏秽臭，少腹时作微痛，痛即洞泄，泄即畏寒，如是交替而作悴，少气懒言，面白无华，舌质淡胖，苔白垢而滑，脉沉细。诊为阳虚水气挟浊带下，以真武汤加破故纸、龙骨、桂心，5 剂而痛泻瘥，带下大减。[浙江医科大学第一期西学中提高班. 伤寒论方古今临床［M］. 杭州：浙江科学技术出版社，1983：193.]

（14）低血压性眩晕：因低血压而致之眩晕，症见头眩，心悸，小便少，伴见泻下，脉虚弱，舌苔白滑者，用上方有效，临证时可加入黄芪、升麻、人参等物。如林氏用本方加减治疗此证20 例，疗效满意。[高钦颖. 名方研究应用精选［J］. 西安：西北大学出版社，1993：199.]

（15）高血压病属阳虚水逆者：蒲辅周曾治马某，女，70岁，患高血压已 3 年，头晕，头痛，耳鸣不聪，劳累则加重，形体日渐发胖，小便有时失禁，晚间尿频，痰多，怕冷，手足偏凉，饮水则腹胀，饮食喜温，血压 230/118mmHg。六脉沉细，右甚，舌偏淡苔滑。证属阳虚水逆，用真武汤加半夏、生龙牡，

连续服药20剂，血压下降，症状明显减轻。［中医研究院．蒲辅周医疗经验［M］．北京：人民卫生出版社，1979：176.］

（16）其他：近年来个案报道用此方治疗术后伤口不愈、神经官能症、多发性神经炎、坐骨神经痛、胃切除后的"倾倒综合征"、窦性心动过速、高血压、头痛、脑血管硬化、不全性右束支传导阻滞、甲状腺功能低下、营养不良性水肿、阑尾炎、静脉栓塞、疝气、小儿多汗症、舞蹈病、功能性子宫出血、妇女不孕症、先兆流产、产后恶露不绝、更年期综合征、肝硬化腹水、尿毒症、痢疾、胃下垂、老年性震颤、鼻窦炎、缺乳等属于心肾阳虚，水气为患者。

（17）综合现代药理研究报道，本方具有强心及改善血液循环作用，具有直接兴奋心脏，加快心率，加强心肌收缩力的作用，同时可使外周血管扩张，血液循环改善，具有利尿作用，能降低肾上腺素、维生素 C 的含量，并使外周血嗜酸性白细胞大为减少，增加尿中 17 - 酮类固醇的排出量，从而起到兴奋肾上腺皮质的作用。另外，该方的组成药物还有减少胃液分泌量，松弛肠管，保护胃黏膜，利胆，抑制溃疡形成等作用。

原文 咽喉干燥者，不可发汗。（85）

浅译 咽喉干燥，口腔黏膜干燥，是提示患者已经有了脱水现象，所以不能再用发汗失水的方法而使脱水加重。

原文 淋家，不可发汗，汗出必便血。（86）

浅译 "淋家"属于现代临床慢性尿路感染的病人，这类病人病位不在体表，所以不该用解表发汗药；病属热性，所以不该用辛温发汗药；由于慢性炎症均有不同程度的脱水现象，所以不宜发汗失水。如果再发汗，脱水加重，感染加重，难免会有血尿发生。

原文 疮家，虽身疼痛，不可发汗，发汗则痉。
（87）

浅译 长时间带有疮伤感染，不时流血流脓的患者称为
"疮家"，患者身疼痛多因疮伤感染所致的全身性症状，并非外
感所致，所以不应发汗；况且，长时间流血流脓丧失了较多的体
液，血容量已相对不足。若再发汗失水，必定会加重脱水，促病
情恶化。

原文 衄家，不可发汗，汗出，必额上陷，脉急紧，
直视不能眴，不得眠。（88）

浅译 "衄家"是指经常鼻出血的人，由于频繁出血，已导
致血容量不足。再误发汗致失水，必然出现太阳穴等部凹陷，眼
窝凹陷，目瞪不能转动等，严重脱水时的木僵状态。

原文 亡血家，不可发汗，发汗则寒栗而振。（89）

浅译 "亡血家"是指经常失血的患者，因已经有不同程度
的贫血，血容量不足，血压偏低等现象。如果再误汗失水，使有
效血循环量降低，体温、血压也随之降低，所以出现寒慄而振现
象，重则还会发生休克。

原文 汗家，重发汗，必恍惚心乱，小便已阴疼，
与禹余粮丸。（90）

浅译 "汗家"指平常极易出汗的人，也包括自汗盗汗在
内，因为长时间出汗而丧失体液，已经有不同程度的脱水存在，
如果再发汗失水，使脱水加重，故容易出现恍惚心乱的精神神经
症状；也因脱水而致尿量减少、尿液浓缩、尿温升高，刺激尿道

而产生疼痛。用禹余粮丸治疗。

此方具体药味未载，但就禹余粮的性味功能看，亦可从中了解主治的大概。禹余粮甘淡性寒，有敛阴止汗、重镇固涩作用。所以用它止汗而控制丢水，主要问题解决了，其余症状也就消失了。

原文 病人有寒，复发汗，胃中冷，必吐蚘。(91)

浅译 患者血容量不足，有效血循环不良，体温则偏低，这种现象称之为"有寒"。如果再重复发汗而失水失钠，则更加重上述寒情；同时血运不好而胃肠温度也随之降低而"胃中冷"，蛔虫因温度不适而乱窜，上窜从口出则为"吐蛔"。

原文 本发汗而复下之，此为逆也，若先发汗，治不为逆。本先下之而反汗之，为逆；若先下之，治不为逆。(92)

浅译 此条的本意是不厌其烦地告诉医者，临床施方用药时，必须认真谨慎，先辨别清楚病变所在的位置、病素的性质，再进行施治。如本条举例说，本来病变的位置在体表，病素的性质是风寒，就应该将靶向指向体表，用辛温药物去发汗而解除风寒，这样的治疗才是正确的；如果医者以为病变在里，将靶向指向了内部，并反复地用攻下法，难道这不是错误的吗？反之，如果病变在内部，性质是内温升高兼大便燥结不通，可是偏将靶向指向体表，施用性温的药去发汗，这不同样是错误的吗？如果将靶向指向内部，用寒凉攻下的药将热结解除，这不就很正确了吗？所以在临床辨证施治时，最起码也得先辨清病位、病素后，再施治疗，也就不会犯治疗原则上的错误了。

原文 伤寒，医下之，续得下利，清谷不止，身疼

— 143 —

痛者，急当救里；后身疼痛，清便自调者，急当救表。救里，宜四逆汤；救表，宜桂枝汤。(93)

浅译 此条举例说，伤寒，首先说明病素为寒邪，病位在体表，可医生偏偏误认为病位在体内，病素为热邪，并且将靶向指向了消化道，用寒凉攻下的药造成腹泻不止，完谷不化，但此时仍然有身体疼痛的体表症状，怎么办呢？是先治腹泻呢，还是先治身体疼痛呢？医圣告诉说，快快治疗腹泻吧，再不止住腹泻，使大量消化液丢失，会损失大量的水、电解质，势必会造成严重的低渗性脱水，重则酸中毒，甚至休克死亡，所以说急当救里；待腹泻停止，大小便正常时，再治身疼痛的表证。并推荐了处方，救里止泻用四逆汤；救表止身体疼痛用桂枝汤。

原文 病发热头痛，脉反沉，若不差，身体疼痛，当救其里，宜四逆汤。(94)

浅译 上条列举了有腹泻不止的症状应当马上制止，不然会造成严重脱水。此条没有腹泻不止的症状，虽然有发热头痛现象，但发现脉搏不浮而是沉，所以说"脉反沉"。根据脉反沉这样的体征，就知该患者已经存在血容量不足、内温低等现象，虽然有发热头痛的外表症状，也不能再发汗散热降温了；或者说身体疼痛也是因缺钠所致，所以也应当尽快解决内温低这个问题，适用四逆汤。

原文 太阳病，先下而不愈，因复发汗，以此表里俱虚，其人因致冒，冒家汗出自愈，所以然者，汗出表和故也；里未和，然后复下之。(95)

浅译 本来病位在体表的时候，偏偏将靶向指向了消化道，用攻下药致腹泻而丢失了消化液，所以病未见好转。这时才又调转靶向指向了体表，用发汗药致大量出汗又丢失了体液，因此体液、消化液俱丢失，而致水、电解质，及其他营养物质缺乏，所以说表里俱虚。还好丢失不重，患者只是出现头目昏冒的症状，经饮食补给后，患者能自有汗出时，说明缺失的水分已恢复，所以昏冒症状也随之解除；如果因消化液丧失后恢复较慢时，出现大便干燥不通现象，可以酌情用些通下之药。

原文 太阳病未解，脉阴阳俱停，必先振栗汗出而解，但阳脉微者，先汗出而解；但阴脉微者，下之而解。若欲下之，宜调胃承气汤。(96)

浅译 笔者认为脉阴阳俱"停"不妥，怕是"微"字的抄写之误，因为"停"字与下文不符，还是改为"微"字较合理。笔者在临床实践中的体会是，凡是急性病、发热性病、感染性病，在发生等渗性脱水，特别是低渗性脱水时，因血容量不足，心搏出量减少，心搏动无力时，脉搏先后出现沉、迟、伏、微、细、涩等脉象。比如此条列举，因为太阳病未缓解，脉搏出现了尺寸脉均是微脉，也就是说有脱水致血容量不足现象。这种现象怎样才能缓解呢？没说用药，也就是得饮食补给后，患者能自行振栗出汗时说明脱水已解除。后又接着说，如果是寸脉见微者，说明是体液不足，到饮食补给后，体液充足，能先见汗出的说明脱水已缓解；如果是尺脉见微者，说明是消化液不足，必致大便干燥。如果大便干结，也可以适当用攻下法，选用调胃承气汤较为合适。因为该方泻下作用弱，不至于导致再次脱水。

原文 太阳病，发热汗出者，此为荣弱卫强，故使汗出，欲救邪风者，宜桂枝汤。(97)

浅译 当病原体侵入人体后，由于体质的强弱不同，故出现的症状体征不同。如此例病人，由于病原体在体表滞留不去，导致发热汗出，要想使滞留的病原体尽快排解，宜选用桂枝汤。

原文 伤寒五六日，中风，往来寒热，胸胁苦满，嘿嘿不欲饮食，心烦喜呕，或胸中烦而不呕，或渴，或腹中痛，或胁下痞硬，或心下悸、小便不利，或不渴、身有微热，或咳者，小柴胡汤主之。(98)

浅译 外感发热性病已五六日，如果没有并发其他炎症也就应该痊愈了。可现在没痊愈，反而又发生了诸多症状，这是因为又感染了其他病原体或是原致病体又感染了其他组织器官，患者体温升高且出现往来寒热（注意，此往来寒热不像疟疾那样冷热有固定的时间，如一日一次，或二日一次，准时发作），胸胁部满闷，表情淡漠，食欲不振，心烦呕吐，或者胸中烦闷而不呕吐，或口渴，或兼腹痛，或胁下胀气硬满，或心下悸动，心律不齐，少尿，或不口渴，体温略高，或兼咳嗽。上述这些有主要症状同时兼有其他症状，可用小柴胡汤加减使用。

在临床实践中，很多病种的急性炎症时，如急性胆囊炎、胆石症、急性肝炎、急性胰腺炎、急性胃炎、急性胸膜炎、急性腹膜炎、急性乳腺炎、急性肝脾肿大、原因不明的发热等，根据临床症状加减使用小柴胡汤疗效甚好。因上述病种致等渗性脱水者，也能随病情好转而纠正。

小柴胡汤方

柴胡半斤　黄芩三两　人参三两　半夏半升（洗）　甘草（炙）　生姜各三两（切）　大枣十二枚（擘）

上七味，以水一斗二升，煮取六升，去滓，再煎取三升，温服一升，日三服。

若胸中烦而不呕者，去半夏、人参，加栝蒌实一枚；若渴，去半夏，加人参合前成四两半、栝蒌根四两；若腹中痛者，去黄芩，加芍药三两；若胁下痞硬，去大枣，加牡蛎四两；若心下悸、小便不利者，去黄芩，加茯苓四两；若不渴，外有微热者，去人参，加桂枝三两，温覆微汗愈；若咳者，去人参、大枣、生姜，加五味子半升，干姜二两。

【临床用法】

1. 药物用量　柴胡24g　黄芩9g　人参9g　半夏10g　甘草9g　生姜9g　大枣15g

2. 煎服方法　以水2400ml，煮上药至1200ml，去药渣，再煎至600ml，温服200ml，1日3次。

【方药分析】本方药物可分为三组：一是柴胡配黄芩。柴胡味苦微寒，气质轻清，以疏少阳经中之邪热；黄芩苦寒，气味较重，可清少阳胆腑之郁火。二药相合，经腑同治，清疏并行，使气郁得达，火郁得发，枢机通利，胆腑清和，半表之邪从外而解，半里之热从里而彻。二是半夏配生姜。一则调理胃气降逆止呕；一则佐柴芩以逐邪；一则行甘枣之泥滞。三是人参、炙甘草、大枣相配，其用有三。一者，扶正祛邪。由于病入少阳，正气有衰，故以此益中气，和营卫，助正抗邪。二者，防邪内入。因少阳为阴阳之枢，正虚之时，外邪易入三阴，故遵"见肝之病，知肝传脾，当先实脾"的原则，预为固护，使邪气不得内传。三者，抑制柴、芩之苦寒，以防伤害脾胃之气。本方药虽七味，但配合巧妙，既有柴芩之苦寒清降，又有姜夏之辛开散邪，复有参枣草之甘补调中。七药相辅相成，寒热并用，既能疏利少阳之枢，又能条达气机升降，更使内外宣通，气血条达，是和解之良剂，故后世称其为"和剂之祖"。

本方用去滓再煎之法，乃因方中药物性味有寒温之差，苦甘辛之异，功用又有祛邪扶正之别，去滓再煎可使诸药气味醇和，有利于透邪外达，而无敛邪之敝。此正如徐灵胎所云："再煎则药性和合，能使经气相融，不复往来出入。"

少阳病多或然之症，故本方又设加减之法。若胸中烦而不呕，是热聚胸膈，未犯胃腑，热聚不得以甘补，胃气不逆则不必以辛散，故去人参、半夏，加栝蒌实一枚以除热荡实；若渴，是木火内郁，犯及阳明，胃燥津伤，故去半夏之辛燥，加人参之量至 14g，更加甘苦清润之栝蒌根 12g 以清热生津；若腹中痛者，是土被木乘，脾络不和，故去黄芩之苦寒，加芍药 9g 于土中泻木，和络缓急止痛；若胁下痞硬，乃邪郁少阳之经，阻遏较重，故去大枣之壅滞，加牡蛎 12g 以咸寒软坚；若心下悸，小便不利，为三焦决渎失职，水饮内停，故去黄芩之苦寒，加茯苓 12g 以利水宁心；若不渴外有微热，是太阳表证未罢，无里热伤津之象，故去人参之壅补，加桂 9g 以解外；若咳者，属肺寒气逆，故去人参、大枣之甘温壅气，生姜之辛温宣散，加干姜 6g，五味子 15g 以敛肺降逆。

本方寒温并用，攻补兼施，既可和解少阳半表半里之枢机，又可调畅肝胆脾胃；既可扶正祛邪，又可宣通内外。故在《伤寒论》中除主治少阳病外，又可治疗其他多种病证，而后人更在《伤寒论》的基础上，进一步扩大了其主治病证的范围，而应用于许多疾病的治疗。

【方剂功效】 和解少阳。

【现代应用】

（1）感冒、流感及上呼吸道感染：

屏南县中医院报道用本方加减治疗上呼吸道感染 203 例，平均退热时间为 1.64 天（西医对照组为 2.23 天）。李氏报道用本方治疗感冒 29 例，总有效率为 94%。[高钦颖. 名方研究应用精选 [M]. 西安：西北大学出版社，1993：67.]

据中日友好医院著名老中医印会河经验，治疗外感病，凡病人自觉寒热往来为主的一般均可以本方之柴胡、黄芩、半夏三药为基础，见发热（不论高热和低热）即加石膏；大便二日未行者，即加生大黄（后下）；有咽痛、鼻塞等上呼吸道症状即加山豆根、鱼腥草；无汗加薄荷；一般疗效满意。临床表明该方对虚人感冒、胃肠型感冒、感冒发热时间久而不退，且见少阳证者疗效颇佳。

（2）疟疾：

上海普陀区中医院用本方合七宝截疟饮治疗间日疟45例，有较好疗效。[虞士杨. 中医药治疗间日疟45例 [J]. 上海中医药杂志, 1965 (10)：14.]

刘氏报道用本方疗疟疾14例，均服1~2剂而愈。其经验表明，采用小柴胡汤原方加常山、槟榔等治疗间日疟、三日疟，其优点是对于一般抗疟药失败，以及新发或复发的疟疾，均有确实疗效，且不易复发。[刘光汉. 小柴胡汤治疗间日疟、三日疟经验介绍 [J]. 中医杂志, 1959 (4)：41.]

（3）肝炎、肝硬化：

用小柴胡汤治疗肝病的报道屡见不鲜。如吴氏用本方治各型肝炎（包括肝硬化）78例，均证明对肝功能异常引起的发热、肝肿大或疼痛，以及两胁部的痞硬重压感等症状均有较好的治疗作用。[吴德钊. 治疗各型肝炎（包括肝硬化）78例疗效分析 [J]. 江苏中医, 1962 (2)：13.]

钱氏报道用该方加减治疗肝炎100例，10天症状消失，15~45天肝功能恢复正常。袁氏报道用本方加减治疗肝炎307例，总有效率为87.5%。日人有地氏用本方治疗慢性肝炎90例，均获痊愈。另有报道该方对非甲非乙型肝炎也有一定疗效。[高钦颖. 名方研究应用精选 [M]. 西安：西北大学出版社, 1993：67.] 用本方治疗肝炎时多合用利湿退黄及清热凉血之品。

（4）斑疹伤寒：赵氏报道治疗 60 例，总有效率为 100%。
［高钦颖．名方研究应用精选［M］．西安：西北大学出版社，
1993：67.］

（5）登革热：丁氏报道治疗 37 例，总有效率为 91.7%。
［高钦颖．名方研究应用精选［M］．西安：西北大学出版社，
1993：67.］

（6）结核性胸膜炎：田氏报道用小柴胡汤治疗急性胸膜炎
28 例，治疗时间病程长者 10 天，短者 1 天。一般服药 1～3 天
胸痛止，胸膜摩擦音消失，咳嗽发热也随之缓解。结果痊愈 25
例，减轻 2 例，无效 1 例。［田德仁．小柴胡汤治疗急性胸膜炎
28 例［J］．山东医刊，1957（3）：22.］

俞氏报道此方对渗出性胸膜炎有 100% 的疗效，并指出胸水
显著者可合用十枣汤或控涎丹排水。［俞济仁．小柴胡汤治疗胸
膜炎［J］．江苏中医，1961（2）：26.］

（7）支气管炎：钱氏报道用本方加减治疗急性支气管炎、
肺炎疗效甚佳。［钱起瑞．小柴胡汤加减治疗支气管炎、肺炎
［J］．江西医药资料，1975（8）：57.］临床应用时多加入清热
宣肺止咳之药，如杏仁、百部、金银花、桑叶、桑白皮等。

（8）支气管哮喘：日人吾乡氏报道用本方合半夏厚朴汤治
疗支气管哮喘 33 例，有效率为 64%。崎山氏报道治疗 15 例，
有效 11 例。［高钦颖．名方研究应用精选［M］．西安：西北大
学出版社，1993：67.］临床应用时可酌加杏仁、苏子、当归、
厚朴、白芥子、麻黄等药。

（9）风湿热：周氏等用本方加味（热甚加青黛、青蒿，关
节痛剧加桂枝、牛膝、秦艽，心悸加麦冬、五味子）治疗风湿
热，一般服药 2～6 天体温恢复正常，其他症状也迅速消失。
［小柴胡汤的临床应用与研究．中医年鉴，1984.］

（10）胃炎：李氏报道用本方治疗具有明显胆汁反流的慢性

胃炎 36 例，用药 1 个月后，疼痛消失 32 例，好转 4 例，镜检发现 33 例胆汁反流消失，浅表性胃炎有不同程度好转，但萎缩性胃炎无明显改变。[李康. 小柴胡汤加味治愈胆汁反流性胃炎近期疗效观察 [J]. 中医杂志，1984（9）：40.]

（11）小儿消化不良、厌食症、泄泻：

何氏报道用本方加减治疗小儿厌食症 50 例，均获满意疗效。方用小柴胡汤去大枣，加香附、郁金、陈皮、麦芽、薄荷。心烦盛者加夜交藤、合欢皮；舌苔厚腻者加藿香、紫苏梗；脘腹气胀者加木香、青皮。[何建业. 小柴胡汤加减治疗小儿厌食症 [J]. 中医杂志，1985（11）：843.]

郑氏用小柴胡汤加减治疗中毒性消化不良和消化不良的严重泄泻患儿 300 例，并以西药组作对照，治疗观察结果小柴胡汤组明显优于西药组。

（12）慢性肾炎、肾病综合征：

张氏报道 1 例慢性肾炎病人，全身浮肿，中等腹水，肾功能极坏，日排尿量仅 600～700ml，复因沐浴感冒，病情加重，体温 40℃，经用青霉素而热不退，尿量更少，且因其出现少阳证，乃用小柴胡汤加陈皮、瓜蒌，2 剂体温恢复正常，尿量增至 3200ml，浮肿及腹水亦显著减退。[张琴松. 小柴胡汤有利尿作用 [J]. 福建中医药，1964（5）：封三.]

日人官川氏报道对 10 例肾病综合征病人用本方变通治疗，结果显效 9 例，好转 2 例。[高钦颖. 名方研究应用精选 [M]. 西安：西北大学出版社，1993：67.]

（13）更年期综合征、经前期紧张症：本方具有疏肝解郁作用，故对这两种病证有效。唐氏报道用本方加味治疗更年期综合征 21 例，总有效率达 100%。刘氏报道治疗经前期综合征 167 例，总有效率为 93.4%。[高钦颖. 名方研究应用精选 [M]. 西安：西北大学出版社，1993：67.]

临证使用时多加入养血活血、行气解郁及滋阴之品，如当归、白芍、生地、丹参、郁金、青皮、夜交藤、合欢皮等。

（14）胆囊炎、胆石症：小柴胡汤治疗胆系疾病疗效确实，有关方面的报道甚多。用本方治疗胆系疾患，多根据病情加入枳实、枳壳、郁金、茵陈、青皮、大黄等药。

（15）胰腺炎：李氏报道用本方加减治疗急性水肿性胰腺炎50例，平均用药6.8剂，治疗6.8天，均获治愈，尿淀粉酶平均2.9天恢复正常。［李兴华．小柴胡汤加减治疗急性胰腺炎［J］．中医杂志，1984（9）：40．］临床应用此方治疗该病时可加入元胡、川楝、大黄、丹皮、丹参、郁金、枳实等药。

（16）阳痿：王氏报道用本方加减治疗气郁正虚型阳痿30例，均获痊愈。［高钦颖．名方研究应用精选［M］．西安：西北大学出版社，1993：67．］

（17）妊娠恶阻：王氏报道用本方加减治疗妊娠恶阻效果明显。其基本方为小柴胡汤原方。若脾胃气虚较甚，少气懒言者，加炒白术、茯苓；中虚气滞腹胀者，加广木香、砂仁、陈皮；痰饮内停，胸脘满闷者，加重半夏用量，更加茯苓、陈皮；肝胃不和，呕吐酸水，胁胀嗳气，心烦口苦者，加苏梗、黄连、竹茹；胃阴不足，舌红口干者，加北沙参、麦门冬、芦根、石斛；气阴两虚，神疲乏力，呕甚出血者，加乌梅、麦门冬、代赭石、仙鹤草、阿胶。［王春生．小柴胡汤治疗妊娠恶阻［J］．中医杂志，1986（5）：347．］

（18）乳腺炎：刘氏用本方加牡蛎、蒲公英等治疗急性乳腺炎2例，均获治愈。［刘文赋．小柴胡汤加味治愈乳痈二例［J］．四川中医，1983（4）：封四．］

（19）前庭神经炎：张氏报道用本方治疗前庭神经炎23例，用药平均时间为一周，全部治愈。［张福荣．小柴胡汤加味治疗前庭神经炎23例［J］．浙江中医杂志，1981（11）：523．］

（20）扁桃体炎：日人铃木氏报道用本方治疗扁桃体炎15例，有效率为66.6%。矢数氏报道用本方治疗该病也有明显效果。[矢数道明. 小柴胡汤应用 [J]. 汉方临床, 1968 (5): 11.]

（21）腮腺炎：樊氏报道用本方加减治疗腮腺炎合并一睾丸炎25例，全部治愈。[高钦颖. 名方研究应用精选 [M]. 西安：西北大学出版社, 1993: 67.] 临证应用时可加入板蓝根、大青叶、生地榆、金银花、荔枝核、橘核等。

（22）精神神经性疾病：印氏临床治疗顽固性失眠、心烦、多梦、头痛以及狂、癫等精神神经性疾患，辨证属少阳胆经热证，引动神魂不安，无论西医诊断为神经官能症，或是精神分裂症，基本上均以小柴胡汤加减辨证施治。精神分裂症每加礞石滚痰丸，疗效满意。[印会河. 论大小柴胡汤 [J]. 广东医学, 1982 (9): 26.]

（23）心绞痛：邵氏以小柴胡汤治疗心绞痛46例，疗效满意。其基本方是以小柴胡汤加当归、川芎、附子。一般不改动药味，只是随证调整各药用量，结果服5剂而疼痛明显减轻者11例，服20剂而疼痛停止者35例，最多服药28剂，临床症状消失，心电图均有不同程度的改善。[邵桂珍. 加味小柴胡汤治疗心绞痛41例临床观察 [J]. 河南中医, 1986 (3): 18.]

（24）咳嗽：汪氏报道用小柴胡汤治疗郁火咳嗽50例，以小柴胡汤为基本方，去人参、大枣，更加五味子、干姜、杏仁、枳壳等。观察结果，服1剂咳减，2剂咳大减，3剂而愈者23例；3剂咳减、6剂咳嗽痊愈者21例；连服3~6剂而未痊愈者6例。[汪新象. 小柴胡汤加减治疗郁火咳嗽50例初探 [J]. 中医杂志, 1986 (5): 283.]

（25）其他：用小柴胡汤治疗获效的报道还有许多。据高氏归纳可治疗如下数十种疾病：急性化脓性中耳炎、耳郭及周围皮肤湿疹、大疱性鼓膜炎、耳前瘘管感染、外耳道疖肿、乳突骨膜下脓肿、视力疲劳及近视、慢性鼻炎、脑震荡后遗症、不孕、麻疹、伤寒、肺结核、结核性脑膜炎、淋巴结核、肠系膜淋巴结核、传染性单核细胞增多症、肺炎、肺脓肿、病毒性心肌炎、高血压、冠心病、心律失常、肝硬化、便秘、消化系统肿瘤、肾炎、肾盂肾炎、泌尿系感染、小儿遗尿、血小板减少性紫癜、甲状腺机能亢进、糖尿病、三叉神经痛、偏头痛、癫痫、癔病、精神病、肠梗阻、睾丸炎、前列腺炎、乳糜尿、肋软骨炎、肋间神经痛、肩周炎、人流后腹痛、产后发热、产后排尿障碍、产后阴挺、滴虫性阴道炎、月经失调、功能性子宫出血、带状疱疹、脱发、疱疹性结膜炎、病毒性角膜炎、泪囊炎、白内障、中心性视网膜炎、梅尼埃病、突发性耳聋、鼻衄、败血症、菌血症、功能性低热、慢性腹泻、急性胃肠炎、丹毒、猩红热、过敏性皮炎、获得性免疫缺陷综合征、结节性红斑、习惯性流产、血友病、粒细胞减少症等。以上疾病大多遵循"有柴胡证，但见一证便是，不必悉具"的原则而用，均可获得一定的疗效。[高钦颖. 名方研究应用精选 [M]. 西安：西北大学出版社，1993：67.]

(26) 药理作用：高氏总结近年来对小柴胡汤药理作用的实验研究结果，指出本方具有抗炎、保肝、利胆、提高免疫机能、抗过敏、抗癫痫、抗肿瘤、防止动脉硬化、兴奋肾上腺皮质、降低血液黏稠度、促进血小板恢复、抑制出血、激活造血干细胞自我复制能力、解热、镇痛、镇静、解除平滑肌痉挛、降低血压、止呕、抑制胃溃疡形成、增强大脑皮质兴奋过程的强度和灵活性、提高机体对多种致病因子的抗病力和对环境的适应性等作用，并具有中枢兴奋和中枢抑制的双重调节及维持机体的稳定性等作用，可改善饮食及睡眠状态、增强记忆、增强学习能力、抗应激、抗老化、抗痴呆。这些药理作用可能是其治疗众多疾病的基础。[高钦颖. 名方研究应用精选 [M]. 西安：西北大学出版

社，1993：67.］

原文 血弱气尽，腠理开，邪气因入，与正气相搏，结于胁下。正邪纷争，往来寒热，休作有时，嘿嘿不欲饮食，脏腑相连，其痛必下，邪高痛下，故使呕也，小柴胡汤主之。服柴胡汤已，渴者属阳明，以法治之。(99)

浅译 本条主要是用中医的理论解释病因病机，说明体质虚弱的人，抗病能力低下，防御机能较差，所以致病因子容易乘虚而入，并且进入机体内也容易起致病作用。至于解释的往来寒热，表情淡漠呆滞，饮食不振，胁下痛，不时呕吐等，笔者认为不重要，重要的是上述病证体征用小柴胡汤能治愈。并说临床要灵活掌握，认清疾病的主要矛盾。如发现病人服柴胡汤后口渴较甚者，小柴胡汤就不适合用了，这是发高热的病致高渗性脱水了，在治疗病因的同时纠正脱水吧。

原文 得病六七日，脉迟浮弱，恶风寒，手足温，医二三下之，不能食，而胁下满痛，面目及身黄，颈项强，小便难者，与柴胡汤，后必下重；本渴饮水而呕者，柴胡汤不中与也，食谷者哕。(100)

浅译 小柴胡汤在临床上通过辨证施治可用于八大系统的疾病，故论中说"有柴胡证，但见一证便是，不必悉具"。但是，什么事情也没那么绝对，故论中举出了该例患者虽有几个柴胡汤证，但不适用柴胡汤。举了个什么病例呢？说该例患者得病6～7天，脉迟浮弱，脉迟病素为寒，不宜用寒下药；脉浮病位在表，不宜用攻里药；脉弱为各组织机能衰弱，抗病能力低下，更不宜用攻下药。在这三不宜的情况下，这时偏偏遇上了这么一个医生，一次误下还不行，又连误下了两三次，当时的下药，多数未经医圣筛选，有的毒性剧烈，就这样造成了该患者急性肝肾损害，如肝损害时，出现的症状为"不能食，胁下满痛（肝区胀痛）面目及身黄（黄疸）……食谷者哕"；肾损害时"小便难（为无尿），饮水而呕（急性肾功能衰竭致尿毒症）"。所以说到了这个地步柴胡汤就无能为力了。看来如因病原体感染中毒，用柴胡汤可有抗感染减毒的作用。若是毒药中毒，柴胡汤还是不参与的好。要根据患者的临床情况，视肝肾损害孰轻孰重给予解毒排毒保肝保肾而另选药物。

原文 伤寒四五日，身热恶风，颈项强，胁下满，手足温而渴者，小柴胡汤主之。（101）

浅译 本条又列举了一例小柴胡汤适应证的患者。该患者也是外感发热性病已四五日，不是往来寒热，而是体温高且厌恶风寒，颈项强硬不灵活，胁下满闷，手足温而渴，也用小柴胡汤治疗。

原文 伤寒，阳脉涩，阴脉弦，法当腹中急痛，先与小建中汤；不差者，小柴胡汤主之。（102）

浅译 感染性疾病导致血容量不足，心搏出量不足的患者多见涩脉；有痉挛性疼痛、血管紧张度增高的患者多见弦脉。根据脉象患者应该有腹中急痛的症状，如是，则先用小建中汤，缓解疼痛；如果还未愈，则用小柴胡汤继续治疗。

小建中汤方

桂枝三两（去皮）　　甘草二两（炙）　　大枣十枚（擘）

芍药六两　生姜三两（切）　胶饴一升

上六味，以水七升，煮取三升，去滓内饴，更上微火消解，温服一升，日三服。呕家不可用建中汤，以甜故也。

【临床用法】

1. 药物用量　桂枝9g　炙甘草6g　大枣10枚　芍药18g生姜9g　饴糖50g

2. 煎服方法　用水1400ml，煮桂枝、炙甘草、大枣、芍药、生姜，取600ml，去药渣，加入饴糖，再用微火煮至饴糖溶化，分为3份，每次服200ml，每日服3次。

3. 应用注意　以呕吐为主症，且时日较长之病人禁用小建中汤，其原因是小建中汤属甘甜剂，呕吐病人服后易加重呕吐的病情。

【方药分析】小建中汤即桂枝汤倍用芍药加饴糖而成，方取桂枝汤外能调和营卫，内能调和脾胃及气血阴阳。本方又在桂枝汤的基础上，重用饴糖以温养脾胃，倍用芍药以增益营血。方虽为桂枝汤加味而成，但已变解肌祛风、调和营卫之方为温补里虚之剂。方中桂枝配炙甘草、大枣、饴糖辛甘化阳，以温补脾胃之虚；芍药配炙甘草、大枣、饴糖酸甘益阴，以滋养阴血；生姜辛温，开胃进食，以增胃之受纳。且芍药与饴糖相伍，又能于补土中以伐木，缓肝气之横逆，温中缓急以止痛。诸药相合，能使脾胃健运，气血得充，阴阳平调，营卫调和。由于本方有温中健脾之效，故取名"建中"。建中者，有建立中气之意。脾胃居中州，为营卫气血生化之源，中气立则化源足，五脏皆可得养，故本方为补益中气，治疗五脏虚劳病的基本方。挟虚伤寒用此方，不仅可以健脾胃，益气血，治悸烦，而且有扶正祛邪之功。尤在泾释其方义时云："伤寒里虚则悸，邪扰则烦。二三日悸而烦者，正虚不足而邪欲入内也。是不可以攻邪，但与小建中汤温养中气，中气立则邪自解。"

本方与桂枝汤只一味之差，然组方法度有别。桂枝汤是以桂枝为君，辛甘发散，以解肌祛风、调和营卫为主；本方以饴糖为君，配芍药酸甘化阴，以温补中州、益阴和营、缓急止痛为主。因此临床使用该方时，一是要注意选择适应证，二是要注意桂枝与芍药之比例，三是必当应用饴糖。如此，方不失仲景立意之妙。

【方剂功效】建中补脾，调和气血。

【现代应用】

（1）虚寒性胃脘痛：凡慢性胃炎、胃及十二指肠溃疡、胃下垂、胃酸过多症、胃酸过少症引起胃脘疼痛，喜温喜按，得热得食则减，面色苍白或萎黄，脉虚而无力者，皆可以本方加减治疗。寒甚者加干姜或良姜，疼甚者加元胡、川楝、乌药，虚甚者加黄芪、人参，吐酸者加煅瓦楞子、煅牡蛎、左金丸，胃酸少者加乌梅、五味子、百合。

（2）慢性肝炎：肝炎日久不愈，克伐脾土，以成肝木克脾之证，症见胁痛隐隐连及脘腹，喜温喜按，喜卧倦怠，大便溏泻，面色苍白或青黄，舌质淡青或淡白，苔薄白，脉虚弦者。可酌加柴胡、白梅花、香橼皮等疏肝理气之品。如刘渡舟曾治一李某，患慢性肝炎肝区作痛，周身无力，服活血通络药无效。舌淡，脉弦按之无力。辨证为脾虚不能培土，肝血无养而作痛，用小建中汤原方，3剂而痛止。

（3）虚寒性腹痛：凡慢性肠炎、胃肠功能紊乱、肠系膜淋巴结核所引起的腹痛绵绵或拘急，喜温喜按，得热则舒，大便溏泻，脉虚无力，舌淡苔白者，可以此方加味治之。临证时可酌加白术、人参、茯苓、附子、乌药等。

（4）低热：排除慢性炎症之长期低热，遇劳则发，畏寒，面白无力，倦怠懒言，舌淡，脉虚无力者，用本方有效。

（5）自汗盗汗：体虚自汗或盗汗，证属阳虚者，可以本方为主治疗。自汗加黄芪、西洋参；盗汗加浮小麦、煅牡蛎粉。

（6）贫血，黄胖病：贫血日久，面色及肤色萎黄，面浮似肿，体倦乏力，气短懒言，脉细弱或虚大无力，舌淡，用此方加阿胶、当归、黄芪、熟地。

（7）遗精：遗精，每因劳而发，心悸气短，夜寐多梦，面色萎黄，食少便溏，四肢困倦，舌淡、苔薄白，脉细弱，以本方加龙骨、牡蛎、金樱子。

（8）瘰疬或结核轻症：症见疲劳，低热，盗汗，肩酸微咳，体瘦乏力，不欲饮食，脉虚舌淡者。

（9）产后体虚：产后失血过多，或难产后体虚，兼见腹中疼痛，或少腹拘急，痛引腰背，自汗身疲，舌淡脉虚，以本方加当归，名当归建中汤，也可随证加入黄芪、人参、川芎、桃仁等补气活血之品。

（10）上睑下垂：上眼睑下垂，晨起病轻，午后加重，精神困倦，食欲不振，症重者目珠不能转动，视一为二，苔薄白舌淡有齿痕，脉虚无力。用本方加升麻、黄芪、桔梗、柴胡等。

（11）过敏性紫癜，血小板减少性紫癜：紫癜色紫暗淡，多呈散在性出现，时起时消，反复发作，过劳则加重，神情倦怠，心悸气短，头晕目眩，食欲不振，面色苍白或萎黄，舌质淡，苔白，脉弱。用本方加黄芪、龙眼肉、当归、仙鹤草、血余炭等。

原文 伤寒中风，有柴胡证，但见一证便是，不必悉具。（103）

浅译 发热性、感染性疾病，无论是感染的风性致病体还是寒性致病体，只要有小柴胡汤适应的病证，见一个适应证便可加减使用，不必凡是小柴胡汤适应的主要病证都出现后才可使用。这是告诉说，用小柴胡汤要有灵活性，因为小柴胡汤主治的病证很多，千万别等病证俱全时再用。如果是那样就未免太机械了。

原文 凡柴胡汤病证而下之，若柴胡汤证不罢者，复与柴胡汤，必蒸蒸而振，却发热汗出而解。(104)

浅译 虽然是柴胡汤证而误用了下法，但没有造成其他病变，仍然还有柴胡汤适应证，这时就还可以用柴胡汤，用后汗出热解而愈。

原文 伤寒二三日，心中悸而烦者，小建中汤主之。(105)

浅译 患者身体素质各异，所以病情的发展有时也不按常规出牌。如此例患者，刚感冒二三天，也未经汗、吐、下等治法，就出现心跳快、心律不齐、心烦等症状，适用小建中汤纠正之。

原文 太阳病，过经十余日，反二三下之，后四五日，柴胡证仍在者，先与小柴胡汤；呕不止，心下急，郁郁微烦者，为未解也，与大柴胡汤下之则愈。(106)

浅译 虽然病程已有十多天，但病位还半表半里，没有下消化道热结不通的表现，所以将靶向对准下消化道而二三下之是错误的，所以称"反"。虽然说用了下法观察后四五日时，也未见带来其他病变，其症状体征还在小柴胡汤的适应证之内，可以先给小柴胡汤。如给了小柴胡汤后，一切症状体征解除为痊愈；如果没能解除，又加重了上消化道症状，出现呕吐不止，上腹部痉挛拘急、郁闷不通兼有些烦躁等症状体征，这时小柴胡汤已不能胜任，换大柴胡汤治疗则愈。

大柴胡汤方

柴胡半斤 黄芩三两 芍药三两 半夏半升（洗） 生姜

五两（切）　枳实四枚（炙）　大枣十二枚（擘）

上七味，以水一斗二升，煮取六升，去滓，再煎，温服一升，日三服。一方加大黄二两，若不加，恐不为大柴胡汤。

【临床用法】

1. 药物用量　柴胡24g　黄芩9g　芍药9g　半夏15g　生姜15g　枳实12g　大枣12枚　大黄6g

2. 煎服方法　以水2400ml，煮上列各药至1200ml，去药渣，再煎至600ml，温服200ml，每日服3次。

3. 关于是否有大黄问题　《伤寒论》原文所列大柴胡汤的药物组成无大黄，但方后注有"一方加大黄二两，若不加，恐不为大柴胡汤"之文。另据《金匮玉函经》卷七所载大柴胡汤方后注云："一方无大黄，然不加不得名大柴胡汤也。"另外《金匮要略》《金匮玉函经》所载大柴胡汤有大黄，而在《伤寒论》中所用大柴胡汤多为攻下实邪而设，所以本方应以有大黄为是。

【方药分析】本方是小柴胡汤去人参、炙甘草，加芍药、枳实、大黄而成。因少阳病未解，故以小柴胡汤和解少阳，但因兼有阳明里实，故去人参、炙草以免助邪增热，加枳实、大黄以利气消痞、通下热结。加芍药的功用有三：一者以缓心下之急痛，一者以滋阴液而除烦，一者助枳实、大黄而泄热通便。生姜增至五两，乃因其呕吐剧烈而不止，故加大其量以增降逆止呕之力。诸药相合，既可和解少阳之邪，又可通泻阳明之实，故为少阳阳明两解之剂。

【方剂功效】和解少阳，通下里实。

【现代应用】

（1）胆囊炎、胆石症、胆道蛔虫：

近年来，以大柴胡汤治疗胆囊炎、胆道蛔虫、胆石症的报道屡见不鲜。如黄氏用大柴胡汤加元胡、川楝子等治疗胆囊炎40例，其中30例痊愈，5例好转。[黄银富．加减大柴胡汤治疗急

性胆囊炎40例［J］. 福建中医药，1961（3）：1. ］

蔡氏报道用大柴胡汤治疗胆道疾患7例，其中急性胆囊炎2例，胆石症1例，胆石症合并胆囊炎3例，总胆管结石合并胆汁性肝硬变1例，结果全部有效。［蔡景高. 大柴胡汤治疗胆道疾患［J］. 江苏中医，1962（1）：14. ］

刘氏报道治疗胆囊炎69例，总有效率97.1%。张氏报道治疗胆石症200例，总有效率87%。杨氏报道治疗胆石症35例，结石排尽率达74.3%。张氏报道治疗胆道术后残余结石用本方治疗，结果26例病人，18例排出结石。谭氏报道用本方治疗胆道蛔虫26例，痊愈21例，有效4例，无效1例。［高钦颖. 名方研究应用精选［M］. 西安：西北大学出版社，1993：72. ］

用本方治疗胆道系统疾病，可根据不同病情加入元胡、川楝、郁金、茵陈、海金沙、金钱草、木香等。

（2）胰腺炎：

自1958年以来，各地根据祖国医学"六腑以通为用"的学说，在急性胰腺炎的治疗中取得了显著的成绩。如温州医学院报道以大柴胡汤为基本方，随证加减并配合必要的西药、针灸，治疗急性胰腺炎32例，比上一个年度同期单纯用西医治疗的22例明显为优。并认为"六腑以通为用""痛随利减"是治疗急性胰腺炎的指导原则，因此，大黄的用量需到9~24g，少数病人用到30g，以使大便保持每天3~5次最为恰当。［温州医学院工农兵医院. 中西医结合治疗急性胰腺炎［J］. 温州医药，1972（2）：24. ］

天津南开医院报道中西医结合非手术治疗急性胰腺炎400例，取得了令人鼓舞的效果。他们所用的清胰汤（柴胡、黄芩、白芍、大黄、胡连、木香、元胡、芒硝），其实就是大柴胡汤加减而成。［天津南开医院. 中西医结合治疗急腹症［J］. 新医药学杂志，1972（2）：40. ］

此外，国内以大柴胡汤加减治疗急性胰腺炎的报道还有很多。1978 年 8 月在哈尔滨召开的全国中西医结合治疗急性胰腺炎会议，共收到论文 62 篇，共报道急性胰腺炎 5675 例，其中包括坏死型 503 例，总平均有效率为 94.4%，与国外材料相比，显示了中西医结合治疗急性胰腺炎的优越性。[辽宁省中医研究院编. 伤寒论方证研究 [M]. 沈阳：辽宁出版社，1984：213.]

（3）肝炎：姚氏报道用该方加减治疗肝炎 18 例，痊愈 1 例，有效 15 例，无效 2 例。韩氏报道 20 例，均获痊愈。[高钦颖. 名方研究应用精选 [M]. 西安：西北大学出版社，1993：72.]

用此方治疗肝炎时，一是正确选择适应证，一般以湿热蕴结气机郁滞较重者为目标；二是在用药时可酌情加用茵陈、郁金、栀子等利胆退黄药。

（4）急慢性阑尾炎：张氏报道以此方加减治疗急慢性阑尾炎 56 例，治愈率达 94.6%。[高钦颖. 名方研究应用精选 [M]. 西安：西北大学出版社，1993：73.]

临床使用时可参用大黄牡丹汤、薏苡附子败酱散，并酌加清热解毒药物。

（5）急性扁桃体炎：庞氏报道用本方加减治疗急性扁桃体炎 36 例，全部治愈。[高钦颖. 名方研究应用精选 [M]. 西安：西北大学出版社，1993：73.]

（6）胃溃疡穿孔：河南医学院第一附属医院报道用大柴胡汤加减治疗胃溃疡穿孔 100 例，鲍氏报道治疗溃疡病穿孔 41 例，吉林医科大学外科报道 163 例，天津金刚桥医院报道 234 例。他们的疗法除了胃肠减压外，均以大柴胡汤加减。根据他们的经验，用上法后，一般在 24 小时左右炎症局限在上腹部或右下腹部，48～72 小时肠蠕动恢复，较单纯西医保守治疗显著缩短了住院日期，提高了临床疗效。[辽宁省中医研究院编. 伤寒论方

证研究 ［M］. 沈阳：辽宁出版社，1984：213.］

天津南开医院报道 398 例，80% 的病人 3 天内体温恢复正常，97% 的病人 5 天内腹膜炎体征消失，远期随访 118 例，疗效仍然很好者 55.9%，尚好者 31.4%，不好者仅为 12.7%。据他们的经验，以大柴胡汤为基本方，腹腔感染重者加多金银花、连翘；大便秘结不下者加芒硝；瘀血重者加桃仁、红花、赤芍；郁滞重者加郁金、香附等。用法：第 1 剂从胃管灌入，以后每日 1 剂口服。［天津南开医院. 中西医结合治疗胃溃疡穿孔 ［J］. 中华医学杂志，1974（2）：66.］

（7）耳鸣：日人池田氏报道用本方治疗 22 例耳鸣患者，显效 3 例（13.6%），有效 1 例（4.5%），微效 6 例（27.3%），无效 12 例（54.6%）。［高钦颖. 名方研究应用精选 ［M］. 西安：西北大学出版社，1993：73.］

（8）新陈代谢性疾病：日本坦氏报道用本方治疗高脂血症 65 例，服药后症状的改善率为 50% ~65%，总改善度达 71%，整体安全度达 95%，有用度为 70%。［高钦颖. 名方研究应用精选 ［M］. 西安：西北大学出版社，1993：73.］

寺师氏报道用大柴胡汤加地黄治疗糖尿病患者 2 例，取得了满意的疗效，作者认为本方具有调整新陈代谢的作用，对于实证者有良效。［寺师睦济. 大柴胡汤加地黄治疗糖尿病 2 例 ［J］. 汉方临床，1968（4）：37.］

寺师氏还用大柴胡汤合桃核承气汤或桂枝茯苓丸加红花、薏仁治疗痛风 2 例效果显著。例 1 尿酸 9mg%，作者曾用大柴胡汤加石膏或麻黄，或合当归拈痛汤治疗无效，后改用大柴胡汤合桃核承气汤加红花、薏仁，共治疗 28 天，症状缓解，尿酸 3mg%。例 2 用大柴胡汤合桂枝茯苓丸加薏仁、红花治疗 20 天，尿酸从 30mg% 降至 5mg%，症状消失，又服 20 剂，随访无复发。［寺师睦济. 大柴胡汤加地黄治疗糖尿病 2 例 ［J］. 汉方临床，1968

（4）：34.]

（9）皮肤病：对青年痤疮、丹毒、带状疱疹、皮肤瘙痒症、斑秃等属于气郁热瘟或湿热内蕴者，可以本方治疗，加用清热凉血润燥疏风等药，有较好的疗效。

（10）肾盂肾炎、膀胱炎、泌尿系结石：对肾盂肾炎、膀胱炎、泌尿系结石见有小腹疼痛拘急，小便淋痛，发热或往来寒热，舌苔黄燥，脉弦有力者，用本方加金钱草、白茅根等清热通淋药有较好的疗效。

（11）帕金森病：日本矢数氏报道用此方治疗帕金森病10余例，全部治愈。［高钦颖．名方研究应用精选［M］．西安：西北大学出版社，1993：73.］

（12）其他：个案报道还有用此方治疗感冒、百日咳、痢疾、乙脑、传染性单核细胞增多症、阻塞性黄疸、大叶性肺炎、支气管哮喘、脑溢血、脑梗死、荨麻疹、中耳炎、咽峡炎、高血压、胃扭转、顽固性呃逆、过敏性紫癜、三叉神经痛、偏头痛、面瘫、精神分裂症、肝脓肿、妊娠呕吐、急性结膜炎、角膜溃疡、梅尼埃病、鼻衄、鼻窦炎、牛皮癣、中暑、产后发热、腮腺炎、疟疾、癫痫、糖尿病、痛风、月经不调、单纯性肥胖等等。对于上述疾病使用本方时，应紧紧抓住湿热或肝胆郁热或肝胃郁热，气机阻滞的病机，并适当予以加减化裁，方能收到满意疗效。

（13）药理作用：综合现代实验研究报道，本方具有抗炎、镇静、双向调节免疫功能、利胆、降低括约肌张力、降低胆石形成率、防止动脉硬化、保护肝脏、降低血脂、抗过敏、降低血压、镇痛、止呕等作用。这些药理作用是该方广泛应用于临床治疗各种病证的基础。

原文 伤寒十三日，不解，胸胁满而呕，日晡所发潮热。已而微利，此本柴胡证，下之以不得利，今反利者，知医以丸药下之，此非其治也。潮热者，实也。先宜小柴胡汤以解外，后以柴胡加芒硝汤主之。（107）

浅译 疾病的种种表现不是按顺序出现，必须通过症状体征分清病位、病素，况且病位、病素也不是简单的一种。按此例患者，得病已有十三天未愈，说明已有炎性感染。从病位看，主要是肝、胆、胃，因为有胸胁（肝胆位置）满而呕吐（胃）的明显症状，又有午后潮热体征。潮热是上述内脏有热（内脏有热向外蒸发而致的有汗而热的一种，称潮热），与表寒发热在病位、病素上是相反的。按理说这时不应该有下消化道症状的轻度腹泻发生，如果没有腹泻的症状，正是用大柴胡汤治疗的时候，偏有腹泻。仔细询问，原来是医生用过攻下的丸药，所以再用大柴胡汤已有些不适宜。故改变方法，分两步走：先用小柴胡汤解除感染上消化系脏器的致病体；再用柴胡加芒硝汤清除感染下消化道的致病体，而达痊愈。

柴胡加芒硝汤方

柴胡二两六铢　黄芩一两　人参一两　甘草一两（炙）生姜一两（切）半夏二十铢（本云五枚，洗）　大枣四枚（擘）　芒硝二两

上八味，以水四升，煮取二升，去滓，内芒硝，更煮微沸，分温再服，不解，更作。

【临床用法】

1. 药物用量　柴胡8g　黄芩3g　人参3g　炙甘草3g　生姜3g　半夏5g　大枣4枚　芒硝6g

2. 煎服方法　上药除芒硝外，以水800ml，煮取400ml，去

药渣，加入芒硝，再用微火煮沸，分为两次，每次服 200ml，如服药后未效，可再服。

【方药分析】本方用小柴胡汤和解少阳，加芒硝以泻热润燥。与大柴胡汤相较，不用枳实、大黄、芍药者，乃因其下后胃肠受损，正气较虚，里有燥热而结实未甚，故不用行气荡涤之品，而用芒硝之咸寒润下，泻热去实。因正气不足，故留参、草以益气和中。本方剂量为小柴胡汤的三分之一，芒硝二两，亦属小量，故为和解通下之轻剂。

【方剂功效】和解少阳，泻热润燥。

【临床应用】古今文献中记载单用此方者甚少，往往作为小柴胡汤的加减法用之。现今临床上凡是小柴胡汤证兼见阳明里热而不甚者，皆可以此方治之；另外，大柴胡汤证见有正气偏虚者，也可以此方治之。故其临床应用可参见小柴胡汤与大柴胡汤条下所载之内容。

原文 伤寒十三日，过经谵语者，以有热也，当以汤下之。若小便利者，大便当硬，而反下利，脉调和者，知医以丸药下之，非其治也。若自下利者，脉当微厥；今反和者，此为内实也，调胃承气汤主之。（108）

浅译 发病十三天，出现了神昏说胡话等神经精神症状，这种情况应该是内有实热，也就是病位在里，病素属热，性质属实，所以应当用泻下实热的汤药去治疗。但是这例病人出现了可疑症状，先说尿量正常，大便应当硬，现在反而腹泻；因腹泻致脱水，尿量应该少，但现在不少；脉搏应该出现血容量不足之脉，但脉调和。原因是医生用了下药所致。如果没用下药是自身腹泻，因为大量腹泻致脱水，血容量不足，脉搏应该是微象，肢端温度偏凉，但没有出现上述体征，脉搏反而调和，遇到这种情况虽有便稀腹泻等证，如果没有低渗性脱水迹象，这仍然属内有实热，用调胃承气汤。

原文　太阳病不解，热结膀胱，其人如狂，血自下，下者愈。其外不解者，尚未可攻，当先解其外，外解已，但少腹急结者，乃可攻之，宜桃核承气汤。(109)

浅译　当致病体在体表的时候，应当尽快解除。不然致病体会找薄弱环节向里侵入。如此例患者，其致病体就侵入到膀胱，感染膀胱尿道，致使膀胱尿道充血水肿，造成病人痛苦难忍如同狂人一样的表现。如果此时患者出现血尿，这是致病体有了出路，使充血水肿能很快消失，所以说就能痊愈。如果患者不能自行尿血，那就应该用药物治疗了。在治疗前应先看体表的致病体是否还存在。如果有发热怕冷等全身症状，就应该先把体表的致病体解除掉，以防其由表入里再次侵入。当体表的致病体解除后，患者小腹部仍有膀胱炎性的症状体征，这时就可以用桃仁承气汤去排解感染膀胱的致病体，使其充血水肿消退而炎症消失。

桃核承气汤方

桃仁五十个（去皮尖）　　大黄四两　桂枝二两（去皮）甘草二两（炙）　芒硝二两

上五味，以水七升，煮取二升半，去滓，内芒硝，更上火微沸，下火，先食温服五合，日三服，当微利。

【临床用法】

1. 药物用量　桃仁 25g　大黄 12g　桂枝 6g　炙甘草 6g芒硝 6g

2. 煎服方法　上药除芒硝外，以水 1400ml，煮取 500ml，去药渣，加入芒硝，然后再用小火煮至微沸下火。每次服

100ml，饭前服，每日 3 次。

3. 服药后反应　服药后见微利是药已中病之征。

【方药分析】本方中大黄苦寒、芒硝咸寒，功能泻热破结，且大黄尚可祛瘀生新；加之桃仁活血化瘀以破蓄血，则瘀热之邪可得通下；桂枝之用，不在解表，而在辛温以通阳气，因通阳即可行阴，理气则能行血，血行而结散；甘草调和诸药，且可防攻邪之品以伤正。全方相合，祛邪与护正兼顾，泻热与行瘀并行，理气与行血同治，服药后热泻瘀行而诸症自除。

【方剂功效】活血化瘀，通下瘀热。

【现代应用】

（1）精神分裂症：

赵氏报道用本方治疗精神分裂症 36 例，有效 23 例。牛氏治疗 40 例女性患者，总有效率为 77.5%。杨氏治疗 30 例女性患者，结果治愈 6 例，显效 17 例，进步 4 例，无效 3 例。李氏用本方加减治疗 30 例，全部治愈。［高钦颖．名方研究应用精选［M］．西安：西北大学出版社，1993：57.］

用本方治疗精神分裂症，应以病机属瘀热相结者为对象。如邱氏用本方治疗 2 例产后发狂、精神失常而伴少腹坚满的病人，药后下黑便而愈。

（2）流行性出血热：

吉林省桦甸县人民医院用中西医结合方法治疗流行性出血热 58 例，对少尿期的病人采用本方治疗，对改善肾功能有较好的疗效。［吉林桦甸县人民医院．中西医结合治疗流行性出血热 58 例临床观察［J］．新医药学杂志，1973（10）：20.］

刘氏报道用本方加连翘、生地、滑石等，治疗流行性出血热少尿期病人，亦有较好的效果。［刘良凡．桃核承气汤应用体会［J］．四川中医，1988（8）：14.］

（3）血管性头痛、肌紧张性头痛或外伤后头痛：一般以头痛如劈或如针刺，面红目赤，大便秘结，口渴等作为投药指征，用本汤加川芎、全虫、僵蚕等，效果甚佳。如秦氏以本方加减治疗外伤后头痛 10 例，经较长时间用药后全部治愈。[秦增春. 桃核承气汤加减治疗外伤性头痛 [J]. 河南中医, 1983 (4): 11.]

(4) 高血压、动脉硬化：一般以面红带血丝、腹胀满疼痛、便秘作为投药指征。如陈氏以本方治疗一例高血压轻度脑溢血的病人，诊断为实热性中风、痰瘀两结证而获效。[陈玉英. 略论瘀血的证治 [J]. 上海中医药, 1963 (10): 17.]

(5) 外伤瘀血：广州中医学院西医学习中医班用本方加归尾、赤芍、红花、苏木、牛膝、虻虫之类药物，治疗 5 例胸腰椎骨折的病人，取得满意的疗效。吴氏治疗胸腰椎压缩性骨折后引起脏腑功能失调的病人 14 例，其中 12 例用本方治疗，全部有效。[高钦颖. 名方研究应用精选 [M]. 西安：西北大学出版社, 1993: 57.]

(6) 瘀血性闭经：以本方加活血理气之品，如当归、川芎、赤芍、红花、香附等对瘀血性闭经有效。如伴有痛经时，可加元胡、川楝、乌药等。

(7) 前列腺炎、前列腺肥大：前列腺炎、前列腺肥大病人症见小便淋涩或点滴不通，或便涩兼血，少腹急结者，用本方加滑石、车前子、木通、金银花等清热渗利之品常可取效。

(8) 急性坏死性肠炎：肖氏报道用本方治疗坏死性肠炎 22 例，治愈 19 例，死亡 2 例，1 例转外科治疗。[高钦颖. 名方研究应用精选 [M]. 西安：西北大学出版社, 1993: 57.]

用本方治疗此病时，应以小腹绞痛拘急、大便不下或便下少量血性脓液、小便淋痛涩滞、身热、舌质紫暗为指征。

(9) 泌尿系结石：陈氏报道 11 例泌尿系结石引起的肾绞痛，用本方治疗全部有效。[高钦颖. 名方研究应用精选 [M].

西安：西北大学出版社，1993：57.]

（10）血卟啉病：游氏报道 35 例血卟啉病患者，结果治愈 31 例，好转 3 例，无效 1 例。[高钦颖.名方研究应用精选 [M].西安：西北大学出版社，1993：57.]

由于本病常见有腹痛拘急、恶心、呕吐，吐物为咖啡样，伴有精神失常，神经感觉异常或运动障碍，皮肤红斑、溃烂、丘疹等，与太阳蓄血、瘀热相结证相似，故用此方每收良效。

（11）糖尿病：熊氏把 30 例本病患者分为中药组与中西药合用组，用本方治疗后，中药组有效率为 90%，中西药组总有效率为 80%。认为本方对于大多数糖尿病患者，不但具有类似口服西药磺酰脲类药的降低血糖的作用，同时还具有降血脂、防治并发症的作用，且副作用明显少于对照组。[熊曼琪.临证实用伤寒学 [M].北京：科学技术出版社，1991：368.]

（12）肠结核、粘连性肠梗阻：见有大便不下，腹痛剧烈，痛如针刺，固定不移，舌苔黄燥或舌质紫暗有瘀点或瘀斑者，用此方破瘀泻热，通下腑实，每获良效。

（13）手术后并发症：刘氏报道输精管结扎术后并发症 38 例，用本方治疗均获较好疗效。邓氏治疗胸腰椎压缩性骨折后合并肠麻痹者 20 例，全部有效。[高钦颖.名方研究应用精选 [M].西安：西北大学出版社，1993：57.]

（14）雀斑、痤疮、冻疮、荨麻疹：上述皮肤疾病属于瘀热内结者，用本方加减治疗有效，尤其是女性患者伴有月经不调、大便秘结者效果更好。

（15）暴发性痢疾：对暴发性痢疾，见有腹中急疼，小便涩滞，大便不下，或便下少许脓血，高热不退，神志昏迷，谵语，舌苔黄燥，脉弦数者用本方有良效。如裴氏用本方治疗暴发性痢疾 26 例，治愈 22 例，死亡 2 例，转院治疗 2 例。[裴飞学.新订桃核承气汤治疗暴发性痢疾的体会 [J].新中医，1973（4）：

44.]

（16）更年期综合征、经前期紧张症：日人原田氏用本方治疗更年期综合征 12 例，有效率为 83.3%。对于经前期紧张症见有月经色黑有块，经期不准，大便秘结，心烦急躁，胸胁满闷，舌质紫暗，脉弦数者用本方加香附、郁金、柴胡效果明显。

（17）盆腔炎、附件炎、子宫内膜炎、宫外孕、产后恶露不下、经闭、痛经：对于上述妇科疾患，凡属于瘀血内结，或瘀热内结者具有良好的效果。

（18）视神经炎、中心性视网膜炎、眼底出血：前述的内眼病见有视力急剧或逐渐减退，眼球疼痛或如针刺，眼底检查见有视神经乳头苍白或充血，全身症状伴有心烦急躁，胸胁满闷，舌质暗或有瘀斑瘀点，脉弦或弦数者，可用本方治疗而取效。

（19）其他：另有个案报道用本方治疗反应性精神病、癔病、脑震荡后遗症、坐骨神经痛、蛛网膜下腔出血、慢性肾炎、肾病综合征、手术后尿潴留、习惯性便秘、痔疮、血瘀型不孕、子宫内膜异位、产后血栓性脉管炎、虹膜炎、蛲虫病、单纯性肥胖、溃疡病合并出血、风湿性关节炎、梅尼埃病、癫痫、破伤风、白塞氏病、牙痛、牛皮癣、过敏性紫癜、肺结核、胎盘残留、淋病性尿道狭窄等，也有不同的效果。

（20）药理作用：综合各家报道，归纳本方的药理作用为降低血液黏度，抑制血凝，抗炎，泻下，增加股动脉、冠状动脉血流量，降低心肌耗氧量，降低血压，降低外周阻力等作用。

原文 伤寒八九日，下之，胸满烦惊，小便不利，谵语，一身尽重，不可转侧者，柴胡加龙骨牡蛎汤主之。（110）

浅译 该例患者本来就存在电解质、微量元素等方面的不足，加上得病八九天的消耗，且医生又用下法导致患者腹泻，使大量消化液丧失，造成了水、电解质，钙、镁等微量元素的缺乏，所以出现了胸满烦惊、说胡话、少尿或无尿、一身尽重、不可转侧等诸多现象，故用柴胡加龙骨牡蛎汤治疗。

柴胡加龙骨牡蛎汤方

柴胡四两　龙骨　黄芩　生姜（切）　铅丹　人参　桂枝（去皮）　茯苓各一两半　半夏二合半（洗）　大黄二两　牡蛎一两半（熬）　大枣六枚（擘）

上十二味，以水八升，煮取四升，内大黄，切如棋子，更煮一两沸，去滓，温服一升。本云柴胡汤，今加龙骨等。

【临床用法】

1. 药物用量　柴胡12g　龙骨　黄芩　生姜　铅丹　人参桂枝　牡蛎各5g　半夏8g　大黄6g　大枣6枚

2. 煎服方法　上述各药除大黄外，用水1600ml，煮取800ml，再加入大黄煮一二沸，去药渣，每次服200ml。

【方药分析】本方以小柴胡汤去甘草，加桂枝、茯苓、大黄、龙骨、牡蛎、铅丹而成。邪入少阳，故以小柴胡汤和解枢机，扶正祛邪；加桂枝、茯苓，以助太阳气化而行津液，通利三焦而利小便；加大黄以泻阳明之热，和胃气而止谵语；加龙骨、牡蛎、铅丹以重镇理怯而安神明，止烦惊；因邪热弥漫全身，故去甘草之缓。诸药相合，使少阳枢机得利，三焦通达，气化以行，里热得清，神明得安而诸证悉除。

【方剂功效】和解泻热，镇惊安神。

【现代应用】

（1）癫痫：以该方治疗癫痫病屡有报道。

如张氏用本方治疗癫痫病常获良效。他曾治疗一张姓患者，患癫痫病十余年，每月发作，观其人体质健壮，舌苔白腻，舌边尖红赤，脉弦滑，用本方加味，连服 16 剂发作停止。随访两年无复发。[张克敏. 柴胡加龙骨牡蛎汤的临床应用 [J]. 陕西中医药，1974 (5)：54.]

又如蓝氏用该方加减治疗癫痫 36 例，痊愈 18 例，好转 11 例，无效 7 例。[高钦颖. 名方研究应用精选 [M]. 西安：西北大学出版社，1993：57.]

此外，陈氏、杨氏、岳氏等均有用本方加减治疗癫痫病获效的报道，日人坂口氏也认为本方是治疗癫痫病的有效方剂。[杨百茆. 实用经方集成 [M]. 北京：人民卫生出版社，1996：216.]

（2）神经官能症：

陈氏用本方治疗神经官能症 50 例，取得较好疗效。[陈威. 柴胡加龙骨牡蛎汤治疗郁证型神经官能症 [J]. 陕西中医，1984 (12)：4.]

杨氏报道用本方治疗郁症型神经官能症 35 例，均获满意疗效。[杨培泉. 柴胡加龙骨牡蛎汤治疗郁证 35 例 [J]. 山东中医，1984 (3)：24.]

（3）精神分裂症：

用本方治疗精神分裂症的个案病例屡有报道。张志民以本方治疗一男性患者，47 岁，有精神分裂症史，因饮酒而复发。症见精神失常，脉沉弦，小便少，大便秘，腹拒按，烦惊不安，整天吵闹。以本方化裁，服药后 4 小时入睡，一夜安寐，后以原方服 5 剂而愈。[张志民. 伤寒论方应用法 [M]. 杭州：浙江科学技术出版社，1985：90.]

周氏用本方与铁落饮配合，治疗 13 例早老性精神病（其中 10 例经检查证明为脑萎缩），痊愈 3 例，显著进步 8 例，稍进步 1 例，无效 1 例，观察到本方无任何副作用。[周康. 运用辨证论治治早老性精神病 13 例报告 [J]. 上海中医药杂志，1958

(11)：30.]

周氏还用本方合癫狂梦醒汤治疗精神分裂症 40 例，其中痊愈 10 例，好转 10 例。[周康. 新制柴胡汤治疗 40 例精神分裂症的初步疗效观察 [J]. 上海中医药杂志，1962 (8)：33.]

（4）甲状腺机能亢进：喻氏报道用本方变通治疗甲亢 100 例，显效 50 例，有效 41 例，无效 9 例。雪材氏报道用本方治疗 8 例，全部有效。[高钦颖. 名方研究应用精选 [M]. 西安：西北大学出版社，1993：57.]

（5）高血压：

用本方治疗痰热上扰型高血压有效。如矢数道明曾治一男性患者，61 岁。因参加选举而疲劳，某夜头痛剧烈，意识不清。意识恢复后，右下肢无力，头不能转动，言语障碍，右视野狭小，舌不能伸出，胸胁苦满，脐上动悸，血压 175/100mmHg，用本方原方，服药第 3 日步行轻快，第 7 日血压下降至 120/70mmHg，恢复健康。 [矢数道明. 临床应用汉方处方解说 [M]. 北京：人民卫生出版社，1983：130.]

又曾治两例高血压引起耳鸣难忍的患者，经用本方治疗，血压下降，耳鸣及其他症状也随之改善。[矢数道明. 柴胡加龙骨牡蛎汤验案 [J]. 汉方临床，1970 (10)：46.]

（6）更年期综合征：张氏报道用本方治疗某女，44 岁，半年来月经紊乱，两月一行。近日双目怒视，言语多时絮絮不休，时或默不理人，厌食，失眠，睡中惊惕多梦，有时惊叫，恶闻闹声，厌光，厌生人，喜孤居斗室。大便硬，胸满口苦，舌苔薄黄浊腻，脉沉弦。用本方治疗，共服 50 余剂，诸症消失，观察 2 年未复发。[张志民. 伤寒论方应用法 [J]. 杭州：浙江科学技术出版社，1985：90.]

（7）脑震荡后遗症：据中日友好医院印会河经验，以本方治疗脑震荡后遗症以头痛、失眠、心烦、惊悸为主症，舌苔黄，脉弦者，疗效甚佳。

（8）其他：另有个案报道用本方治疗夜游症、小儿夜惊症、小儿夜尿症、舞蹈病、肝豆状核变性、阳痿、青光眼、帕金森病、血管神经性头痛、阵发性心动过速、尿毒症、闭经、耳鸣、耳聋等有效。用本方治疗上述疾患时，应以病机属于枢机不利、肝胆气郁、痰热上扰、神明不安所致为准。临床症状多出现口苦、往来寒热、烦躁、厌光、厌生人、厌大声、时有错语或多言、惊惕不安、夜眠多梦、身重、舌苔黄厚浊腻、脉弦等，以上症状可单独出现，也可合并出现。

（9）应用注意：方中铅丹固然能镇惊安神，但本品有毒，曾有中毒病例文献报道，用时必须谨慎。若小量暂时应用尚可，若需久服或大量服用者，则以生铁落、磁石代之为宜，不仅较为稳妥，且疗效肯定。

（10）药理作用：伊藤氏的研究表明，本方对甲苯丙胺所引起的小鼠自发运动量增加有明显的抑制作用，对戊巴比妥引起的小鼠自发运动量的减少有一定的调节作用，而对正常状态小鼠的自发运动量无影响，但可在兴奋时起抑制作用。唐氏的研究表明，本方对儿茶酚胺所致的动物的心血管损伤有有效的保护作用。中西医的研究表明，该方能增强肾上腺素对血小板的凝集作用，该作用可被 α_2 受体拮抗剂阻断，而不被 α_1 受体拮抗剂和乙酰马来酰胺阻断，其作用机理可能是对 α_2-肾上腺素能受体具有激活作用。[高钦颖. 名方研究应用精选 [M]. 西安：西北大学出版社，1993：57.]

原文 伤寒，腹满谵语，寸口脉浮而紧，此肝乘脾也，名曰纵，刺期门。（111）

浅译 该例患者，虽然腹部胀满，但大便通，没有肠梗阻现象；有谵语说胡话，但体温不高，也不是高热神昏所致；脉象浮紧说明也没有内热迹象，究其原因是肝气盛脾气弱之克土所致，这种现象称之为"纵"，故采用针刺期门穴的方法，泻肝气使肝脾协调，其腹部胀满说胡话等症状而随之消除。

原文 伤寒，发热，啬啬恶寒，大渴欲饮水，其腹必满。自汗出，小便利，其病欲解，此肝乘肺也，名曰横，刺期门。(112)

浅译 此例患者，发热兼有恶寒，这说明不像高渗性脱水那样大热、大渴、大汗出、脉洪大。虽然脱水不甚，但因渴而大量饮水，导致过多过快的水进入消化道因吸收较慢而停留，故腹部胀满。如果此时病人自己出汗，排尿也很多，说明代谢尚可，水有出路，上述症状也会解除。如果是这样，也不用服药，针刺期门也可以调节上述症状。由于上述症状体征认为是肝盛肺弱木反克金现象，所以称"横"。

原文 太阳病二日，反躁，凡熨其背而大汗出，大热入胃，胃中水竭，躁烦，必发谵语，十余日，振栗，自下利者，此为欲解也。故其汗从腰以下不得汗，欲小便不得，反呕，欲失溲，足下恶风，大便硬，小便当数，而反不数及不多，大便已，头卓然而痛，其人足心必热，谷气下流故也。(113)

浅译 该患者平素水、钠代谢有所失衡，发病才二日，就出现了烦躁不安的脱水现象，故称"反躁"，这时医生应该用清凉降温药加补水的方法治疗。医生却没这样做，而是用火热升温的熨背方法来治疗。升温一是迫使出大汗，致使失水再次加重；二是给内脏升温而加速耗水，致"胃中水竭"。故患者出现了极度烦躁不安、谵妄说胡话等高渗性脱水及脑细胞脱水现象。如果能及时补水，到十余日病人症状由燥热而变为寒栗，大便从干而变为稀，说明脱水缓解，其病解除。

下面是误用火热疗法的其他病变，中医称火性炎上，欲上行不欲下行，故腰以下不得汗。由于汗多失水，热能耗水，致脱水而尿少，所以出现欲小便不得。由于尿液高度浓缩而刺激尿道，所以出现干呕时小便欲失禁的感觉。足下怕凉是上热下寒温度失调所致。平常如果大便硬的患者应该小便不少，今因脱水虽大便硬但仍然尿少。大便后突然头痛头晕，是因排便后腹压突然下降，而致一过性低血压，造成一过性脑缺血，称谷气下流，这时足心必然是温热的。足心必热是一过性低血压，应与低血压休克时肢端湿冷相鉴别。

原文 太阳病中风，以火劫发汗，邪风被火热，血气流溢，失去常度。两阳相熏灼，其身发黄，阳盛则欲衄，阴虚小便难，阴阳俱虚竭，身体则枯燥。但头汗出，剂颈而还，腹满微喘，口干咽烂，或不大便，久则谵语，甚者至哕，手足躁扰，捻衣摸床。小便利者，其人可治。（114）

浅译 感染的病原体性质不同，治疗措施也就有所不同。有的病毒用辛温发汗的方法就能将其排出体外。但此例患者感染的病毒，用火攻发汗后不但不能排解，病毒反而扩散进入血液循环，进入肝脏，迅速破坏肝细胞，影响肝脏功能，引起胆汁排泄障碍而发黄疸。肝功异常、凝血因子缺乏，容易导致出血而欲衄。肝功不全产生毒性物质对肾有一定损害，成为肝-肾综合征而致少尿或无尿。营养缺乏，血容量不足，身体出现消瘦枯燥，此时全身不能排汗，只有头部能有汗出。因肝脾肿大而出现腹满或有时出现呼吸道症状致微喘。口腔及咽喉黏膜干燥、溃疡而口干咽烂；或不大便而产生更多的毒素，又出现了肝性脑病现象。故见谵语说胡话、手足燥扰、捻衣摸床等神经精神症状。严重时还出现神经性呕哕的中毒症状。上述病证如此复杂危险，要知预后如何，关键是看尿量。如果此时尿量尚可，也无肉眼血尿及深黄色尿，是肝肾功能恢复的迹象，所以说在治疗上困难不大。

按 在一千八百年前，没有化验设备，凭经验、凭智慧、凭分析能力，看有尿、无尿、尿色、尿量等，来判断疾病的病位、病素、进退、轻重、脏器的功能，水、电解质代谢情况，血容量情况，预后良否等等，根据病情的轻重缓急辨证施治。难道说这经验不是科学宝贵的吗？

原文 伤寒脉浮，医以火迫劫之，亡阳，必惊狂，卧起不安者，桂枝去芍药加蜀漆牡蛎龙骨救逆汤主之。（115）

浅译 发热性病，医生用火法强攻，迫使病人出大汗，造成水、电解质的严重丢失，出现了惊狂、卧起不安等脑神经精神症状，用桂枝去芍药加蜀漆牡蛎龙骨救逆汤治疗。

桂枝去芍药加蜀漆牡蛎龙骨救逆汤方

桂枝三两（去皮）　甘草二两（炙）　生姜三两（切）大枣十二枚（擘）　牡蛎五两（熬）　蜀漆三两（洗去腥）龙骨四两

上七味，以水一斗二升，先煮蜀漆，减二升，内诸药，煮取三升，去滓，温服一升。本云桂枝汤，今去芍药加蜀漆、牡蛎、龙骨。

【临床用法】

1. 药物用量　桂枝9g　甘草6g　生姜9g　大枣12枚　牡

蛎 15g　蜀漆 9g　龙骨 12g

2. 煎服方法　上 7 味，以水 2400ml，先煮蜀漆，当煮至 2000ml 时，加入其他药物，继续煮至 600ml，去掉药渣，分为 3 份，每次服 200ml。

【方药分析】本方以桂枝汤去芍药，更加蜀漆、龙骨、牡蛎而成。方取桂枝甘草相合之辛甘，温养心阳，以救心阳之亡失；生姜大枣调和营卫，补益中焦，以充化源，并能助桂枝甘草温补阳气；龙骨牡蛎皆属重镇之品，可安神明以定惊；而牡蛎与蜀漆相配，又能涤化痰浊，安神止狂。蜀漆即常山之苗，味辛苦而性寒，用于本方尚可去进入心胸的火邪，今临床上多以常山代之。本方去芍药者，一因其味酸苦而性阴柔，非亡阳所宜；二因其能牵制桂枝之性，不利于辛甘补阳之法发挥急救心阳之效。诸药合用，可共奏温复心阳、潜镇安神、化痰开窍、止狂救逆之功。本证因火劫致逆而成病，故本方相应名曰救逆汤。

【方剂功效】补益心阳，镇惊潜敛，兼祛痰安神。

【现代应用】

（1）心脏神经官能症：症见心胸满闷，心悸心慌，胆小易惊，不能安寐，脉细小，舌质淡，或见白腻苔。用本方治疗有较好效果。

（2）癔病：常见于女性有癔病性性格特征者，发病时患者大哭大笑，大喊大叫，蹬足捶胸，手舞足蹈，甚者乱唱乱骂，撕衣咬物，常有装模作样的戏剧性表演。舌苔白腻，脉弦细，可用本方治疗而取效。

（3）阳痿早泄：症见阳痿不举或举而不坚，胆怯多疑，心悸易惊，面白少气，精神不振，寐不安宁，临事即泄，精气清冷，舌质淡青，苔薄白或腻，脉弦细。用本方加入补肾之品如淫羊藿、菟丝子、蛇床子等效果甚佳。

（4）心虚惊恐：由心阳虚所致之惊恐证，可用本方为基础略事化裁而治之。如《伤寒论方医案选编》载：一男性患者，36 岁，病因大惊而起，日夜恐惧而不敢独宿，即使有人陪伴也难安寐而时惊醒。白天不敢独行，即使有人陪伴也触目多惊而畏缩不前。每逢可怕之事，即自发呆而身寒肢厥并阴囊内缩，手足心汗出。发作之后则短气尿多，饮食减少。舌质淡、苔白，脉弦。以本方去蜀漆，加远志、桂圆肉、浮小麦，服 3 剂而夜寐渐安，恐惧感明显减轻，发呆次数大减，可以独自外出行走，不再需人陪伴。

（5）据王氏经验，此方治疗由于自主神经功能紊乱所致的忽寒忽热、心神不宁、口干心悸、肢寒等症状，以及癔病、神经官能症、更年期综合征、精神分裂症、女性青春期交感神经兴奋占优势的某些疾病有良效。如治一男学生，23 岁，失眠、遗精一年，伴腰酸腿软，小便频，耳鸣胁痛，舌苔薄白，六脉虚大。用本方加减，服十余剂，诸症大减，后改汤为丸缓治其本而取效。[王占玺．伤寒论临床研究 [M]．北京：科技文献出版社，1983：168.]

（6）据现代药理研究，龙骨所含之钙能促进血液凝固，减少毛细血管壁的通透性，抑制骨骼肌的兴奋；牡蛎所含的碳酸钙、磷酸钙、硫酸钙能抑制胃酸分泌；蜀漆具有显著的抗疟、抗阿米巴、解热、降低血压、抑制流感病毒的作用。此三药再加入桂枝去芍药汤，即有发汗解热、健胃制酸、抗疟、抗流感病毒、减低兴奋性的作用。[黄奕卿．伤寒方苑荟萃 [M]．厦门：厦门市医药研究所印，1982：34.]

原文　形作伤寒，其脉不弦紧而弱，弱者必渴。被火，必谵语。弱者发热脉浮，解之，当汗出愈。（116）

浅译　患者平素体质有差异，感染的病原体性质也有所不同，所以临床症状体征及其治疗方法也不尽相同。此例患者从症状体征看类似伤寒，但脉搏不弦不紧而是弱。弱脉是水分、营养、抵抗力不足的脉象，也代表致病体毒力减弱之脉象。这里说弱者必渴，是水分不足，皮肤黏膜干燥，组织细胞缺水的表现。机体缺水，如用火攻迫汗大出则加重失水，势必造成严重脱水而出现谵妄现象。脉弱者出现发热脉浮怎么解决呢？可用发汗解热法微汗出则愈，千万不可大汗淋漓。临床也可饮食补给，待患者自身产生抗病力而能有微汗出则愈。

原文 太阳病，以火熏之，不得汗，其人必躁。到经不解，必清血，名为火邪。(117)

浅译 发热性病的初期阶段，医生没按致病因子的性质出方，而是一味地用火熏之。如该例患者，本来感染的致病因子属热性，又用这火热性的治疗方法，反而变成了物理性致病因子，两热合在一起，也没出汗散热，病人倒出现了烦躁不安，到了自愈的时间也仍然不愈。由于毛细血管受热而膨胀，膨胀后的血管因壁薄而容易破裂，所以说必便血。

原文 脉浮热甚，而反灸之，此为实。实以虚治，因火而动，必咽燥吐血。(118)

浅译 中医治病用药，遵循"寒则热之，热则寒之，虚则补之，实则泻之"的治疗原则。此例患者脉浮热甚属实热证，应该泻实降温，不应该用补虚升温的方法治疗。该医生犯了原则上的错误，真可谓是救火投薪，增加火势，加重病情，最后造成血热妄行的吐血现象发生。

原文 微数之脉，慎不可灸。因火为邪，则为烦逆，追虚逐实，血散脉中，火气虽微，内攻有力，焦骨伤筋，

血难复也。（119）

浅译 微脉是脉象微细无力不充盈，血管内缺乏足够的水分所形成；数脉是脉搏较快，是机体有热内温升高的表现。这例患者，既缺水分又有热象，也可以说是身体的水分减少，而温度升高，治疗上应该补水降温，千万不要误用灸法。因为灸法是一种物理性升温方法，用在这例患者身上则成了物理性致病因子，则为火上浇油，势必会产生焦骨伤筋等一系列毒副作用，故不可小视。

原文 脉浮，宜以汗解，用火灸之，邪无从出，因火而盛，病从腰以下，必重而痹，名火逆也。欲自解者，必当先烦，烦乃有汗而解，何以知之？脉浮，故知汗出解。（120）

浅译 脉浮，强调的是病位，说明致病因子在表层，适宜用发汗解表的方法将致病因子排出体外。如果反用火法灸之而使之增热升温，不但致病因子没有出路，火灸反而会加重病情。这种物理疗法用之不当反而成了物理性致病因子，所以称火逆。这例患者怎样才能自愈呢？先应该有心烦，烦致有汗出时，病会痊愈。怎么知道的呢？因为这位患者脉象是浮脉，说明致病因子在机体表层，出汗时给致病因子以出口，使其排出体外病就解除了。

原文 烧针令其汗，针处被寒，核起而赤者，必发奔豚，气从少腹上冲心者，灸其核上各一壮，与桂枝加桂汤，更加桂二两也。（121）

浅译 用烧针的方法使病人发汗，针处被寒，并且有核起而红的，必然会引发胃肠痉挛，并且有肠形鼓动。遇到这种情况怎样处理呢？快用艾灸其核上，再用桂枝加桂汤治疗，使突然侵入人体内的寒流温散出体外则愈。

　　按　本条是仲景处理过这样一个个案病例，不过这种情况也未必全发奔豚。这里也应该注意，无论是哪种方法发汗的时候，突然受寒（包括受风、受寒、接触凉水等）均会引发其他症状，如本条就引发胃肠痉挛。所以后世有"汗水未干，凉水莫沾"的说法。

桂枝加桂汤方

　　桂枝五两（去皮）　　芍药三两　生姜三两（切）　　甘草二两（炙）　　大枣十二枚（擘）

　　上五味，以水七升，煮取三升，去滓，温服一升。本云桂枝汤，今加桂满五两。所以加桂者，以能泄奔豚气也。

【临床用法】

　　1. 药物用量　桂枝 15g　芍药 9g　生姜 9g　炙甘草 9g 大枣 12 枚

　　2. 煎服方法　上 5 味，以水 1400ml，煮取 600ml，去药渣，分 3 次温服。

【方药分析】本方由桂枝汤加重桂枝用量而成。方取桂枝、甘草辛甘合化，温通心阳；芍药、甘草酸甘合化以和荣阴；生姜、大枣能佐桂，甘以化生荣卫之气。本方用桂枝增量至五两，其意在既可解肌通阳，又可平冲降逆。因本证心阳不足，故加大用量以增补益心阳之功；因下焦水寒之气乘机上犯，而桂枝有降逆气之功，故加大用量以平冲降逆。本方与桂枝汤、桂枝加芍药汤药味组成相同，但因为方中桂枝与芍药的比例不同，而各有不同的功效。桂枝汤中桂芍等量，散收相平，开合相须，相反相成，重在调和营卫，解肌走表；桂枝加芍药汤中芍药多于桂枝，敛大于散，故重在缓中和里；本方中桂枝多于芍药，其旨在于平冲降逆而治奔豚。临证时应加以区别应用。

【方剂功效】 温通心阳，平冲降逆。

【现代应用】

（1）奔豚病：

用本方治疗奔豚病的个案屡有报道。如：刘渡舟曾治一崔姓妇，自觉有一股气从两腿内踝，沿阴股向上冲动，至少腹则腹胀，至心胸则心悸胸闷，头出冷汗，精神极度紧张，有死亡的恐惧感，日作三四次，兼见腰酸带下，面色青黄不泽，舌胖质嫩，苔白而润，脉弦数无力。用桂枝加桂汤，另服黑锡丹二钱，共服5剂而愈。[刘渡舟. 伤寒论诠解 [M]. 天津：天津科学技术出版社，1983：76.]

张志民治一67岁女性，有肺结核史，时有咳嗽，痰薄白，半年来时患腹痛，发无定时，发时少腹有一小块，向上冲动，泛泛欲呕，汗出恶风，肢冷，头晕，舌质淡，苔白滑，脉弦滑。方用桂枝加桂汤加茯苓，服5剂而愈。[张志民. 伤寒论方运用法 [M]. 杭州：浙江科学技术出版社，1884：21.]

王庆国曾治一9岁男孩，患病一年余，自觉有一股冷气自小腹上冲，冲至脘腹则拘紧而痛，冲至心胸则胸闷，冲至咽喉则憋气，冲至头则头晕，暂时失去感觉，外人则看其呆坐或呆立。病呈阵发性，1日1~10次不等。医院怀疑为症状性癫痫或小舞蹈病。查其舌质淡，舌苔白滑，脉弦细。用桂枝加桂汤，服7剂而症状消失。黄氏对440例肝郁气滞及其有关证候进行分析，指出奔豚气病主要是边缘系统、下丘脑、自主神经功能失调，交感神经功能偏亢，腹腔神经丛机能紊乱或病损，皮质内抑制过程减退，间脑释放所致。440例观察组中，包括神经、消化、泌尿生殖、心血管、呼吸系统等40多个病种。[黄炳山. 奔豚气与梅核

气之临床及现代病生理基础 [J]. 辽宁中医杂志, 1981 (9): 21.]

（2）经期下焦受寒：张志民曾治一女学生，因月经来潮时登厕遇大风，觉下身一阵阴冷，当夜少腹冷痛，有冷气自痛处上冲胸部。恶寒，口淡，头眩，手脚发冷，发作时全身出冷汗。经用热水袋温腹部后痛渐减而入睡。如此每日发一二次，曾服中西药无效。查患者面色苍黄，舌淡润，腹弦急，按之如鼓，手指冷，脉沉而弦。用桂枝加桂汤再加丁香，服 1 剂后，放冷屁颇多，腹痛及气冲均大减，续服原方 1 剂而愈。[张志民. 伤寒论方运用法 [M]. 杭州：浙江科学技术出版社, 1884：21.]

（3）冠心病心律不齐：自觉有气上冲，便发生早搏，心律不齐，心胸憋闷，舌质淡润，脉细弦者，用本方有效。

（4）脑外伤后综合征：左氏认为脑外伤后综合征的临床表现多样而复杂，一般来说以自主神经功能失调和癔病样症状为主。中医认为气滞血瘀、痰湿中阻是发生本病的主要机理，常见肝脾不和或脾胃不和诸证。其以本方加赤芍、桃仁、礞石、石菖蒲、远志、马尾连、瓜蒌治疗 30 例脑外伤，其中有 23 例服药 2～3 个月症状基本消失，6 例明显好转，1 例略有好转。[左凤云. 对脑外伤后综合征的治疗体会 [J]. 新医药学杂志, 1977 (9)：23.]

（5）其他：临床上神经官能症、胃炎、更年期综合征、慢性结肠炎、神经性头痛见有心胸不适，有气上冲感者可以本方治之。

原文 火逆下之，因烧针烦躁者，桂枝甘草龙骨牡蛎汤主之。(122)

浅译 病位在肌表，致病因子属热性，又用了增加热性的治疗方法，火上加火，所以称火逆。热的位置不在消化道，医生却将靶向指向了消化道而用下药，致使腹泻失水，这样更造成了身体水分的丢失，热度再次升高，这时医生仍然执迷不悟，热因热治，又用烧针迫汗失水，结果出现了脑细胞脱水症状而烦扰躁动不安，用桂枝甘草龙骨牡蛎汤治疗。

桂枝甘草龙骨牡蛎汤方

桂枝一两（去皮）　甘草二两（炙）　牡蛎二两（熬）龙骨二两

上四味，以水五升，煮取二升半，去滓，温服八合，日三服。

【临床用法】

1. 药物用量　桂枝3g　炙甘草6g　牡蛎6g　龙骨6g

2. 煎服方法　上4味，以水1000ml，煮至500ml，去药渣，分3次，每次温服160ml，1日3次。

【方药分析】方用桂枝、甘草辛甘化合，以温通心阳；龙骨、牡蛎潜镇安神以治烦躁。诸药相合，使心阳得复，心神得潜而烦躁得除。

【方剂功效】补益心阳，潜镇安神。

【现代应用】

（1）心阳虚之心悸怔忡：症见心悸怔忡，胆小易惊，多汗面白，舌淡、苔薄白，听诊或心电图检查见有心动过速或心律不齐。可见于风心病、肺心病及甲亢所致心脏病患者，临床应用时可酌加远志、炒酸枣仁、人参、茯苓等。

（2）心阳虚之烦躁不眠：症见心烦难以入睡，或睡中易醒，或多梦纷纭，胆小易惊，或伴见心悸怔忡，舌质淡，脉细小或沉弱，可酌加黄芪、人参、五味子、茯苓等。

（3）心气虚之寐中遗尿：症见睡中遗尿，尿频而量少，面色苍白，神疲乏力，四肢倦怠，小便清长，心悸易惊，脉沉迟无力，舌淡苔白。用本方时可加用益智仁、桑螵蛸、五味子、川断等。

（4）心阳虚遗精：孙氏治一男性，证属心阳虚遗精，患者每日遗精1次，伴腰酸耳鸣，身困乏力，失眠心悸，汗出如水洗，舌淡苔白，脉沉细，方用本方加金樱子、覆盆子，服10剂，诸症大减，后以归脾丸巩固，追访2年未复发。[孙溥泉. 伤寒论医案集 [M]. 西安：陕西科学技术出版社，1986：116.]

（5）老年中风：韩氏报道用本方加味治疗老年中风73例，分为急性期与恢复期两个阶段。急性期中经络者用本方加钩藤、天麻、地龙、半夏。中脏腑闭证用本方加石菖蒲、郁金、钩藤、天麻、地龙、半夏。脱证用本方加麦冬、红参、五味子。恢复期用本方加当归、黄芪、地龙、全虫、牛膝、杜仲、枸杞。结果基本治愈15例，显效47例，无效7例，死亡4例。[韩玉秀. 桂枝甘草龙骨牡蛎汤加味治疗老年中风73例 [J]. 浙江中医杂志，1987（3）：106.]

（6）神经官能症、癔病：丁氏用本方治疗癔病、神经官能症，取得了较好的疗效。如治一女性患者，50岁，因精神创伤后哭笑无常，诊为癔病，经治半年无效。诊见形体消瘦，面色萎黄，表情淡漠，舌淡苔白，脉弦细，以本方加黄芪、当归、白芍、大枣，煎服3剂后，精神好转，心情舒畅，症状减轻，继服原方21剂，精神一如常人。[丁世名. 桂枝甘草龙骨牡蛎汤加味治疗神经官能症38例 [J]. 湖北中医杂志，1983（1）：11.]

原文 太阳伤寒者，加温针，必惊也。（123）

浅译 此条重申当病原体在体表时，最好的办法是"开鬼门"（即打开汗孔发汗的意思），也就是说敞开门将其病原体排解出去。如用"闭门杀贼"的方法多有不妥。此条温针即有此意，但容易引发其他副作用。

按：从第 113 条至第 123 条均是讨论不适合火法的有关病证，并且介绍了误用后出现的一系列毒副反应，提示医者在什么情况下应当慎用。真可谓是宝贵经验，应多加珍惜。

原文　太阳病，当恶寒发热，今自汗出，反不恶寒发热，关上脉细数者，以医吐之过也。一二日吐之者，腹中饥，口不能食；三四日吐之者，不喜糜粥，欲食冷食，朝食暮吐，以医吐之所致也，此为小逆。(124)

浅译　此例病例为病位定错了，治疗方法以及靶向也就跟着错了，产生了些医源性副作用。太阳病应该有发热恶寒的症状，但现在没有，却出现自汗现象。脉象关上细数，是胃液损伤不足的表现，所以断为医生用过吐药所致。按以往的经验是，一两天用吐药者，虽有饥饿感但不能食；三四天时用吐药者，则出现不喜欢食热食，喜欢冷食，同时出现早上食的食物晚上还得吐出来，这是医生误用吐药导致胃暂时停止工作所致。幸亏没有出现大的病变，只算小逆。

原文　太阳病吐之，但太阳病当恶寒，今反不恶寒，不欲近衣，此为吐之内烦也。(125)

浅译　虽然是太阳病的表证，由于用吐药导致大量的胃液损伤，已经造成不同程度的高渗性脱水，故也就没有怕冷的症状，而产生了不欲近衣的怕热现象，所以说这是因吐失水引发内热心烦。应该还有皮肤及口腔黏膜干燥口渴等现象。

原文　病人脉数，数为热，当消谷引食，而反吐者，此以发汗，令阳气微，膈气虚，脉乃数也。数为客热，

不能消谷，以胃中虚冷，故吐也。（126）

浅译 此条举例说，脉数为热的患者，应该对饮食没影响。但是这位患者，不能饮食反而呕吐，查其原因是发汗造成水、电解质代谢失衡，心率稍快致脉数，不是发热所致体温升高 1℃、心跳增加 10～20 次的数脉，所以说这是假热"客热"。不能饮食反而呕吐的真正原因是胃中虚冷，也就是说胃虚动力差且温度低，没能力将饮食腐熟并送入肠道，故而呕吐。

按 此条重点列举患者出现数脉，不一定都是热证。数热迟寒是在不同病种的情况下说的，比如临床上常有心动过速和心动过缓的患者，心动过速而致脉数的患者体温不高，也没有内温高的热证；心动过缓而致脉迟的患者体温不低，也没有内温低的寒证。

原文 太阳病，过经十余日，心下温温欲吐，而胸中痛，大便反溏，腹微满，郁郁微烦，先此时自极吐下者，与调胃承气汤。若不尔者，不可与。但欲吐，胸中痛，微溏者，此非柴胡证。以呕，故知极吐下之。（127）

浅译 外感发热性病，已超过应当痊愈的时间有十多天，但是还未痊愈，因为这例患者总是还有胃部不适，温温欲吐，胸中痛，大便不干反而稀溏，腹部有些胀满，郁闷微烦等症状。如果以上这些症状是经过用大量催吐、泻下药所致者，就可用调胃承气汤治疗；如果没用过吐下药则不可用该方。并提示说，欲呕吐，胸痛，便溏，腹微满，微烦等症状不是柴胡汤的适应证。现在患者的欲呕吐等症状是因为用剧烈的催吐泻下药刺激所致，也就是说，上述症状属药物中毒症状，所以用调胃承气汤清解药物余毒，消除胃肠黏膜水肿则愈。

原文 太阳病六七日，表证仍在，脉微而沉，反不结胸，其人发狂者，以热在下焦，少腹当硬满，小便自利者，下血乃愈。所以然也，以太阳随经，瘀热在里故也，抵当汤主之。（128）

浅译 此条的诊断思路非常明确，通过从太阳病六七日，头身痛恶寒发热等表证仍在看，脉象应该是浮脉，但是脉微而沉，这是引起医生关注的问题。因为脉沉为身体内部有病的表现，说明上述表证是由内部炎症引起的全身性症状，所以通过触摸上腹，没有压痛，没有反跳痛，也没有腹肌紧张等而排除腹膜炎、肠梗阻等急腹症，故说"反不结胸"。但病人有狂乱不清的体征，那就肯定病位还靠下，结果是下腹部硬满，压痛反跳痛，因为这里有膀胱所在，所以先除外是否尿潴留，通过了解，患者排尿正常，当时排除尿潴留。故断定，这是发病初期阶段没有彻底将病原体完全排解，使部分病原体随血循环进入内部，停留在下腹部的某些器官组织，形成充血、瘀血、水肿的炎性现象，故用抵当汤去逐血化瘀，消退水肿，吸收炎症，达到解除上述症状的目的，所以说下血乃愈。这也为逐血化瘀药能吸收炎症奠定了基础。

抵当汤方

水蛭　虻虫各三十个（去翅足，熬）　桃仁二十个（去皮尖）　大黄三两（酒洗）

上四味，以水五升，煮取三升，去滓，温服一升。不下更服。

【临床用法】

1. 药物用量　水蛭 15g　虻虫 15g　桃仁 15g　大黄（酒

洗）9g

2. 煎服方法　上4味，以水1000ml，煮取600ml，去药渣，温服200ml。

3. 见效停药　服药后如瘀血得下而症减者，即应停服，以免药过伤正。

4. 不效更服　如服药后瘀血不下，可更服之。

5. 正虚慎用　体弱、年迈、孕妇当慎用或禁服。

【方药分析】本方用酒洗大黄、桃仁、水蛭、虻虫，可谓集活血化瘀药之大成，非一般活血剂所能比拟。方中水蛭、虻虫直入血络，行血破瘀，药力峻猛，有单刀直入之势；又得酒洗大黄泻热逐瘀以推荡，桃仁行血化瘀之滑利，可谓相得益彰。四药合用，血行瘀下，诸症自解。

【方剂功效】破血逐瘀。

【现代应用】

(1) 血瘀经闭：用本方治疗血瘀经闭的报道较多，如邓氏用本方治血瘀经闭、少腹硬满拒按者有效。张志民用本方治一室女停经11个月者，症见腹部膨胀似孕妇，按之坚硬如石，用本方加减服一月有余，腹部平复，月经正常而愈。[张志民. 伤寒论方运用法 [M]. 杭州：浙江科学技术出版社，1884：21.]

(2) 血瘀痛经：用本方治疗血瘀痛经有佳效。印会河曾用本方治疗两例顽固性痛经，一例是子宫狭窄，一例有双侧结核性输卵管炎、输卵管不通、散在性子宫肌瘤，均以本方化裁而治愈。[印会河. 抵当汤新用 [J]. 北京中医学院学报，1980 (3)：17.]

(3) 晚期血吸虫病肝脾肿大：罗氏报道用本汤治疗51例晚期血吸虫病肝脾肿大者，观察治疗一段时间后肝脾都有不同程度的缩小。[罗惠森. 中医治疗晚期血吸虫病49例报告 [J]. 广东中医，1957 (3)：11.]

（4）精神分裂症：根据《伤寒论》用本方治疗发狂、如狂的论述，以本方治疗精神分裂症因血瘀有热所致者有较好的疗效，尤以少女之青春期精神病伴有月经不调者为佳。

（5）脑血栓形成：对脑血栓形成急性期症见发热、神昏或谵语遗尿、大便秘结不下、手足偏废、舌苔黄燥、脉弦劲有力者，可用本方攻下瘀热而取效。

（6）慢性前列腺炎急性发作：张志民治疗一男性患者，有淋病史，20日前发作，头痛肢楚，腹痛，下利日十余次，所下为泥状红色黏液，6日后开始尿血，尿时尿道刺痛，尿后痛减，尿中杂有少许血水，伴头痛、耳鸣、胸闷，少腹硬满疼痛拒按，用本方合桃核承气汤，服3剂而各症均除，后以当归芍药散2剂善后而愈。[张志民.伤寒论方运用法 [M]．杭州：浙江科学技术出版社，1884：164.]

（7）脑震荡后遗症、外伤性癫痫：用本方治疗脑震荡后遗症症见头痛固定不移，夜眠不实，多梦健忘，或脑外伤后之癫痫病，舌质暗脉沉涩者，每有良效。

（8）跌打损伤、瘀血凝滞之心腹满痛：跌打损伤后，瘀血凝滞所致心腹满闷，疼痛不已，伴见烦躁难耐，舌质青暗，脉沉涩者，可急以此汤煎服以破除瘀血。

（9）健忘：抵当汤治健忘证属瘀血所致者效佳。据已故河南名医周连三先生经验，此证临床常见面色晦暗或紫黑，毛发干枯而少光泽，眼眶青紫，口唇紫绀，舌紫或有瘀斑，漱水不欲咽，脉多弦大，大便不爽者居多，只要有以上见症，对于便色漆黑有泽、少腹硬满之症不必悉具。喜忘而阳事易举之症，服本方多效。[张志民.伤寒论方运用法 [M]．杭州：浙江科学技术出版社，1884：164.]

（10）卵巢囊肿破裂：日人矢数道明治一26岁妇女，妊娠4个月，某日右下腹突发剧烈疼痛，辗转不安，右回盲部可触及鸡卵大肿块，与大黄牡丹皮汤，但次日自觉渐渐腹满，右下腹部肿块肿大显著，达到儿头大小，当时在痛苦之时，突然疼痛消失。诊为卵巢囊肿破裂，与抵当丸，日下黑便数次，数日后下腹瘀血已消，肿块恢复原形。后以手术取出破裂之囊肿，后生3胎。[矢数道明．临床应用汉方处方解说［M］．北京：人民卫生出版社，1983：305.]

（11）据张志民教授经验，用此方时，瘀血在上者，加桂枝，大黄酒制；瘀血在下者，重用水蛭，以破下焦污积之血，同时酌增桃仁以滑利之，并加川牛膝以引药下行；热重瘀甚者，增大大黄之量；兼湿热者加黄柏；脉沉结，兼有寒热错杂之证，另加附子以通阳破结，又有泻下止痛之功。陈自明用本方送服大黄加地黄，名之通经丸，证实人虚者宜之。[张志民．伤寒论方运用法［M］．杭州：浙江科学技术出版社，1884：164.]

原文 太阳病，身黄，脉沉结，少腹硬，小便不利者，为无血也。小便自利，其人如狂者，血证谛也，抵当汤主之。（129）

浅译 急性疾病，观患者身黄无血色，脉象沉结，说明病位在内部，触诊发现小腹硬满压痛，如果患者无尿，为尿潴留所致，则不是血瘀所致；如果患者小便通利尿量正常，病人痛苦如狂者，可确诊为瘀血所致，故用抵当汤治疗。

按 此条出现"身黄"，《千金方》作"身重"，诸家多为"黄疸"。笔者认为是急性内出血引发的急性贫血及剧烈疼痛而致的面、身皆无血色之身黄，临床内出血、内绞痛，痛苦如狂，甚至休克者，均是体无血色，俗称"腊黄"。如宫外孕致内出血内绞痛的患者，均出现之述症状体征。与黄疸之"面目及身黄"不同。再者，黄疸皆因肝胆疾病引起，病位在胸胁。此病位在少腹，小便也通利，实在没有引发黄疸的可能。

原文 伤寒有热，少腹满，应小便不利，今反利者，为有血也，当下之，不可余药，宜抵当丸。（130）

浅译 感染性疾病体温偏高，小腹胀满，应该小便少或无尿引发膀胱充盈所致，但是，患者排尿正常，所以说少腹满为瘀血炎症造成，应当用下瘀血之法。由于该患者比上两例病情较轻，故不宜用猛药，宜用抵当丸。

按 此例患者没有少腹硬，没有身黄，没有如狂等急性、危重病之症状体征，所以将抵当汤换为丸剂，因为"汤则荡之，丸则缓之"，可见用药之谨慎。

抵当丸方

水蛭二十个（熬）　　虻虫二十个（去翅足，熬）　　桃仁二十五个（去皮尖）　　大黄三两

上四味，捣分四丸，以水一升，煮一丸，取七合服之，晬时当下血，若不下者更服。

【临床用法】

1. 药物用量　水蛭10g　虻虫10g　桃仁20g　酒制大黄9g

2. 煎服方法　将上4味共捣烂，分为4份，合为4丸。服用时取1丸，以水200ml煮之，待煮至140ml时，停火，取药汁服之。

3. 见效停药　服药24小时后，如见下血者，为药已取效，当停服。

4. 不效更服　若服药24小时后，无下血者，为药轻而病重，可再煎丸服。

【方药分析】 本方药物组成与抵当汤完全相同，但本方中水

蛭、虻虫的用量减少了 1/3，桃仁增加了 5 个，且改汤为丸，以取峻药缓攻之意，是于破血逐瘀药中别出一法。

【方剂功效】 缓攻瘀结。

【现代应用】

（1）瘀血发热作渴：损伤跌仆，或手术后，或内出血后，瘀血内积而化热，症见发热不退，心腹急满，或腹中作痛，舌质紫暗或有瘀斑，脉沉涩或沉结，可用此方治之使瘀行热退而症除。

（2）产后恶露不尽：产后恶露不尽，凝结成块，腹中疼痛，可于再次妊娠分娩后用此方，不过十日，其块尽消。

（3）据张琪教授经验，本方对结核性（干性）胸膜炎、结核性腹膜炎、肝脾肿大、炎症包块等均有一定的治疗作用。[张琪. 积聚症一例治疗介绍［J］. 哈尔滨中医，1965（9）：17.]

（4）抵当汤后所载诸证，凡病势稍缓者，均可改方为丸，缓为调理而取效。

原文 太阳病，小便利者，以饮水多，必心下悸；小便少者，必苦里急也。（131）

浅译 外感发热性病，虽然排尿正常，但饮水过多过快，势必会增加心脏负担，而致心律、心率短时间的失常，引起患者有心下悸动的感觉；如果排尿不畅通甚至不能排尿，也势必导致尿潴留，引起膀胱充盈、憋痛欲急排尿的感觉，所以称必苦里急。

本篇小结

第 31～57 条主要介绍了葛根汤、麻黄汤、大青龙汤、小青龙汤、桂枝汤，这些有发汗解热作用的方剂如何灵活使用。

第 58 条主要肯定了汗、吐、下、亡血、亡津液等对疾病的调解及治疗作用。

第59～97条主要介绍了发汗后发汗过多及吐、下后所出现的其他病变及其相应的补救措施，并重点强调了五条不可发汗的病情。

第98～131条主要介绍了大、小柴胡汤，小健中汤，桃仁承气汤，抵当汤及丸等如何辨证使用，以及不适宜火攻的病证及其对火攻太过的补救措施。

辨太阳病脉证并治（下）

原文 问曰：病有结胸，有脏结，其状何如？答曰：按之痛，寸脉浮，关脉沉，名曰结胸也。何谓脏结？答曰：如结胸状，饮食如故，时时下利，寸脉浮，关脉小细沉紧，名曰脏结，舌上白苔滑者，难治。（132）

浅译 本条讲述结胸与脏结的鉴别，症状体征有什么不同。结胸证有腹部压痛，腹肌紧张，为主要特征，应该不能进饮食，未说是省文，现代临床多属腹膜炎，胃出血，消化系炎症，肠梗阻等；脏结也有腹部压痛等炎性特征，但可进饮食，时时腹泻，再观察脉搏，发现寸脉浮，关脉小细沉紧，这是因为失钠多于失水，出现了血容量不足现象，因为失钠会造成内温低属阴证所以称脏结，如果舌苔白滑者，说明电解质丧失过多，所以称难治。

原文 脏结无阳症，不往来寒热，其人反静，舌上苔滑者，不可攻也。（133）

浅译 脏结无阳证，是说没有大热大渴失水多于失钠的高渗性脱水现象；不往来寒热，是说也没发热寒战体温升高不下的高热耗水现象；其人反静，是与高渗性脱水的烦躁不安相鉴别，因为这反静是电解质缺乏所表现的神志不清木僵等现象；舌上苔滑，是低渗性脱水致细胞水肿表现，与高渗性脱水时的细胞脱水舌体干燥舌上有芒刺，口腔黏膜干燥等相鉴别；由于脏结属于电解质缺乏，故不可用攻下法再去丧失电解质。

原文 病发于阳，而反下之，热入因作结胸；病发于阴而反下之，因作痞也。所以成结胸者，以下之太早故也。(134)

浅译 如果病原体在宿主的体表时为发于阳，此时应该用汗法去散解，这时如果将靶向指向无辜的消化道，误用了下法，不但消减了宿主的抗御能力，也容易将病原体引入消化系，形成消化系炎症及腹膜炎等；如果本来就电解质缺乏，血容量不足的阴性病，这时再用泻下药使电解质再丢失，导致消化机能减弱而为痞。故概括地说，凡引起结胸者，皆下之太早。

原文 结胸者，项亦强，如柔痉状，下之则和，宜大陷胸丸。(135)

浅译 结胸者，项亦强，如柔痉状，是描述患者那种强迫性体位，如急性腹膜炎时，出现压痛、反跳痛、腹肌紧张、板状腹，这时患者不能低头或前俯，因为这样的动作会使疼痛加剧，所以称强迫性体位，也就是所谓的"如柔痉状"。至于"下之则和，宜大陷胸丸"，似乎有些矛盾，前面说结胸者是因下之太早，怎么得了结胸反用下法呢？这是因为前面误用了下法，将表层的病原体引入了机体内部，造成了结胸证。既然病原体已经深入体内了，总得想办法将它驱除出去，因为当时还没有抗生素，所以还是选用了比其他方法捷径的下法，将病原体从消化道排出体外，而达到治疗炎症的作用。

大陷胸丸方

大黄半斤　葶苈子半升（熬）　芒硝半升　杏仁半升（去皮尖，熬黑）

上四味，捣筛二味，内杏仁、芒硝，合研如脂，和散，取如弹丸大一枚，别捣甘遂末一钱匕，白蜜二合，水二升，煮取一升，温顿服之，一宿乃下，如不下，更服，取下为效。禁如药法。

【临床用法】

1. 药物用量　大黄24g　炒葶苈子25g　芒硝25g　杏仁（炒黑）25g　甘遂末（备用）。

2. 煎服方法　将大黄、葶苈子捣细过筛，加入芒硝、杏仁共同研细合匀，丸如弹丸大小的药丸（约重9g）。用时取药一丸，另取甘遂末1g，以白蜜40ml，水400ml，煮药丸与甘遂末至200ml，一次温服。

3. 见效停药　服药后经一夜当泄利，此为药物取效的反应。见泄利后当停药。

4. 不效更服　如一夜后无泄利，可再依前法继服，以服药后泄利为效。

5. 药后禁忌　参照桂枝汤条下之服药禁忌。

【方药分析】本方以大陷胸汤为基础，更加杏仁、葶苈子、白蜜而成。方中大黄、芒硝、甘遂合用，既可泻热破结，又能攻逐水饮，为本方之主药。因其病位偏上，故用杏仁宣肺利气，葶苈子泻肺利水，务使肺气宣达而水之上源疏畅，则凝结高位之邪必将随之而下。本方作用峻猛，但由于采取煮丸之法，硝、黄、葶、杏合研，仅取如弹丸一枚，用量不大，且方又有白蜜，味甘而缓，使泻下之力缓缓而行，不至于一掠而过，而有遗邪于上的弊端。方后注云："一宿乃下，如不下，更服，取下为效。"这与服大陷胸汤后"得快利，止后服"比较，显然有丸缓而汤峻之意。

【方剂功效】泻热逐水，峻药缓攻。

【现代应用】

（1）凡"大陷胸汤"条下所载之诸证体质偏弱，正气偏虚，以及病势偏重于上者，可以本方化裁治疗。

（2）慢性支气管炎、哮喘、肺气肿、胸膜炎、胸腔积液等病属于水热互结，病势偏盛于上，形证俱实者，可用本方化裁治疗。如刘渡舟曾治罗某，素有茶癖，每日把壶常饮，习以为常，身体硕胖，面目光亮，每以身健自豪，冬季感受风寒后，自服青宁丸与救苦丹，病不效而胸中硬满疼痛，呼吸不利，项背拘急，俯仰为难。诊其脉弦而有力，舌苔白厚而腻。辨为饮伏胸膈，而风寒又化热入里，热与水互结于上，乃大陷胸丸证，为书原方改丸为汤，服1剂，泻下两次，而胸中顿爽，又服1剂，泻下4次而病愈，自此饮茶之嗜亦淡。［刘渡舟.新编伤寒论类方［M］.太原：山西人民出版社，1984：81.］姜春华也认为，本方通用于胸水、腹水。［姜春华.伤寒论识义［M］.上海：上海科学技术出版社，1985：63.］

原文 结胸证，其脉浮大者，不可下，下之则死。（136）

浅译 结胸证，脉搏浮大，如浮大有力，为在体表的病原体还很强盛，再用下法，还会引贼深入，加重病情；如浮大无力，是代表抵抗力低下，身体较虚，水、电解质相对不足，对损伤消化液的下法所带来的水、电解质的再丢失，患者的身体实在是难以承受，故说不可下，下之则死，是提醒医生要高度重视。

原文 结胸证悉具，烦躁者亦死。（137）

浅译 因结胸证涉及到腹膜及消化系炎症及部分肠梗阻病人，这些病人多数进饮食比较困难，加上腹腔内渗出液的增多，极容易导致水、电解质、酸碱代谢紊乱，所以说出现烦躁不安现象为危险信号。

原文 太阳病，脉浮而动数，浮则为风，数则为热，动则为痛，数则为虚，头痛发热，微盗汗出，而反恶寒者，表未解也，医反下之，动数变迟，膈内拒痛，胃中空虚，客气动膈，短气躁烦，心中懊憹，阳气内陷，心下因硬，则为结胸，大陷胸汤主之。若不结胸，但头汗出，余处无汗，剂颈而还，小便不利，身必发黄。（138）

浅译 本条以太阳病，脉浮而动数，说明病原体还在患者的体表。也就是病位在表层，病素为风邪，病性为热性，此时患者的身体素质为虚型，抗病力差，症状为头痛发热，微盗汗出，而反恶寒。按上述情况应该将靶向对准表层，使病原体就近从表层解散。但医生没有这样做，而是将靶向对准了内部，给了潜伏在表层的病原体可乘之机，这攻下药便成为引贼入内的向导，并侵犯到胸膜或腹膜或消化道，成为炎性变。也由于侵犯的位置不同，故也出现了不同症状体征。如果形成结胸证的，就用大陷胸汤，将侵入内部的病原体在内部找出路，从下消化道驱除出去。如果侵入内部的病原体没进入胸膜、腹膜等而是进入了肝胆，造成胆红素剧增，这时只是头部有汗，全身无汗，说明其毒素不能从汗排解，现在又出现无尿现象，胆红素更很少从尿里排出，所以说必然形成黄疸。

大陷胸汤方

大黄六两（去皮）　芒硝一升　甘遂一钱匕
上三味，以水六升，先煮大黄取二升，去滓，内芒硝，煮一两沸，内甘遂末，温服一升，得快利，止后服。

【临床用法】

1. 药物用量　大黄18g　芒硝25g　甘遂1g

2. 煎服方法　上3味，以水1200ml，先煮大黄至400ml，去药渣，加入芒硝，再煮一两沸，加入甘遂末，分为两份，温服200ml。

3. 见效停药　服药后如在12小时内见下利较多，为药已中病，当停药。再视病情轻重改用其他药物调理。

4. 不效继进　若服药后未见下利，可于第2日再服200ml。

【方药分析】本方乃泻热逐水之峻剂，方中甘遂辛甘而寒，既能泻热，又为逐水之峻药，长于泻胸腹之积水。《本草逢源》记载"水道利，则水气散；谷道利，则宿积除。甘遂行水气则逐宿积，故利水谷道"。大黄苦寒，攻在泻热荡实。芒硝咸寒，意在软坚而破水热之结。大黄配甘遂能清热泻下峻泻水饮；芒硝助甘遂能逐水荡涤邪热。三药相伍，泻热逐水之力迅猛，可使结开热泄水去而诸证悉除。由于本方泻下之力迅猛，且甘遂有毒，故须中病即止，不可过量，故方后注有"得快利，止后服"之告诫。

【方剂功效】泻热逐水开结。

【现代应用】

（1）急性胰腺炎：郑氏报道用本方加柴胡、黄芩、木香、元胡等组成清胰汤，并结合针刺治疗急性胰腺炎1000例，有效率达95%以上。史氏报道治疗急性胰腺炎81例，其中对坏死型者用本方治疗取得较好的疗效。刘氏报告，在治疗120例急性胰腺炎的实践中，体会到对重型胰腺炎，除用利胆2号外，必须应用大陷胸汤甘遂末等通里攻下，病情才能缓解。上海市嘉定县人民医院报告，用大陷胸汤加减治疗急性胰腺炎20例，治疗过程中不禁食，不补液，不用抗生素，其腹痛平均缓解时间为19.5

小时，腹痛完全缓解时间为68小时。[辽宁中医研究院. 伤寒论方证研究 [M]. 沈阳：辽宁科学技术出版社，1984：120.]

（2）胆系感染：邓氏报道用本方加减治疗胆囊炎、胆石症、胆道蛔虫症、胆道感染共44例，治愈39例。[高钦颖. 名方研究应用精选 [M]. 西安：西北大学出版社，1993：59.]

（3）肠梗阻：

天津南开医院等单位在中西医结合治疗急性肠梗阻中，用本方加厚朴、枳实组成复方大陷胸汤，治疗急性肠梗阻，证见腹痛拒按，腹胀痞满，尿黄赤，苔黄或燥，舌质红，脉洪数，属肠腑热结，正气未衰者有较好疗效；对肠腔积水较多，水走肠间漉漉有声的重型肠梗阻，以甘遂通结汤（本方减芒硝，加桃仁、赤芍、生牛膝、厚朴、木香）治疗，也取得了较好的效果。[天津南开医院. 新急腹症学 [M]. 北京：人民卫生出版社，1978：212.]

又如河北新医大第二医院外科中西医结合急腹症组报道，采用以通里攻下为主的甘遂通结汤治疗腹腔积液较多的重型肠梗阻，用减味大陷胸汤（本方去大黄）或单味甘遂末治疗各种类型肠梗阻及小儿蛔虫团阻塞性肠梗阻，有良好效果。[河北新医大学第二医院外科. 中西医结合治疗急性肠梗阻140例 [J]. 中西医结合治疗急腹症通讯，1975（2）：38.]

北京海淀医院以该方散剂治疗肠梗阻30例，27例获效，3例改手术治疗。[北京市海淀医院外科急腹症小组. 甘遂硝黄散在外科急腹症中的应用 [J]. 中草药通讯，1979（9）：35.]

（4）胃溃疡合并穿孔：北京海淀医院报道用本方治疗胃溃疡合并穿孔者23例，服药5～7天均获痊愈。[北京市海淀医院外科急腹症小组. 甘遂硝黄散在外科急腹症中的应用 [J]. 中草药通讯，1979（9）：35.]

（5）腹膜炎：北京第六医院报道用本方治疗腹膜炎401例，

治愈38例，治愈率达95%。〔高钦颖. 名方研究应用精选 [M]. 西安：西北大学出版社，1993：59.〕

（6）支气管炎：林氏报道用本方治疗喘息性支气管炎31例，一般服药2~6剂后均获疗效。〔高钦颖. 名方研究应用精选 [M]. 西安：西北大学出版社，1993：59.〕

（7）流行性出血热：傅氏报道用本方化裁治疗8例流行性出血热危重患者，均安全渡过少尿期而进入多尿期。王氏报道用该方治疗出血热少尿期，有导水下行之效。〔高钦颖. 名方研究应用精选 [M]. 西安：西北大学出版社，1993：59.〕

（8）结核性胸膜炎：刘氏报道用本方治疗结核性胸膜炎有胸水者8例，均获痊愈，2年内随访无复发。邓氏报道也有较好疗效。〔高钦颖. 名方研究应用精选 [M]. 西安：西北大学出版社，1993：59.〕

（9）其他：另有用该方变通治疗肺炎、心包炎、精神分裂症、肝脓疡、胃下垂，以及孕妇大小便俱闭、呕哕昏沉，感冒之后饮食过量、胸脘结痛等疾患的个案报道，也取得了较好的效果。

（10）药理作用：

管氏所做的动物实验表明，该方具有类似速尿的利尿作用，能促进钠离子、钾离子的排泄，对治疗肾功衰竭时的离子紊乱有效；对家兔肾功衰竭模型能改善肾衰症状，具有促进排尿，减少胸腹水，加速毒物排泄，减轻肾脏损害，促进细胞再生，加强肾组织防卫机能等作用；并通过毒理试验表明，本方煎剂的半数致死量为232g/kg。〔高钦颖. 名方研究应用精选 [M]. 西安：西北大学出版社，1993：59.〕

另有实验表明，本方具有明显的泻下作用，服用该方后可先出现腹泻，两小时排尿，从而有减轻组织水肿的作用，这一作用对治疗流行性出血热少尿期的组织水肿有益。

（11）应用注意：①甘遂末为本方主药，须以末冲服，才能充分发挥药效；②甘遂的用量据现代应用经验，以每剂 1g 为宜；③本方泻热逐水之力峻猛，一般以体质壮实者为宜，且应中病即止，以防伤及正气；④应用本方时一定要抓住阳热之邪内盛，正气不衰的病机方可应用，对于年高体弱之人或孕妇，应忌用。

原文 伤寒六七日，结胸热实，脉沉而紧，心下痛，按之石硬者，大陷胸汤主之（139）

浅译 此条又举例说，得病六七天，未经用下药而病原体自行深入，形成结胸证，并且是炎症很重的"热实"证，脉沉而紧，是说沉为病位在里而不在表，紧为有疼痛时的脉象，所以症状出现上腹部痛，体征为按之石硬的"板状腹"，表明炎性疼痛时的腹肌紧张。既然确诊成结胸证，所以还是用大陷胸汤治疗。

原文 伤寒十余日，热结在里，复往来寒热者，与大柴胡汤；但结胸，无大热者，此为水结在胸胁也，但头微汗出者，大陷胸汤主之。（140）

浅译 得病十余日，病原体已内侵入里，由于病原体侵入的部位不同，脏器不同，所出现的症状体征也不同。故本条说同样是热结在里，这位患者则表现往来寒热，也就是说只是高热寒战往来发作，还没有出现结胸证症状，此时就用大柴胡汤治疗；如果患者已经出现了压痛、反跳痛、腹肌紧张等结胸证的症状体征，这时也没有高热出大汗现象，只是头部微汗出，已经有炎性渗出，形成渗出性胸膜炎，渗出性腹膜炎，所以说"此为水结在胸胁也"。这时就用大陷胸汤治疗。

原文 太阳病，重发汗而复下之，不大便五六日，舌上燥而渴，日晡所小有潮热，从心下至少腹硬满而痛，

不可近者，大陷胸汤主之。（141）

浅译 发热性病，重发汗而复下之，说明已丢失了体液及消化液。但是由于患者身体素质不同，从这例患者看，是失水多于失钠，由于肠液减少，所以造成大便干燥并且五六天不下，因为是高渗性脱水，所以出现黏膜及舌体均干燥少津，并且口渴；由于粪便日久不下会分解产生大量毒素，因而影响体温，引起午后低热；"从心下至少腹"是说从上腹到下腹整个腹部；"硬"是腹肌紧张时的"板状腹"；"满"是腹部胀满；"痛不可近"是典型压痛反跳痛，这也是现代急腹症中腹膜炎、肠梗阻等出现的典型症状体征，所以也是大陷胸汤的适应证。

原文 小结胸病，正在心下，按之则痛，脉浮滑者，小陷胸汤主之。（142）

浅译 小陷胸病，疼痛的范围小，只局限在上腹胃脘部，只有压痛，没有反跳痛，没有腹肌紧张的"板状腹"，脉浮滑者，这里是代表患者抵抗力与致病体均很强盛，可用小陷胸汤主治。临床如胆囊炎、胃炎、胰腺炎等凡符合小陷胸病者，均可用小陷胸汤治疗。

小陷胸汤方

黄连一两　半夏半升（洗）　栝蒌实大者一枚

上三味，以水六升，先煮栝蒌，取三升，去滓，内诸药，煮取二升，去滓，分温三服。

【临床用法】

1. 药物用量　黄连3g　半夏12g　栝蒌30g
2. 煎服方法　以水1200ml，先煮栝蒌至600ml，去药渣，再下半夏、黄连，继续煎煮至 400ml，去药渣，分 3 次温服，每次服约 130ml。

【方药分析】小陷胸汤中黄连苦寒，能泻心下热结；半夏辛温，善涤心下痰饮；栝蒌实甘寒滑润，除能荡热涤痰，导痰开结以下行外，尚可助黄连清热，协同半夏化痰。三药配合，相得益彰，使痰热各自分清，结滞得以开散。

小陷胸汤与大陷胸汤相比，黄连志清泄热结，轻于大黄之泻热破结；半夏之化痰开结，缓于甘遂之峻泻逐水；栝蒌实之清热润下，轻于芒硝之软坚泻实。由于本方较大陷胸汤为缓，故名为小陷胸汤。

【方剂功效】清热化痰开结。

【现代应用】

（1）急慢性胃炎、胃脘痛：聂惠民用本方治疗急慢性胃炎证见胃脘隐痛或胀痛，伴有恶心欲吐，大便秘结，口干舌红，苔淡黄且腻，脉弦滑者每取佳效。若兼有心烦胸闷者，可合入栀子豉汤开郁清热除烦；疼痛为甚者，可加元胡、川楝子、香附理气止痛；兼恶心呕吐者，可加陈皮、竹茹、生姜等降逆止呕；兼肝郁痛引胁下者，可合入四逆散解郁止痛；兼嘈杂泛酸者，可加乌贼骨制酸止痛；兼口干少津，胃酸缺乏者，可加乌梅、白芍、甘草、麦冬酸甘化阴而生津。

（2）慢性胆囊炎：张沛虬用本方治慢性胆囊炎证见寒热交作，恶心胸闷，口苦苔黄等，用本方加柴胡、黄芩、枳实、郁金，效果甚佳。[浙江医科大学第一期西学中提高班. 伤寒论方古今临床 [M]. 杭州：浙江科学技术出版社，1983：78.]

聂惠民以本方合小柴胡汤加枳实、竹茹，治疗慢性胆囊炎症见脘腹疼痛牵引右胁，时时欲呕，口干舌苔黄腻，脉弦滑者，效果理想。

（3）胆道蛔虫症：徐氏报道以小陷胸汤为基本方治疗胆道

蛔虫症 11 例，取得较满意的效果。疼痛剧烈者加川楝子、元胡；便秘者加大黄、桃仁；烦热者加黄芩、竹茹；腹胀者加枳实、莱菔子；驱虫加使君仁、雷丸、槟榔；出现黄疸者加茵陈、栀子；偏寒者加干姜、细辛；制虫加花椒；无浊腻苔亦可加乌梅。徐氏认为方中半夏能麻醉胃的自主神经而止呕，麻醉虫体而制止其活动；黄连能消除因虫体活动而引起的局部感染；栝蒌善于润肠通便，对排出虫体大有益处。［徐先彬．小陷胸汤加味治疗胆道蛔虫病［J］．成都中医学院学报，1980（10）：45.］

（4）其他：另有该方加减化裁治疗胸膜炎、急慢性支气管炎、慢性肝炎、急性胰腺炎、肺炎、肺心病、冠心病、麻疹合并肺炎心衰等取效的个案报道。

原文 太阳病，二三日，不能卧，但欲起，心下必结，脉微弱者，此本有寒分也。反下之，若利止，必作结胸；未止者，四日复下之，此作协热利也。（143）

浅译 太阳病二三日，患者不能平卧，但欲坐起，这是因为患者电解质缺乏而致胃肠蠕动减慢，胃部积气太多，平卧时可向上挤压心肺，坐起时胃部下沉，减少胸腔压力，故不能卧，但欲起；由于这是胃气不通所致，所以说这原因是心下必结；如果患者的脉象微弱，这是因电解质缺乏，血容量不足，血流减慢，体温偏低，故说这属寒；那么本来有寒，如此时反用寒下药造成腹泻，再次丢失营养物质及电解质，更致抵抗力降低，即便是腹泻停止，也容易引发腹膜炎等结胸病证；如果腹泻未止，第四天时又复用下药，如此则会造成胃肠炎症加剧。

原文 太阳病，下之，其脉促，不结胸者，此为欲解也。脉浮者，必结胸。脉紧者，必咽痛。脉弦者，必两胁拘急。脉细数者，头痛未止。脉沉紧者，必欲呕。

脉沉滑者，协热利。脉浮滑者，必下血。(144)

浅译 太阳病是指病原体在体表，应该将用药的靶向对准体表，如果错误地对准了消化道，而用了泻下药，这时会将体表的病原体引入体内。此时如果患者脉搏疾促，也没造成结胸证，这是向愈的现象；如果脉浮，是代表致病体较强盛，已引发腹膜炎等结胸病；如脉紧者为咽痛；如脉弦者多伴有两胁拘急疼痛；脉细数的头痛不止；脉沉紧的易出现呕吐，易发胃炎、胆囊炎等；脉沉滑者，易发生腹泻、痢疾等并常伴发热；脉浮滑者易发生大便下血。

按 此条主要提示治病用药时要小心慎重，不要搞错病位，否则会引发一系列病变。至于出现什么脉象则必出现什么病证，只是供临床参考，不可绝对肯定。

原文 病在阳，应以汗解之，反以冷水潠之，若灌之，其热被劫不得去，弥更益烦，肉上粟起，意欲饮水，反不渴者，服文蛤散。若不差者，与五苓散。(145)

浅译 本条又再次重申，当病原体在体表的时候，应该用汗法发散的方法去解除，将其病原体排出体外，是符合治疗原则的。但是，医生没用发汗法，而用了物理降温法，以冷水喷淋、浇洒，这样皮肤因冷却而收缩，极不利于出汗散热，使热散不出去，而烦热症状加重，皮肤也出现了俗称的"鸡皮疙瘩"；由于热能耗水，所以意欲饮水；因为没出大汗而失水，未形成高渗性脱水故说反不渴。这时用文蛤散治疗，如不愈者用五苓散。由于应该发汗而没有发汗，使致病因子没了出路，故用五苓散发汗利尿，使病理产物从汗里尿里排出体外。

文蛤散方

文蛤五两

上一味为散，以沸汤和一方寸匕服，汤用五合。

【临床用法】

1. 药物用量　文蚧 15g。

2. 煎服方法　上 1 味为散，以热开水 100ml 送服 15g。

3. 汗出后调理　如汗出后腹中痛者，可加芍药 15g 于上方中服用。

【方药分析】 文蛤即海蛤之有纹理者，其性咸寒而质燥，咸寒则可胜热，质燥则能渗散水气，加之沸汤又有发汗解表之用，因此服用后可使肌表之水寒得解，被遏之阳得伸而诸证得除。假如服文蛤散未效，则属病重药轻，可用五苓散以通阳化气兼以解表。

【方剂功效】 行水解表，发散郁阳。

【现代应用】 现代很少单用本方治疗的报道，多加入复方中应用。

原文　寒实结胸，无热证者，与三物小陷胸汤，白散亦可服。（146）

浅译　本条告诉说，结胸病不一定都属热实证，也有寒实无热证的。也就是说，没有高热及无高渗性脱水现象的腹膜炎、肠梗阻等，为寒实结胸，这种情况不能用大陷胸汤，适宜用三物小陷胸汤或者是用白散等温下方法治疗。

白 散 方

桔梗三分　巴豆一分（去皮心，熬黑研如脂）　贝母三分

上三味为散，内巴豆，更于臼中杵之，以白饮和服，强人半钱匕，羸者减之。病在膈上必吐，在膈下必利，不利进热粥一杯，利过不止，进冷粥一杯。身热皮粟不解，欲引衣自覆，若以水濮之，洗之，益令热劫不得出，当汗而不汗则烦，假令汗出已，腹中痛，与芍药三两如上法。

【临床用法】

1. 药物用量　巴豆 5g　桔梗 15g　贝母 15g

2. 煎服方法　将巴豆去皮心，炒黑，去尽油，研如脂备用。另将桔梗、贝母捣为散，加入巴豆，在容器中杵研均匀。应用时取制成的散剂 1g 左右，以白米汤和服。

3. 量人用药　体质壮盛者服 1～1.5g，体质弱者服 0.5～0.75g。

4. 药后反应　本药服后，病在膈上者，必吐，病在膈下者必下利。一般服药后均有剧烈的呕吐与下利。

5. 热粥促效　如服药后不下利者，可服热粥一杯，以促进药效发挥。

6. 冷粥减效　如服药后下利不止者，可服冷粥一杯，有止利的作用。

7. 自"身热皮粟"至"与芍药三两如下法"应在文蛤散下。

【方药分析】本方由桔梗、贝母、巴豆三物组成，因其药色皆白，故名白散；又由于药有三味，故也称三物白散。方中用辛热大毒之巴豆，攻逐寒水，泻下冷结，作用十分峻猛，正如《本草汇言》中所说"性甚刚猛，攻关拔固，攻过牵黄，摧滞逐

实，力浮硝戟"，故为方中主药。更用贝母化痰解郁而开结，桔梗开提肺气，既可利肺散结而去痰，又可载药上行，使药力作用于上。三药相合，可将寒水痰饮一举排出体外。方后注云："病在膈上必吐，病在膈下必利。"这是服药后的反应。因本方属温下寒实之剂，故欲加强其泻下作用，可进服热粥，以促进药效的发挥；如下利太过，又可进食冷粥，以抑制其泻下作用。因其药性峻猛，故用白饮和服，既能保养胃气，又能监制巴豆之毒性。因其药性峻猛，故又有因人体质强弱而增减药量之法，以免药过而伤正。

【方剂功效】 温寒逐水，除痰破结。

【现代应用】

（1）肺痈：王氏用本方治疗肺痈 5 例（包括初晚期不同的病例，都是用苇茎汤、葶苈大枣泻肺汤、桔梗汤、泻白散以及青霉素治疗多日而不效者），取得满意疗效。一般下午服药，至晚上泻下数十次，服冷粥一碗而泻止，次日热退，胸畅，咳减痰消，继以肃肺化痰收功。［王焕庭. 桔梗白散治疗肺痈的经验［J］. 中医杂志，1955（4）：55.］蒋氏也有类似的报道。［蒋正方. 我对桔梗白散治疗肺痈的看法［J］. 江苏中医，1958（1）：14.］

（2）白喉：杨氏用本方合《本事方》雄黄解毒丸加黄连，命名为利喉散，治疗白喉呼吸梗阻 101 例，痊愈 82 例，未愈 19 例做气管切开，治愈率为 81.1%。［杨少仙. 利喉散治疗由白喉引起的喉阻塞［J］. 江苏中医，1959（11）：21.］

南京市传染病院、福建省中医研究所、长沙市传染病院均用上方加减治疗白喉呼吸梗阻而取效。日人大冢敬节亦谓：治白喉本方剥离伪膜之效果显著，顿服用之，约 5 分钟即可咯出气管形之伪膜，唯此方乃巴豆之配伍剂，故服用后 30 分钟引起剧烈腹泻，虚证者不可用。［张志民. 伤寒论方运用法［M］. 杭州：浙

江科学技术出版社，1985：172.]

（3）癫病狂乱：对痰气郁结，症见精神抑郁，表情淡漠，寡言呆滞，或语无伦次，或喃喃自语，喜怒无常，动作怪异，伴见胸膈督闷，口多痰涎，脉滑大有力，舌苔白腻或灰褐者，可用本方劫夺痰涎。

（4）寒实结胸：王氏以此方治疗一寒实结胸病人而取效。患者男性，25 岁，痰湿素盛，时值冬日劳动后汗出感寒而受病，胸胁胀痛，甚如锥刺，咳嗽痰多，冷恶欲呕，伴有头晕目眩，纳食不香，大便不行，无发热气急。曾用中西药治疗十余日无明显好转。治用三物白散 1.5g，每日两次，服药第 1 次后腹泻 4 次，次日服用两次后，便中挟有痰涎样白冻 6 次，症状减轻。第 3 日又服两次，又泻下多次。后以六君子汤调理而痊。[王治强等. 三物白散治疗寒实结胸 1 例 [J]. 中医杂志，1982（7）：7.] 另《江苏中医》1961 年第 8 期也有类似病例报道。

（5）寒痰食结：张志民教授曾治一男性患者，61 岁。素有痰饮，赴宴归途感寒，第 2 日就诊，患者以手抚摸胸腹，诉头晕地转，泛泛欲吐。症见喉中痰鸣，痰涎满口，语言不清，胸腹板硬，两手冷，舌质暗红，舌苔黄白浊腻，脉寸关浮滑有力，尺沉，大便 3 日未下。治以三物白散加麻黄，以三药煎送巴豆霜 0.1g。药后半小时，即涌吐痰涎食物残渣，1 小时后开始肠鸣腹痛，随之泻下痰水粪便。吐泻后诉头晕减，神清，胸腹宽舒，手转温。次日以桂枝人参汤调理而愈。[张志民. 伤寒论方运用法 [M]. 杭州：浙江科学技术出版社，1985：172.]

原文 太阳与少阳并病，头项强痛，或眩冒，时如结胸，心下痞硬者，当刺大椎第一间，肺俞，肝俞，慎不可发汗。发汗则谵语，脉弦，五日谵语不止，当刺期门。（147）

浅译 太阳与少阳并病，是说致病因子不只在表层，同时也进入半表半里，出现头项强痛，或眩晕等症状。时如结胸是说不是结胸，而是胃脘部痞满硬痛，这时可针刺大椎、肺俞、肝俞穴。不可发汗，因为病原体不只在体表，发汗不但解除不了病因，反而会因失水而出现谵语、说胡话等脑神经症状。如果这种症状五天都没停止，就针刺期门穴。

原文 妇人中风，发热恶寒，经水适来，得之七八日，热除而脉迟身凉，胸胁下满，如结胸状，谵语者，此为热入血室也，当刺期门，随其实而取之。（148）

浅译 本条提醒说如果女士患了外感，发热怕冷，这时又来了月经，到七八天时，体温脉搏都正常了，但病不等于痊愈，这是体表的病原体乘虚而入，故出现胸胁胀满，说胡话的症状，此时选用针刺期门的方式，去给深入的病原体寻找出路。

原文 妇人中风七八日，续得寒热，发作有时，经水适断者，此为热入血室，其血必结，故使如疟证，发作有时，小柴胡汤主之。（149）

浅译 女士外感七八日，有发冷发热，时发时止的症状，这时又逢月经期，但月经刚来就半路中断了，这也是病原体趁虚而入，造成妇科炎症而月经中断，所以出现发冷发热如疟疾那样发作有时的症状，用小柴胡汤治疗。

原文 妇人伤寒发热，经水适来，昼日明了，暮则谵语，如见鬼状者，此为热入血室。无犯胃气，及上二焦，必自愈。（150）

浅译 此条还是列举了女士在外感发热时，正逢月经来潮，也同样是病原体乘虚而入，出现了不同症状。如此例说白天精神正常，晚上则出现了神经精神症状，但处理的方法却不同。此例患者虽然月经来潮但是没停止，其乘虚而入内的病原体就能随月经排出。因为有出路就不可能出现其他病变，此时最好别用汗吐下的方法去治疗了。因为在表的病原体已入里，所以不用汗法；不在上消化道，所以也不用吐法；不在下消化道也不用下法。此时最好治疗方法是不治疗。所以说"无犯胃气及上二焦必自愈"。

原文 伤寒六七日，发热微恶寒，支节烦疼，微呕，心下支结，外证未去者，柴胡桂枝汤主之。（151）

浅译 此条主要是从病位分析来选用到位的药物。如外感六七日，发热，微怕冷，关节烦痛，是部分病原体在机体表层的症状反应；轻微呕吐，胃脘部撑闷是部分病原体已进入半表半里层。所以用既能清除表层也能清除半表半里病原体的柴胡桂枝汤治疗。

柴胡桂枝汤方

桂枝一两半（去皮） 黄芩一两半 人参一两半 甘草一两（炙） 半夏二合半（洗） 芍药一两半 大枣六枚（擘）生姜一两半（切） 柴胡四两

上九味，以水七升，煮取三升，去滓，温服一升。本云人参汤，作如桂枝法，加半夏、柴胡、黄芩，复如柴胡法，今用人参作半剂。

【临床用法】

1. 药物用量 桂枝 4.5g 黄芩 4.5g 人参 4.5g 炙甘草 4.5g 半夏 4.5g 白芍 4.5g 大枣 6 枚（破开） 生姜 4.5g

（切）　柴胡12g

2. 煎服方法　上9味，用水1400ml，煮取600ml，去滓，每日服3次，每次服200ml，温服。

【方药分析】本方是桂枝汤和小柴胡汤的合方，在剂量上是各取原方剂量的1/2。但由于生姜、大枣和炙甘草为二方所共有，故此三物仅用桂枝汤的1/2，而不再加上小柴胡汤的1/2。如果加上小柴胡汤中的1/2量，则其用量分别应为二两半、三两和十二枚，这样此三物即恢复了原方用量，而不再是半剂，在本方超过柴胡、黄芩和桂枝、芍药的用量，过于甘缓，不利于外散风邪，运转枢机。所以姜、枣、草必须只取桂枝汤的1/2，才使本方成为真正的"半煎"。本方以柴胡汤为主，方名柴胡桂枝汤，而不是桂枝柴胡汤。柴胡桂枝汤主治太阳证与少阳证同时并见的病证，此太阳病少阳病二者之间存在相互影响的关系，太阳表气外郁，则少阳枢机亦为之不利。反过来，少阳枢机郁滞，则太阳之表邪亦难解散，所以说"阳中太少相因病"，即太少二证互相影响，相因为病。小柴胡汤治少阳证，和解少阳，运转枢机；桂枝汤治太阳证，调和营卫，疏散风邪。然二方之中，又以小柴胡汤的作用为主，小柴胡汤又以其主药柴胡的作用为主，在本方中其用量独重，既可以疏泄少阳，运转枢机，去少阳之邪；同时其辛散之性，又可以助桂枝汤去太阳之邪。

【方剂功效】和解少阳，调和营卫。

【现代应用】

（1）体虚感冒或流感发热证：此类病证多素体虚寒，复感外邪，表气闭郁，表现身热微恶寒，全身关节酸楚不适，呕恶纳呆，胸胁满闷，舌苔腻微黄或白腻；少数病人可见咽痛，脉数，用本方治疗效果颇佳。若身热较高，柴胡用量可适当加大。咽痛明显者可加桔梗、玄参、薄荷。

（2）早期肝硬化：肝病日久不愈，由气及血，由经入络，形成早期肝硬化，出现腹胀，疼痛如刺，面色黧黑，舌质紫暗，边有瘀点等。血液检查见 A/G 倒置，rrr 指数异常，用本方减去人参、大枣之甘壅，另加鳖甲、牡蛎、红花、茜草、土元等软坚散结、活血养血之品。一般服 30 剂，可见明显好转。李氏报告 7 例肝硬变者，因久服软坚化瘀药物出现食欲不振的症状，应用本方治疗后病人自觉症状改善，血浆蛋白恢复正常，肝脾肿大程度减轻，肝功能进步。［李鸿璞．祖国医学治疗肝硬变的临床观察［J］．中华医学杂志，1956（2）：129.］

（3）风湿病：症见四肢烦痛，同时兼有胸胁苦满，或胁背作痛等，用本方治疗效果满意。本方有显著的抗炎作用。

（4）肝气窜：患者自觉有一股气在周身走窜，或上或下，或左或右。气窜之处，则有或痛或胀之感。有的患者用手拍打气窜之处，可能随之出现呃逆或嗳气的症状。此证多属于现代医学所称的神经官能症，以老年妇女为多见，用本方疗效明显，其效果优于逍遥散和柴胡疏肝散。

（5）慢性胆囊炎或胆石症：长期服用排石利胆、清热解毒之品后，脾阳受损而见胸胁支满、胆囊区疼痛、口苦恶心、纳呆便溏、舌苔白腻而滑等。以此方加金钱草、蒲公英、红山楂、枳壳等常可获效。

（6）急腹症：对急性胆囊炎、阑尾炎、胰腺炎、肠梗阻而无绝对手术指征者，用此方治疗奏效甚捷。加减法：大多以本方加木香、枳壳、金铃子、延胡索为基础方，如系胆囊炎另加黄柏、瓜蒌实，合并胆石加金钱草、郁金；胰腺炎痛剧加没药、五灵脂；阑尾炎加桃仁、薏苡仁、败酱草；肠梗阻加莱菔子、川朴、槟榔。单县中心医院应用大剂量柴胡桂枝汤治疗急性阑尾炎、化脓性腹膜炎、急性胆囊炎、胆道蛔虫症等收到一定疗效。该科总结 20 例急性化脓性腹膜炎应用该方治疗的情况，结果除 2 例术后腹膜炎疗效较差外。均获显效。［单县中心医院外科．

大剂量柴胡桂枝汤治疗急腹症［J］．山东医刊，1960（4）：25.］

（7）疟疾、寒疝腹痛等：本方可用于疟疾、寒疝腹中痛、妇人不明原因之发热、经前后发热腹痛、癫痫等。

（8）癫痫：相见三郎介绍用本方治疗癫痫433例，其中治愈125例，加上发作明显好转者，合计有效194例，另239例由于各种原因中途停药。在脑电图改善方面，433例有181例接受过脑电图检查，其中123例作了与临床症状对比观察，当发作停止后，脑电图的癫痫波完全消失者占40%，仍残存者占38%。作者认为一般抗癫痫药是作用于神经系统的，而本方基于"证"，可以使体质和机能不调得以调整。因此二者有根本的不同，本方属于治本。［相见三郎．广西中医药，1978（3）．］

（9）其他：相见氏报告应用本方治疗夜尿症55例，治愈11例，有效或基本有效31例，无效2例。［相见三郎．柴胡桂枝汤治疗夜尿症［J］．日本东洋医学会志，1969（4）：32.］综合现代药理研究结果，本方对动物神经纤维有局部麻醉作用，对蜗牛神经元的放电活动有抑制作用，对诱发剂导致的痉挛有解痉作用。此外，实验还证明本方具有镇痛、镇静、解痉止痛、抗溃疡等作用。

原文 伤寒五六日，已发汗而复下之，胸胁满微结，小便不利，渴而不呕，但头汗出，往来寒热，心烦者，此为未解也，柴胡桂枝干姜汤主之。（152）

浅译 得病五六天，因病位在半表半里，所以用过发汗攻下两法均未生效，反而丢失了水、电解质，现在患者仍有胸胁满闷，少尿或无尿，口渴但无呕吐，但头出汗而全身无汗，往来寒热，心烦等症状，这是在半表半里的病原体未解除的表现，用柴胡桂枝干姜汤治疗。

柴胡桂枝干姜汤

柴胡半斤　桂枝三两（去皮）　干姜二两　栝蒌根四两　黄芩三两　牡蛎二两（熬）　甘草二两（炙）

上七味，以水一斗二升，煮取六升，去滓，再煎取三升，温服一升，日三服。初服微烦，复服汗出便愈。

【临床用法】

1. 药物用量　柴胡24g　桂枝9g　干姜6g　天花粉12g　黄芩19g　牡蛎6g　炙甘草6g

2. 煎服方法　上7味，以水2200ml，煮取1200ml，去滓，再上火煎取600ml，每日服3次，每次服200ml，温服。第一服时可能出现轻微的烦躁，续服时，若得汗出，疾病便会痊愈。

【方药分析】本方柴胡黄芩运转枢机，清泻相火，以和解少阳。本证相火内郁，灼伤津液，心烦口渴，而且并无呕吐，故去半夏之辛燥，加栝蒌根清热润燥，生津止渴。枢机不利，邪气壅结于胸胁，胸胁满微结，故去人参、大枣之甘壅，加牡蛎软坚散结。以干姜易生姜，一以无胃气上逆，无须生姜、半夏降逆止呕；一以本证伤寒误下，脾胃之阳伤，寒气内生，干姜正可以温中散寒，且监制黄芩的寒性，避免苦寒进一步损伤脾阳。桂枝通阳化气，可助干姜温中散饮；炙甘草助姜、桂甘温补中。诸药相合，可解散少阳邪气，运转枢机，通阳化气，温中化饮。方后注云："初服微烦，复服汗出愈。"这是服药后枢机运转，阳气布达，邪气外散的表现。

【方剂功效】和解少阳，温阳化饮。

【现代应用】

（1）疟疾：本方治疗疟疾寒多，微有热，或但热不寒者。

（2）外科疾病：治疗痈疽脓毒经久不愈而有寒热者。

（3）发热：如治疗经前后发热如疟，谵语者，或产后恶露不行而发热者。

（4）神经衰弱：本方可用于治疗神经衰弱而具有本方证特征者。综合而言，本方用于感冒、胸膜炎、肺结核、关节结核、肋膜炎、肝炎、胆囊炎、黄疸、乳腺小叶增生、月经失调、麻疹、心脏病、癫痫、神经衰弱、精神异常、胃酸过多症等，而具有本方证特点者。本方尤其适用于慢性肝炎，以肝胆余热未清而又伴见太阴脾家虚寒，症见胁痛、腹胀、便溏、腹泻、口干者。若糖尿病而见少阳病证的，本方亦很合适。

现代药理实验研究表明，本方具有明显的镇静作用，这为用本方治疗失眠等神经衰弱提供了依据。

原文 伤寒五六日，头汗出，微恶寒，手足冷，心下满，口不欲食，大便硬，脉细者，此为阳微结，必有表，复有里也。脉沉，亦在里也。汗出为阳微，假令纯阴结，不得复有外证，悉入在里，此为半在里半在外也。脉虽沉紧，不得为少阴病，所以然者，阴不得有汗，今头汗出，故知非少阴也，可与小柴胡汤。设不了了者，得屎而解。（153）

浅译 此例患者由于在病位、病素、病性等方面出现的症状体征均不典型，故通过反复鉴别后才给予了治疗方案。如此患者得病五六日，头汗出，应该是热汗而不是凉汗；微恶寒，应该是轻微发热怕冷的现象，而不是低体温时的怕冷；手足冷，应该是有些发热患者出现末梢循环差所致，不是低渗性脱水那样的肢端湿冷；上腹部胀满，口不欲食，大便硬，应该是因消化系炎性变而致胃肠动力小、排空差；由于以上症状致血容量不足，故出现脉细沉紧。通过分析，虽然脉沉紧也不是少阴病，该患者病性为偏于阳性、热性，病位为半表半里，处方为小柴胡汤。经过治疗炎症消退，饮食随之如常，大便随之通畅，即便还有些症状也总会缓解的。

原文 伤寒五六日，呕而发热者，柴胡汤证具，而以他药下之，柴胡证仍在者，复与柴胡汤。此虽已下之，不为逆，必蒸蒸而振，却发热汗出而解。若心下满而硬痛者，此为结胸也，大陷胸汤主之。但满而不痛者，此为痞，柴胡不中与之，宜半夏泻心汤。(154)

浅译 得病五六日，患者有急性上消化系炎症致呕吐、发热等一系列症状，这是柴胡汤的适应证，这时医生没用柴胡汤而是用了攻下药，虽然用了攻下药后，如果上消化系炎症仍然存在，就还可用柴胡汤。用后排汗解热，排解病原体，疾病解除。如果用了攻下药后，出现上腹部胀满、硬痛、腹膜炎等结胸证者，就用大陷胸汤治疗；如但满而不痛，这是胃肠蠕动慢，积气多的痞证，宜用半夏泻心汤治疗。

半夏泻心汤方

半夏半升（洗）　黄芩　干姜　人参　甘草（炙）各三两　黄连一两　大枣十二枚（擘）

上七味，以水一斗，煮取六升，去滓，再煎取三升，温服一升，日三服。

【临床用法】

1. 药物用量　半夏9g　黄芩9g　干姜9g　人参9g　炙甘草9g　黄连3g　大枣12枚

2. 煎服方法　上7味，用水2000ml，煮取1200ml，去滓；

再上火煎取 600ml。每日服 3 次，每次服 200ml，温服。

【方药分析】本方以半夏为君药，降逆化痰，和胃止呕，其用量为半升。痞因脾寒胃热，寒热之邪错杂于心下，脾胃升降失常，气机痞塞不通，故既用芩、连苦寒清热和胃，复用干姜，配合半夏温中散寒。如此辛开苦降，寒温并用，正所以除寒热之错杂结聚而消痞。用人参、炙甘草、大枣甘温益气，补益脾胃，助其运化，恢复其升降之能。诸药合用，共奏厥功。本方去滓重煎，半夏泻心汤寒温并用，去滓重煎能使药性合和、柔顺，较适宜胃气不得和降的寒热错杂痞。

煎煮二字的用法在《伤寒论》是有区别的。一般而言，煎与煮都是将水烧开，水中有固体药材为"煮"，水中无固体药材为"煎"。所以半夏泻心汤的煎煮方法是先煮，后"去滓重煎"。

【方剂功效】辛开苦降，寒温并用，和胃消痞。

【现代应用】

现代临床上主要用于治疗胃炎、胃酸过多症、胃下垂、胃溃疡、呕吐、呃逆、肠炎、痢疾、肝炎、妊娠恶阻等病证。魏菊仙主编之《中医名方应用进展》列述本方现代临床应用于发热、头痛、眩晕、失眠、嗜睡、癫痫、胃脘痛、嘈杂、呕吐、呃逆、噎膈、痞证、肺出血、上消化道出血、喘证、泄泻、感冒、流行性腮腺炎、痢疾、假性胰腺囊肿、慢性支气管炎、高血压病、病毒性心肌炎、急性食道炎、急性胃肠炎、浅表性胃炎、萎缩性胃炎、反流性胃炎、胃窦炎、慢性肠炎、十二指肠溃疡、血卟啉病、三叉神经痛、慢性肾功能衰竭、食物中毒、有机磷中毒后遗症、药物过敏、小儿感染后综合征、弥漫性血管内凝血、手术后遗症、慢性间歇性动脉炎、肠系膜炎、十二指肠阻塞、幽门梗阻、贲门痉挛、胰腺炎、胆囊炎、妊娠恶阻、眼睑脓肿、急性结膜炎、翼状胬肉、角膜溃疡、脉络膜视网膜炎、眼内出血、耳鸣耳聋、鼻衄、慢性咽炎、急性扁桃体炎、梅核气、口疮、白塞氏病、狐惑病、多发性牙龈脓肿、脾瘅、顽固性龋齿、疱疹、荨麻疹、银屑病和瘙痒症等 69 种病证。

（1）上消化道出血：

有报道用本方加花蕊石、藕节、白及为基础方，治疗上消化道出血 39 例，伴肝胃郁热者加丹皮、青皮、栀子炭；气血虚弱者加白术、黄芪、当归；胃阴亏虚者加沙参、玉竹、生地。结果呕血停止，大便潜血连续 3 次转阴者 38 例。止血时间为 3~6 天，平均 4.3 天。[乐文才. 半夏泻心汤治疗上消化道出血 39 例 [J]. 湖北中医杂志，1987（3）：22.]

又有报道用本方随证加减治疗胃十二指肠出血 48 例，其中服药 3 剂后止血者 31 例，服药 5 剂后止血者 15 例，服药 10 剂后止血者 2 例。[夏承义. 浙江中医学院学报 [J]. 1988（4）：18.]

（2）急性胃肠炎：有报道用本方治疗急性肠炎 100 例，若腹泻每日 5 次以上者黄连加至 6g，发热重者加葛根 9g，呕吐或腹中冷痛明显者加生姜 5g，腹胀明显者加枳壳 6g，煨木香 9g。经治疗 3 日后，痊愈 78 例，好转 14 例，无效 8 例，总有效率为 92%。[周庆芳. 半夏泻心汤治疗急性肠炎 100 例 [J]. 浙江中医杂志，1985（4）：155.]

（3）浅表性胃炎：有报道用加味半夏泻心汤（即半夏泻心汤加失笑散 9g，川朴、石菖蒲各 6g，龙葵、丹参各 15g）为基础方治疗浅表性胃炎 30 例。吐酸者加海螵蛸、煅瓦楞、吴茱萸；嗳气加旋复花、代赭石；热偏重者重用黄芩、黄连、地丁草；寒偏重者重用干姜、半夏。合并十二指肠溃疡，以中焦虚寒突出者，加炙黄芪、桂枝、炒白芍。治疗 1 个月后，有效者 27 例，占 90%，另 3 例进行第 2 疗程治疗仍然无效。[梁民里. 加味半夏泻心汤治疗浅表性胃炎 30 例初步报告 [J]. 福建中医药，1983（1）：27.]

如果为糜烂性胃炎可应用本方加蒲公英和红藤等物。如果为萎缩性胃炎，可随证加减用之。或加蒲公英清热解毒，或加丹参、白芍理气活血，或加香附、降香理气行瘀，或加桂枝、吴茱萸温散寒邪。湿热重者加苦参、佩兰叶；兼食滞加鸡内金、炒麦芽；虚多者加黄芪、当归。如果有肠腺化生加半枝莲、生薏苡仁、鸡内金。慢性浅表性胃炎不可皆作阴虚治疗。为反流性胃炎，亦可用本方治疗。

（4）贲门痉挛：有报道治疗贲门痉挛 41 例，以半夏泻心汤加旋复花、代赭石为基本方，疼痛加桃仁、延胡索；呕吐加竹茹、茯苓；精神抑郁加柴胡、香附；阴虚者去干姜、党参，加南沙参、麦冬；便秘加大黄。服药 5～30 剂后痊愈 29 例，显效 8 例，无效 4 例，总有效率为 90.2%。[刘浩江．半夏泻心汤加减治疗贲门痉挛 41 例 [J]．浙江中医杂志，1987（2）：61.]

（5）幽门梗阻：应用本方治疗幽门梗阻 50 例，呕吐频繁者力代赭石 20g。疗效标准：用药 1 周，症状消失，停药随访 1 年以上未复发者为痊愈；用药期间呕吐等主要症状消失，可进软食，停药后复发，再用药仍有效者为有效；用药 1 周，呕吐等主要症状无改善者为无效。结果：治愈 7 例，好转 38 例，无效 5 例。[黄导同．甘肃中医学院学报，1993，10（3）：21.]

（6）口腔黏膜溃疡：用本方治疗口腔黏膜溃疡 20 余例，一般服药一剂，症状即可减轻，3～5 天内获愈。[陈培建．半夏泻心汤治疗口腔黏膜溃疡 [J]．浙江中医杂志，1980（11，12）：555.]

（7）泌尿系统疾病：

本方加减可治疗急性泌尿系感染、慢性肾盂肾炎、慢性肾功能衰竭。有报道治疗慢性肾功能衰竭 59 例，其中早中期之湿浊壅盛型治以调脾和胃降浊法，热化者用半夏泻心汤、黄连温胆汤化裁。[陈学忠，等．辽宁中医杂志，1984（2）：25.]

亦有治疗急性中毒所致慢性肾功能衰竭用半夏泻心汤、大黄附子泻心汤等调和阴阳者。

（8）失眠：伴有中焦湿热内蕴特征者，可用本方治疗。现代药理实验研究表明，本方对小鼠急性缺氧有一定抗缺氧作用，其机制可能是通过降低肾上腺素系统的功能，减少动物整体的耗氧量，增加心肌细胞和组织细胞耐缺氧的能力，提高脑对缺氧的耐受力和降低脑组织的耗氧量，而产生明显的抗缺氧作用。

原文 太阳少阳并病，而反下之，成结胸，心下硬，下利不止，水浆不下，其人心烦。（155）

浅译 当病原体同时入侵表层和半表半里层称太阳与少阳并病。由于病原体不在机体内部消化道所以不应该用下法，但是现在误用了下法而致病原体深入，结果成为结胸，出现了腹肌紧张、压痛、反跳痛等体征，并且此时还腹泻不止，也不能进饮食。这样不断地丢失水分及营养，又不能进饮食补给，势必造成水、电解质、酸、碱代谢失衡，故病人首先出现了心烦现象。提示如不赶快纠正势必造成病情恶化。

原文 脉浮而紧，而复下之，紧反入里，则作痞。按之自濡，但气痞耳。（156）

浅译 脉浮是指病原体在表层，假设病原体也有寒性、热性之分，那么"紧"是指病原体属寒性，这时应该用温散发汗的药将属寒性的病原体从表层驱出体外才对，但医生却用了寒下的药，使属寒性的病原体反而从表入里，进入腹部，造成痞证。痞证有怎样的症状体征呢？痞证是按腹部时比较濡软，没有压痛、反跳痛、腹肌紧张、板状腹等体征，只是痞闷不舒，胃肠蠕动减慢，而影响饮食等症状。

原文 太阳中风，下利呕逆，表解者乃可攻之。其人漐漐汗出，发作有时，头痛，心下痞硬满，引胁下痛，干呕短气，汗出不恶寒者，此表解里未和也，十枣汤主之。(157)

浅译 发热性、感染性疾病，感染了风性病原体，出现了发热、头痛、身痛、汗出、怕冷等外部症状，这些症状文中没说是用"太阳中风"概之而省文；也出现了腹泻呕逆、上腹部痞硬胀满、胁下痛、短气等内部症状，应当先从哪部着手呢？先将表层的病原体解除掉，患者出现汗出不怕冷，也没有体表的外部症状时，然后在解决侵入内部的病原体，用十枣汤治疗。目的是将病原体及病理产物引领到肠道尽快排出。

十枣汤方

芫花（熬） 甘遂 大戟

上三味，等分，各别捣为散。以水一升半，先煮大枣肥者十枚，取八合，去滓，内药末。强人服一钱匕，羸人服半钱，温服之，平旦服。若下后病不除者，明日更服加半钱，得快下利后，糜粥自养。

【临床用法】

1. 药物用量 芫花（熬） 甘遂 大戟三药各等份。

2. 煎服方法 将3药分别研为散，用水300ml，先煮肥大枣10枚，取160ml，去滓。根据患者体质强弱用药，体质壮者，取药末1.5~1.8g；体质较弱者，取药末0.7~0.9g，将药物粉末调入其中，温服之，早晨服药。如果泻下之后，其病未除，第2天继续服药，并且将药物剂量增加0.7~0.9g。病邪完全泻出后，进食糜粥以养胃气。

【方药分析】本方用芫花、甘遂、大戟峻下逐水，其中以甘遂最为猛烈。药力峻猛，恐伤人脾胃，损人正气，故以肥大枣十枚煮汤，调服芫花、甘遂和大戟药末。这样使用，既可祛邪又不伤正。然而本方毕竟为峻猛之剂，即使有大枣护胃，还是要注意中病即止，不可过剂。而且还应该注意因人制宜："强人服一钱匕，羸者服半钱。"即体质壮者，服 1.5 ~ 1.8g；体质较弱者，服 0.7 ~ 0.9g。如果得下之后，病未痊愈，第 2 天继续服药，且适当将药量加大 0.7 ~ 0.9g。如此慎重，主要还是因为本方攻下之力峻猛。至于早晨服药，其一是因为其时胃中空虚无物，药物进入胃中后不会遇到阻碍，能够较快地进入肠道，这样既能有效地发挥泻下作用，又不至于停留刺激于胃，引起呕吐。其二是因为本方泻下作用迅速，早晨服药，腹泻在白天发生，对患者生活干扰不大。如果服药较迟，则腹泻可能发生于夜间，多有不便。"得快下利后，糜粥自养"，即泻下之后，要用稀糜粥养胃气，不可进食质硬不易消化之物。

【方剂功效】攻逐水饮。

【现代应用】

现代用本方治疗渗出性胸膜炎、胸腔积液、肝硬化腹水、慢性肾炎、血吸虫病、顽固性水肿等，见高度水肿而体质壮盛者。

（1）渗出性胸膜炎：张氏报道用本方治疗渗出性胸膜炎 51 例，疗效满意。胸水在 11 天内改善者达 96%，20 天内完全消失者达 88.2%，积液平均消失时间为 16.2 天。作者指出十枣汤治疗本病较之单用西药可提高疗效 40%，较之单用抗结核疗法的效果好一倍左右。[张志雄. 中药十枣汤治疗渗出性胸膜炎 51 例[J]. 福建中医药，1965（6）：43.]

（2）水肿：据报道用本方治疗 40 例水肿病人，阴水阳水效果均为满意。其中急性肾炎、慢性肾炎皆能消肿。在具体应用时要分辨虚实，属于虚证者先补后攻，或寓攻于补，应当随证而

变。[杨百茀. 实用经方集成 [M]. 北京：人民卫生出版社，1997：142.]

（3）肝硬化腹水：本方可用于肝硬化腹水的治疗，包括血吸虫性肝硬化，在改善症状方面取得良好效果，其退腹水效果较好，一般可于一周内全消，但应中病即止。待症状改善后，应以健脾为主。吴氏报告应用十枣汤治疗各种原因引起的腹水42例，观察到收效有时比西医疗法好，但必须以肾气丸作为巩固疗效的治法，因为腹水最易再次出现。[吴鹰扬. 治疗腹水42例初步观察 [J]. 广东中医，1960（8）：393.]

（4）小儿肺炎：房氏报道，根据中医"肺与大肠相表里"理论，用肺炎散（即十枣汤）治疗小儿肺炎45例，最小者年龄只有4个月，每次服0.5g，最大者11岁，每天服1次。用大枣10枚煮汤50ml，冲服药粉。治疗中不用抗生素及磺胺类药物。本散可使呼吸困难和中毒症状迅速改善，体温逐渐下降，最后治愈。肺炎散尤对暴发喘型肺炎疗效更显著，副作用亦较轻微。[房念东. 十枣汤治疗小儿肺炎45例临床观察 [J]. 山东中医杂志，1981（1）：26.]

（5）尿毒症：本方治疗系统性红斑性狼疮合并尿毒症及肾病综合征等棘手疑难病获得较好效果。[辽宁中医杂志，1980（1）.]

现代药理实验研究表明，本方的利尿作用仅次于泻下，其中大戟、甘遂对病理性水肿及健康人无利尿作用。芫花煎剂给予大鼠口服后能使尿量及排钠增加，毒性亦较大。

原文 太阳病，医发汗，遂发热恶寒。因复下之，心下痞。表里俱虚，阴阳气并竭，无阳则阴独。复加烧针，因胸烦。面色青黄，肤𤗆者，难治；今色微黄，手足温者，易愈。（158）

浅译 太阳病因发大汗而丧失水分，再加之高热耗水，医生又用泻下法致腹泻再次失水、失钠，已造成混合性脱水。医生这时又加烧针强迫出汗，会加重了脱水，故出现了胸部烦闷、面色青黄。此时因血容量不足，有效血循环极差，出现了皮肤小血管痉挛性跳动；接着出现微循环衰竭，手足发凉，血压下降甚至休克。文中没说是省略，因下文有用手足温作鉴别，所以说难治；如果没有循环衰竭表现，面色微有些发黄，手足不湿冷发凉而温者，为脱水程度较轻，所以说易治。

原文 心下痞，按之濡，其脉关上浮者，大黄黄连泻心汤主之。（159）

浅译 上腹部痞满，按之没有腹肌紧张、压痛、反跳痛，其脉关上浮（代表病位），是说病在脾胃。临床常见胃炎、十二指肠球炎等所致胃蠕动差，排空不良，用大黄黄连泻心汤治疗。

大黄黄连泻心汤

大黄二两　黄连一两

上二味，以麻沸汤二升渍之，须臾绞去滓，分温再服。

【**临床应用**】

1. 药物用量　大黄6g　黄连3g。

2. 煎服方法　用滚开水400ml，渍泡大黄、黄连（黄芩）约15分钟，用纱布绞取药液，去滓，分成2次温服。

【**方药分析**】本方按现有版本《伤寒论》所载，是由大黄和黄连二物组成，大黄2两，黄连1两。大黄泻热和胃，黄连清心胃之火。然而苦寒之药，若用火煎煮，必气厚味重，长驱直下，不利于清泻心下无形之热。故取麻沸汤短时间渍泡，绞取汁而服之，取其气之轻扬，薄其味之重浊，以利于清泻心下无形之热，而避其泻下之力。关于本方的组成，虽然《伤寒论》原文记载是由大黄和黄连二物组成，但现代一般认为可能脱黄芩一味。

【方剂功效】泄热消痞。

【现代应用】

本方在现代临床上应用较广，可用于治疗吐血、咳血、食道出血、衄血、急性菌痢、急性脑血管病、急性扁桃腺炎、疱疹、儿科急症、麻疹后肺炎、痤疮、肝炎、肝豆状核变性、肝性血卟啉病、精神分裂症、复发性口疮、生殖器疱疹、烧伤、褥疮等。

（1）上消化道出血：

本方适宜于胃热上冲所致上消化道出血，有经验用本方加仙鹤草、侧柏叶各10g，治疗效果较好。亦有经验用本方与犀角地黄汤合治之，或用本方加生地、茜草、焦栀子、紫草珠治之。曾治1例肝硬化并发食道静脉曲张破裂出血者，为邪热亢盛、灼伤络脉所致，治当清热泻火以止血，用本方合犀角地黄汤加减，服药2日，肉眼见出血止，1周大便潜血试验转阴。

杜氏报告用本方加味治疗上消化道出血，包括胃溃疡出血、十二指肠溃疡出血、食道静脉破裂出血等，结果9例5天内血止，2例7天内血止，1例出血不止改用其他方法。[杜怀棠. 应用《金匮》方治疗上消化道出血21例 [J]. 上海中医药杂志，1982（9）：21.]

有经验用本方治疗吐血，配合使用梅花针或中指叩击人迎穴，即从穴位中央向外周绕圆形而出，由右至左，每侧叩击3～15分钟，以降气宁血而达止血目的。

张氏报告用本方治疗心中阴气不足，阳气独盛，逼血妄行而吐血、衄血者，认为必须辨明其病机是气盛火旺，表现在起病暴、突然发作，来势凶猛，血出如喷射，量多色鲜红。反之，病来缓慢，血出缓而少，无高压喷射状，色不鲜红而暗者，禁用本方。[张志民. 伤寒论方运用法 [M]. 杭州：浙江科学技术出版

社，1984：122.]

（2）急性肺出血：

有经验治疗急性肺出血，包括肺结核、支气管扩张、肺癌、心血管疾病等，均经 X 光确诊。方药用生大黄 6g，黄芩 3g，黄连 2g。治疗 105 例，显效 53 例，有效 44 例，无效 8 例。[高凤才. 泻心汤治疗急性肺出血 105 例 [J]. 浙江中医杂志，1987（3）：105.]

还有经验治疗支气管扩张咯血，用大黄、黄连、黄芩各 10g，降香、花蕊石各 12g。出血多、病情危重者先服云南白药，后服本方加三七粉、白及；咳甚痰多者合二陈汤；痰黄者合麻杏石甘汤加竹茹；脓痰合千金苇茎汤；阴虚者加麦冬、玄参、百合、花粉、芦根；气阴两虚者合生脉散。

（3）小儿急性菌痢：小儿急性菌痢可用生大黄、黄连、黄芩、秦皮、白芍等为基本方，加减应用，每天 1 剂，水煎汁 250ml，分 3 次微温保留灌肠，3 天为 1 疗程，既方便又有效。

（4）急性脑血管病：对于急性脑血管意外之急性期，用泻心汤加天麻、莪术、全蝎等水煮取汁鼻饲，或保留灌肠给药，效果较好。国外有人用泻心汤提取剂治疗脑血管障碍，据称有防治脑出血和脑梗死复发的作用。

（5）肝豆状核变性：对本病可用泻心汤加味治疗，每天 1 剂，水煎，连服 3～4 周为 1 疗程；同时酌用二巯基丁二钠 2～10mg/d，分 2～4 次静注，青霉胺 1～2g/天，分 4 次口服，一般 6～10 天为 1 疗程，可用 3～6 个月。

（6）肝性血卟啉病：有经验用泻心汤加味，每天 1 剂水煎，连服 5～7 天，必要时酌配抗感染对症治疗肝性血卟啉病 38 例，治愈率达 100%。亦有用大黄黄连泻心汤加味治疗肝性血卟啉病 5 例，经 3～7 天治疗，临床症状消失，尿卟胆原试验阴性。分别经 3 个月至 4 年的随访，无复发。作者指出本方是否能够促使卟啉及卟啉前体等代谢产物排除体外，去除引起各种症状的物质基础，还有待今后进一步从临床及实验室资料中探讨证实。［张红兵. 大黄黄连泻心汤加味治疗肝性血卟啉病报告［J］. 中医杂志，1984（6）：47.］

（7）精神分裂症：本病可用大黄黄连泻心汤加味治疗，如用生大黄、黄连、黄芩、黄柏、生石膏等，每日1剂，水煎连服，24剂为1疗程，一般用1~2个疗程治疗，有效率可达80%以上。国外有人用泻心汤提取剂7.5g/d，分3次服，连用4周治疗精神分裂症6例，总有效率达90.9%。

（8）复发性口腔溃疡：加味五倍子泻心汤（泻心汤加生地、薄荷、五倍子）加减，每天1剂，水煎，连服1~6剂，治疗复发性口腔溃疡。有报道用本方加味治疗小儿急性口疮33例，全部治愈。处方：大黄、黄连、竹叶各3g，黄芩、大青叶各6g，五倍子5g。热甚加生石膏，津伤加玄参、麦冬，口腔溃疡巨大者，外用吴茱萸研末醋调外敷涌泉穴，同时适当给予冰硼散吹入口腔表面，效果甚好。［李细春. 大黄黄连泻心汤治疗小儿急性口疮33例［J］. 湖南中医杂志，1988（4）：44.］

（9）高血压：本方有一定的降压效果，临床治疗高血压有效。三黄泻心汤适用于颜面潮红、便秘、眼出血、眼结膜出血等实证表现者。如用本方提取物1.5~2.5g/d治疗高血压，连续2年，数月后血压可从20/14kPa（150/105mmHg）降至18.1/11.6kPa（136/87mmHg），心率从76次/分降至70次/分；同时可见血容量有所增加，末梢血管总阻力显著减少，不安、头痛、颈项强直、心悸、胸闷及便秘等症状也有改善。

（10）生殖器疱疹：可用泻心汤加黄柏、银花、大青叶制成膏剂，均匀敷于皮损处，并加激光（氦–氖激光器500mW）照射5~10分钟，每日2~3次，治疗生殖器疱疹，有效率可达97.7%。

（11）烧伤：可用泻心汤加黄柏、地榆、白及，水煎浓缩，混入煅石膏、冰片末、蜂蜜调匀，然后加防腐剂消毒备用，用前清创后，将药液喷洒于创面，每10分钟用1次，连用3次，改用1~2小时喷1次，20~24小时结痂，必要时酌配抗感染对症处理，一般用药4~18天，共治2度烧伤41例，总有效率达100%。泻心汤加紫草、虎杖、地榆、珍珠等共研，过120目筛，消毒，凡士林调制成膏，清创后每天用1~2次，3天逐渐减少用药次数，必要时酌配抗感染对症处理，治疗烧伤，总有效率可达99.8%。

（12）戒断综合征：泻心汤加柴胡、鱼腥草、白芍、枳实等，每天1剂，水煎连服21天为1疗程，治疗阿片成瘾戒断综合征20例，治愈17例，好转3例，总有效率100%，而且治疗后血清可卡因、吗啡、烟碱程度明显减轻。[刘东亮，等.泻心汤加味治疗戒断综合征 [J].中国中西医结合杂志，1994，14（2）：92.]

（13）痤疮：以本方加知母、黄柏各10g治之，伴囊肿者加夏枯草、皂刺、丹皮；脓疮者加野菊花、连翘。

（14）褥疮：方用黄连、黄芩、黄柏各100g，加冰片5g调匀，过筛，将药敷于创面上，每日1次。若创面无渗出，将药粉以香油适量调匀涂患处，每日1次，有效。

现代药理实验研究结果表明，本方具有：①抗菌抗炎作用，其煎剂体外能明显抑制金黄色葡萄球菌、溶血性链球菌、痢疾杆菌、大肠杆菌及变形杆菌等多种细菌。②消炎作用，能降低小鼠腹腔毛细血管通透性，对抗醋酸和二甲苯引起的炎症反应。③泻下作用和促进胃肠运动的作用。④胃黏膜保护作用，能明显影响胃酸调节机制，对阿司匹林引起的胃黏膜损伤有明显的抑制作用。对乙醇所致大鼠胃损伤有明显抑制作用，这一结果说明该方对溃疡形成有预防和治疗作用。有人认为三黄泻心汤的胃黏膜保护作用与 PG 合成功能增强有关，其作用可能与大黄的主要成分番泻苷有关。⑤解热作用。⑥增强机体免疫功能，对机体细胞免疫和体液免疫均有增强作用。⑦镇静抗惊厥作用；对抗类固醇制剂诱发的高脂血症和血栓症的作用，能明显抑制类固醇所致实验性大鼠过氧化脂质（LPO）的升高，能降低血液黏度。⑧抗血小板聚集及抗凝血作用，本方还可缩短出血、凝血时间，其作用机理与促进血小板聚集、增加血小板数量有关。⑨降脂降压作用。⑩其他：本方尚有抗缺氧、抗疲劳、抗肾功能损伤等作用。

原文 心下痞，而复恶寒汗出者，附子泻心汤主之。（160）

浅译 此条与上条同是心下痞，但有怕冷出汗现象，故用附子泻心汤治疗。

附子泻心汤方

大黄二两　黄连一两　黄芩一两　附子一枚（炮，去皮，破，别煮取汁）

上四味，切三味，以麻沸汤二升渍之须臾，绞去滓，内附子汁，分温再服。

【临床用法】

1. 药物用量　大黄 6g　黄连 3g　黄芩 3g　炮附子 9g

2. 煎服方法　上 4 味，分成两部分制作。大黄、黄芩和黄连三物用滚开水渍之，炮附子用水 400ml，煮取 200ml，去滓；将二种药液混合，分两次温服。

【方药分析】本方大黄、黄芩、黄连苦寒，清热泻胃消痞。附子大辛太热，温复表阳。本方在煎法上专煎附子，轻渍三黄。如此煎服，其道理在于：其一，本证在里者为无形邪热壅结，而

235

不是有形实邪阻结，治之但须清气，而不可泻实。若煮三黄，则其味浓厚而其气消散，因而其作用偏走于下，泻实之力多而清气之力少，与本病病机不符。故三黄必须按照大黄黄连泻心汤的方法，用麻沸汤渍之，以厚其气而薄其味。但另一方面，附子扶阳固表，又必须用火力好好煮之，不然其温热之力必定薄弱，不能发挥作用。所以本方"专煎"附子，"轻渍"三黄。其二，附子温热而三黄苦寒，分开提取，可使寒热异其气，生熟异其性，药液虽合为一体，其作用则分开发挥。四药合用，共奏泻热消痞、扶阳固表的作用。尤在泾对本方的分析甚好："按此证，邪热有余而正阳不足，设治邪而遗正，则恶寒益甚。……此方寒热补泻，并投互治，诚不得已之苦心。然使无法以制之，鲜不混而无功矣。方以麻沸汤渍寒药，别煮附子取汁，合和与服，则寒热异其气，生熟异其性，药虽同行，而功则各奏，乃先圣之妙用也。"

【方剂功效】泄热消痞，扶阳固表。

【现代应用】

（1）胃痛：有人报告用本方治疗胃脘痛 31 例，若腹胀痛甚，窜两胁者，加醋柴胡、炒枳壳，呕恶不能食者加佛手、白蔻仁，气短无力者加炒山药、炙黄芪，大便软者易生大黄为熟大黄，有表证者先解表。结果显效 14 例，好转 15 例，无效 2 例，平均服药 4.3 剂取效。[李详舒．附子泻心汤加减治疗胃脘痛 31 例 [J]．北京中医，1986 (6)：38.]

（2）食物中毒：兼有心脏衰弱，具脘腹绞痛，泄利不畅，干呕心烦，汗多，肢冷脉弱等证，每能一剂而愈。

（3）老人食晕：本方尚可通治老人食滞瞀闷晕倒，大便不通者。

（4）神经性头痛：有报道以本方治疗神经性头痛收到较好效果，认为本方的应用必须掌握恶寒、自汗出、舌质淡胖、苔黄

厚、脉濡数或洪数、重按无力等临床特征。［袁尊山．附子泻心汤的临床应用［J］．新医药学杂志，1979（11）：46.］

原文 本以下之，故心下痞，与泻心汤，痞不解，其人渴而口燥烦，小便不利者，五苓散主之。(161)

浅译 此条同是误下后而致痞，但用了泻心汤痞仍然未解，又出现了口渴，口腔黏膜干燥，心烦，少尿或无尿等高渗性脱水现象，并且因脱水引发急性肾衰，所以无尿，故用五苓散解救急性肾衰为主。至于痞解与不解，可以往后拖，病有轻重缓急，终究痞与急性肾衰相比当然是先解决肾衰了。这也正是"急则治其标，缓则治其本"的具体应用。

原文 伤寒，汗出解之后，胃中不和，心下痞硬，干噫食臭，胁下有水气，腹中雷鸣下利者，生姜泻心汤主之。(162)

浅译 此条又举例说，不是只因用下药才引发痞等消化道病变，如此患者外感后通过发汗，表层的病原体已经解除，但照样也出现了痞及消化道症状，这就是该病原体没有向导也会自己进入消化道。这例患者就因病原体进入了消化道，而引发了胃肠炎，出现了消化不良、肠鸣音亢进伴腹泻等症状，用生姜泻心汤治疗。

生姜泻心汤方

生姜四两（切） 甘草二两（炙） 人参三两 干姜一两黄芩三两 半夏半升（洗） 黄连一两 大枣十二枚（擘）
上八味，以水一斗，煮取六升，去滓，再煎取三升，温服一升，日三服。附子泻心汤，本云加附子，半夏泻心汤、甘草泻心汤，同体别名耳。生姜泻心汤，本云理中人参黄芩汤，去桂枝、术，加黄连，并泻肝法。

【临床用法】

1. 药物用量　生姜12g　半夏9g　黄芩9g　干姜3g　人参9g　炙甘草9g　黄连3g　大枣12枚

2. 煎服方法　上8味，用水2000ml，煮取1200ml，去滓，再上火煎取600ml。每日服3次，每次服200ml，温服。

【方药分析】生姜泻心汤为半夏泻心汤之变方，将干姜用量减至一两，加生姜四两。本方用四两生姜为主药，既能降逆和胃止呕，又能化食滞和消水饮。故本方加生姜，并且重量用之，以开胃气，消食滞，散水气。由于用生姜四两，故将原方干姜用量减少，但不能完全去而不用，因为干姜守而不走，化食滞与散水气之力虽稍逊于生姜，但温中散寒之力则过于生姜。本证寒热错杂，中焦脾家有寒，还有赖干姜以温之。二姜、芩、连、半夏合用，辛开苦降，和胃降逆，化食去饮，消痞除满；参、草、枣温中益气，助脾胃升降。《医宗金鉴》曰："名生姜泻心汤者，其义重在散水气之痞也。生姜、半夏散胁下之水气；人参、大枣补中州之虚；干姜、甘草以温里寒；黄芩、黄连以泻痞热。备乎虚实寒热之治，胃中不和，下利之痞，焉有不愈者乎。"本方的煎煮方法也如半夏泻心汤一样，要"去滓重煎"。

【方剂功效】和胃降逆，宣散水气。

【现代应用】

本方在现代临床上常用于治疗慢性胃肠炎、胃溃疡、胃下垂、胃痛、胃功能紊乱、呕吐、腹泻、嘈杂等。

（1）慢性消化不良：消化不良、呕吐、腹泻、胃肠功能紊乱者。

（2）胃及十二指肠病变：急慢性胃炎、胃十二指肠球部溃疡、胃下垂所致的上腹部疼痛，慢性胃肠消化不良，具寒热错杂、水饮食滞特征者，可用本方治疗。有人用本方治疗幽门梗阻52例，完全性梗阻14例，不完全性梗阻38例。治疗前都有不同程度的呕吐，上腹部疼痛和上腹部明显振水音，服药2~5剂解除梗阻者占38.8%，6~10剂者占30.8%，11~15剂者占23%，16~20剂者占15%，治疗后诸症消失，食欲渐增。[刘成极. 生姜泻心汤治疗幽门梗阻52例 [J]. 辽宁中医杂志，1985（10）：41.]

（3）慢性肝炎：本方可用于慢性肝炎而具有生姜泻心汤证者的治疗。

（4）头痛：本方可用于眉棱骨疼痛的治疗，其用量宜大，鲜生姜30~50g，生半夏30~60g，为1剂，用武火煎半小时后频频服用，疗效颇佳。

原文 伤寒中风，医反下之，其人下利日数十行，谷不化，腹中雷鸣，心下痞硬而满，干呕心烦不得安。医见心下痞，谓病不尽，复下之，其痞益甚。此非结热，但以胃中虚，客气上逆，故使硬也，甘草泻心汤主之。（163）

浅译 本条又重中，外感时的病原体在表层，医生反而将靶向指向了消化道，而用下药，这样将病原体引入了消化道，使患者腹泻每日达数十次，因而出现严重的消化不良，吃什么便什么，肠鸣音极度亢进。这时因水、电解质的快速丢失，也随之出现水、电解质缺乏症状，如表现上腹部痞硬胀满、干呕、烦躁不安等。这时医生见到这位患者上腹部痞硬胀满，还认为是幽门梗阻，就再次用了攻下药。这样不但病没见好，反而更加重了以前的症状。为什么会这样呢？因为这位患者不是单纯的胃炎，也不是幽门梗阻，而是电解质缺乏特别是缺钾而导致的腹部胀硬，所以应换用甘草泻心汤去治疗，先控制住腹泻，制止住水、电解质的丢失，也好再进饮食补给。

甘草泻心汤方

甘草四两（炙）　黄芩三两　半复半升（洗）　大枣十二枚（擘）　黄连一两　干姜三两

上六味，以水一斗，煮取六升，去滓，再煎取三升，温服一升，日三服。

【临床用法】

1. 药物用量　炙甘草 12g　黄芩 9g　半夏 9g　大枣 12 枚（破开）　黄连 3g　干姜 9g　人参 9g

2. 煎服方法　上 7 味，用水 2000ml，煮取 1200ml，去滓，再上火煎取 600ml。每日服 3 次，每次服 200ml，温服。

【方药分析】甘草泻心汤也是半夏泻心汤的变方，将炙甘草的用量加大一两即成。本证与半夏泻心汤证相比，病机基本一致，唯本证脾胃之虚较重，下利日数十行，完谷不化，故重用炙甘草四两作为君药，温中补脾。必须说明的是，甘草泻心汤实际上由 7 味药物组成，现存版本《伤寒论》在传抄过程中，脱落了人参一味，其用量当与半夏泻心汤和生姜泻心汤一致，为三两。用大枣、人参助之，半夏、干姜散寒，黄芩、黄连清热，辛开苦降，和胃消痞。

本方的煎煮方法也如半夏泻心汤一样，要"去滓重煎"。

【方剂功效】和胃补中，消痞止利。

【现代应用】

现代用于治疗胃肠炎、溃疡病、结肠炎、消化不良、慢性胰腺炎、慢性肝炎、口腔溃疡、白塞氏综合征等，症见胃虚气痞，肠鸣腹泻者。

（1）慢性腹泻：张氏报道用本方为主治疗 22 例慢性腹泻，取得较好的疗效。其用量和服法是：炙甘草、党参各 12g，黄芩、姜半夏、干姜各 9g，黄连 3g，大枣 6 枚。每日 1 剂，连服 6 剂为 1 疗程。经过治疗，18 例症状消失后未复发。2 例半年后出现反复，2 例无效。[张常春. 甘草泻心汤治疗慢性泄泻 22 例 [J]. 浙江中医杂志，1982（5）：227.]

（2）急性胃肠炎：应用重剂甘草泻心汤：甘草 60g，干姜 45g，大枣 30g（去核），黄连 15g（捣），半夏 100g，黄芩 45g。加水 2000ml，煎至 1000ml，去滓，再浓缩至 500ml，分 3 次服，日服 3 次，呕吐频繁者先服生姜汁 30～50ml，再服药液。治疗急性胃肠炎，全部治愈，未加服西药。[毕明义. 重剂甘草泻心汤治疗急性胃肠炎 60 例 [J]. 山东中医杂志，1986（3）：14.]

（3）消化性溃疡：有报告用本方治疗消化性溃疡 41 例，获得显著疗效。[胡净. 胃及十二指肠溃疡 41 例的辨证分型及治疗 [J]. 上海中医药杂志，1965（3）：14.]

（4）白塞氏综合征：白塞氏综合征的临床表现颇为复杂，常易被口腔科、皮肤科、眼科视为单独的和孤立的局部症状进行处理，它以口腔溃疡、前阴或肛门溃疡、发冷发热、皮肤损伤等为主要症状，结合持续呈周期性增剧及缓解（无真正完全消失症状）的病史特点，即可确诊。该综合征与《金匮要略》的狐惑病颇为相似。用甘草泻心汤治疗时，不欲饮食加佩兰，咽喉溃疡加升麻、广犀角，口渴去半夏加天花粉，目赤加赤芍、夜明砂，口鼻出气灼热加石膏、知母，胸胁满痛加柴胡，湿偏重加赤苓、木通，热偏盛以生姜易干姜，便秘加酒军，五心烦热加胡黄连。同时用《金匮要略》苦参汤外洗，雄黄散熏肛门。[王子和. 狐惑病的治疗经验 [J]. 中医杂志，1963（11）：9.]

（5）皮肤科疾病：

有人介绍用本方治疗阴部瘙痒证的经验，认为阴部瘙痒溃烂、脓水渗出似狐惑病之蚀于阴者。［王志斌. 经方运用举隅［J］. 黑龙江中医药，1985（2）：16.］

另有报道用本方治疗因服磺胺类药物和解热止痛类药物过敏而致口腔及龟头糜烂者12例，效果良好。［甘草泻心汤治疗药物过敏12例［J］. 河南中医，1983（2）：41.］

（6）本方尚可通治走马疳和产前后糜泻等，辨证为胃素虚而为邪热所搏者。

原文 伤寒服汤药，下利不止，心下痞硬。服泻心汤已，复以他药下之，利不止。医以理中与之，利益甚。理中者，理中焦，此利在下焦，赤石脂禹余粮汤主之。复不止者，当利其小便。（164）

浅译 医源性腹泻不止，势必导致水、电解质丢失，酸碱代谢失衡，所以积极查找上方不效的原因后，又换了赤石脂禹余粮汤。并说如果还止不住的话，就再换利小便的药物。利小便的药物用在这里有两种功效：一是有吸收肠黏膜水肿使腹泻停止的作用，二是有保护肾循环而不致肾衰。因腹泻不止，脱水严重，尿量减少或无尿，势必会造成肾衰，所以临床上遇到这种情况，用五苓散等利尿，有一举两得的作用。

赤石脂禹余粮汤方

赤石脂一升（碎）　　太一禹余粮一升（碎）
上二味，以水六升，煮取三升，去滓，分温三服。
【临床用法】
1. 药物用量　赤石脂48g（碎）　　禹余粮48g（碎）

2. 煎服方法　上2味，用水1200ml，微火煮取600ml，去滓，分3次温服。

【现代应用】

现代临床本方可用于治疗：崩中漏下，白带过多，脱肛，慢性肠炎或慢性痢疾等疾病而属于邪去滑脱不禁者。

原文　伤寒，吐下后发汗，虚烦，脉甚微，八九日心下痞硬，胁下痛，气上冲咽喉，眩冒，经脉动惕者，久而成痿。（165）

浅译　医源性呕吐、腹泻，出汗导致水、电解质严重缺乏，并且已引发代谢紊乱，故出现虚烦、脉搏甚微。这是血容量骤减，心搏出量最低的脉象，也出现了电解质缺乏的多症状，并且说如果这种情况得不到纠正，最后是缺钾加重，则会成为瘫痪无力的痿病。

原文　伤寒，发汗，若吐，若下，解后，心下痞硬，噫气不除者，旋复代赭汤主之。（166）

浅译　因汗、吐、下丢失了大量的水、电解质，尤其是电解质缺乏则胃肠蠕动减慢，气体产生较多并且下排无力，聚结胃脘部则致心下痞硬，上升欲出则致噫气不除，用旋复代赭汤为主治疗。

旋复代赭汤方

旋复花三两　人参二两　生姜五两　代赭一两　甘草三两（炙）　半夏半升（洗）　大枣十二枚（擘）

上七味，以水一斗，煮取六升，去滓，再煎取三升。温服一升，日三服。

【临床用法】

1. 药物用量　旋复花 9g　人参 6g　生姜 15g　代赭石 3g　炙甘草 9g　半夏 9g　大枣 12 枚

2. 煎服方法　上 7 味，以水 2000ml，煮取 1200ml，去滓，再上火煎取 600ml，温服，每次服 200ml，每日 3 次。

【方药分析】本方可以视为生姜泻心汤的变方，去干姜、黄芩、黄连，加旋复花和代赭石即成。本证主症为心下痞硬，但此一痞硬是由胃虚痰阻、脾胃不得升降，气机痞塞所致，没有寒热错杂的病机，故不用芩、连、干姜，改用旋复花化痰散结而消痞，降逆和胃以治噫。代赭石重镇降逆，与生姜、半夏配合，和胃化饮而消痞。生姜用量独重，与半升半夏相配，是小半夏汤，能化痰和胃，降逆止噫。人参、炙甘草、大枣补益脾胃。诸药相合，共奏补胃化痰、降逆消痞之功。大枣为补胃的代表药物，本证的治疗如果仅仅化痰降逆，而不补胃培土，从根本上恢复脾胃气机升降之枢的功能，其病必难痊愈。故在化痰降逆的同时，用参、草、枣培土补胃，方始能胜。

【方剂功效】和胃降逆，化痰下气。

【现代应用】

（1）消化系统疾病：本方可用于治疗膈肌痉挛、胃及十二指肠溃疡、幽门不全性梗阻、胃扩张、胆道感染、慢性肝炎、呕吐。[辽宁省中医研究院. 伤寒论方证研究 [M]. 沈阳：辽宁科技出版社，1984.]

（2）咽部异物症（梅核气）：用本方去人参，合半夏厚朴汤，每获捷效。

（3）慢性胃病：有报告用本方治疗慢性胃病 38 例，包括慢性胃炎和神经性胃炎，都于服药后 2 ~ 3 周症状完全消失，食欲恢复，体力增添。[邢锡波. 伤寒论临床实验录 [M]. 天津：天

津科学技术出版社，1984.］

（4）噎膈：有文献称本方治疗"噎膈"有效。噎膈一证和现代医学中的食道癌类似，本方能否治愈食道癌，还有待探讨。有些作者所称用本方治愈的"噎膈"较为可能的是诸如食道炎、贲门失弛缓症等所致的吞咽障碍。

（5）眩晕呕吐：应用本方水煎服，每日2次，治疗眩晕呕吐50例，结果服药剂数最少2剂，最多18剂，平均6剂，一般3～6剂见效。其中34例显效，14例减轻，2例无效。［陈松筠.浙江中医杂志，1966，9（7）：30.］

（6）浅表性胃炎：应用旋复花10g，代赭石15g，半夏6g，党参12g，炙甘草9g，生姜3g，大枣6g，肝胃不和者加柴胡6g，脾胃虚弱者加白术10g，胃内蕴热者加黄连3g，每日1剂，水煎服。30日为1疗程，治疗浅表性胃炎40例。痊愈（临床症状消失，胃镜检查胃黏膜基本恢复正常者）15例，好转（胃镜检查胃黏膜糜烂、充血、炎症范围均有不同程度的减轻或缩小）21例，无效（临床症状及胃镜检查均无改善者）4例，总有效率为90%。［王立照.国医论坛，1993（5）：16.］

现代本方广泛用于慢性胃炎、胃及十二指肠溃疡、胃扩张、幽门或贲门痉挛、神经性反胃而属于胃虚痰阻者，亦用于咳嗽、哮喘、咯血、吐血、鼻衄、眩晕、头痛、耳鸣、心悸、失眠等症。

原文 下后，不可更行桂枝汤，若汗出而喘，无大热者，可与麻黄杏子甘草石膏汤。（167）

浅译 此例患者用过泻下的药物后，现在的症状是汗出而喘，也未发高热，这时就不要用桂枝汤了，因为这汗出而喘不是病原体在表层的表现，而是病原体在肺部的表现，所以用能直达肺部的麻黄杏仁甘草石膏汤去驱除肺部的病原体。

原文 太阳病，外证未除，而数下之，遂协热而利，利下不止，心下痞硬，表里不解者，桂枝人参汤主之。（168）

浅译 此例患者，因在体表的病原体未解除，医生便多次误用泻下药治疗，导致现在这位患者又发热又腹泻，并且腹泻不止，上腹部胀闷痞硬，用桂枝人参汤治疗。

桂枝人参汤方

桂枝四两（别切）　　甘草四两（炙）　　白术三两　人参三两　干姜三两

上五味，以水九升，先煮四味，取五升，内桂，更煮取三升，去滓，温服一升，日再，夜一服。

【临床用法】

1. 药物用量　桂枝 12g　炙甘草 12g　白术 9g　人参 9g　干姜 9g

2. 煎服方法　上 5 味，以水 1800ml，先煮桂枝以外 5 味药物，取 1000ml，下桂枝，再上火煮取 600ml，去滓。每次服 200ml，每日服 3 次，温服。

【方药分析】本方是理中汤加桂枝而成。理中汤温中暖脾，散寒燥湿而止利，加桂枝解表散寒，同时可助理中汤暖中焦之阳。

【方剂功效】温中解表。

【现代应用】

现代主要应用于感冒、流行感冒、肠炎、结肠炎而具有表寒不解、脾气虚寒特征者。

（1）腺病毒肺炎：有报道用本方合二陈汤，温通太阴，兼开太阳，治疗腺病毒肺炎 1 例，1 剂即周身微汗，矢气转正常，体温降至正常，四末少和，灰黑苔见退，再事调理而愈。［中医研究院．蒲辅周医案［J］．中医杂志，1965（2）：23．］

（2）十二指肠球部溃疡：有报道用本方治疗十二指肠球部溃疡，属阳虚胃寒 1 例，取得良好疗效。［刘赤选．胃痛［J］．新中医，1974（5）：28．］

（3）慢性胃炎：本方可用于治疗慢性胃炎之属于脾胃虚寒，见上腹部胀满、疼痛、舌白、脉缓细软者，兼有身体疼痛者亦宜。

（4）慢性腹泻：本方通治虚寒下利而胃肠间有水饮者，纳少口淡便溏者，带下淋沥清稀者，虚胀虚肿者，总之，辨证以体质虚弱、肠胃不健，有虚寒现象，兼有表热而无实热者。

原文　伤寒，大下后，复发汗，心下痞，恶寒者，表未解也。不可攻痞，当先解表，表解乃可攻痞。解表宜桂枝汤，攻痞宜大黄黄连泻心汤。（169）

浅译　由于用药的靶向不对，促使病原体顺势而入，如此例患者外感病，而病原体在表层，可是医生偏偏先用大下之药，造成病原体深入而成为心下痞，这是才想起来用发汗法，但因药轻病重而未能解除，故此时患者还有发热怕冷的表层症状，这时因表层的致病体未解除就不能先去消灭内部的致病体，所以先用桂枝汤解除掉表层的致病体，再用大黄黄连泻心汤去消除内部的致病体。

原文　伤寒发热，汗出不解，心中痞硬，呕吐而下利者，大柴胡汤主之。（170）

浅译　外感病发热，虽用了发汗法解除掉表层的病原体，但发热仍然不退，这是因为进入内部的病原体致消化系感染而引发的发热等全身性症状，并且还引发了呕吐、腹泻等胃肠道症状，这时选用大柴胡汤去治疗。

原文 病如桂枝证，头不痛，项不强，寸脉微浮，胸中痞硬，气上冲喉咽，不得息者，此为胸有寒也，当吐之，宜瓜蒂散。(171)

浅译 此例患者，有发热汗出等类似桂枝汤适应证的症状，但是头不痛，项不强，说明病原体不在机体表层，而是在胸中及胃脘部，造成了胃炎、十二指肠炎等，特别是十二指肠部发炎则最易导致幽门梗阻。由于幽门梗阻，使胃容物及其气体，不能通过，而造成胃扩张。扩张后的胃部不但痞硬，而且因压力上升，气往下行已不能，故改为上行，并且是频发的，所以形容说"气上冲咽喉不得息"。此时应缓解胃扩张为主，所以用瓜蒂散催吐减压，既解决了胃扩张，也带走了大部分病原体，使十二指肠的炎症尽快消失而诸证自愈。这也非常符合《内经》所说的"其上者，因而越之"的"因势利导"的治疗原则。

瓜 蒂 散

瓜蒂一分（熬黄）　赤小豆一分

上二味，各别捣筛，为散已，合治之，取一钱匕，以香豉一合，用熟汤七合，煮作稀糜，去滓，取汁合散，温顿服之。不吐者，少少加。得快吐，乃止。诸亡血虚家，不可与瓜蒂散。

【临床用法】

1. 药物用量　瓜蒂　赤小豆等份。

2. 煎服方法　瓜蒂与赤小豆分别研为末，然后混合均匀。用豆豉 2g 左右，加开水 140ml，煮成稀糜，去滓。取 1.5～1.8g

瓜蒂散调入豆豉汤中，温服，一次服尽。如果不吐，将瓜蒂散用量稍稍加大，直至吐出为止。

【方药分析】瓜蒂味极苦而性升浮，最能催吐。赤小豆味苦而酸，能够利水消肿。二药相合，具"酸苦涌吐"之功。以轻清宣散之香豆豉煮汤调服，则使其涌吐之力得到加强。

【方剂功效】涌吐痰实。

【现代应用】

现代临床用本方治疗食物中毒、饮食停积、精神分裂症、晕厥、乳腺增生等而具有痰涎壅盛特征者。

原文 病胁下素有痞，连在脐旁，痛引少腹，入阴筋者，此名脏结，死。（172）

浅译 此例患者平素胁下就有痞块，并且痞块范围已到达脐旁，这是肝脾肿大的特征。如果是癌变的话，再出现疼痛牵引小腹及阴部者，这是脏结，故说不好治愈。

原文 伤寒，若吐若下后，七八日不解，热结在里，表里俱热，时时恶风，大渴，舌上干燥而烦，欲饮水数升者，白虎加人参汤主之。（173）

浅译 此例患者，因外感发热，误用吐法下法，造成脱水，但该患者是失水多于失钠。至七八日时还在发热，因高热而耗水，这时患者出现极度口渴、口腔黏膜及舌体均极度干燥、心烦、欲饮水数升等典型高渗性脱水表现，用白虎加人参汤治疗，既能清热又能补水，服后热退水补，诸症自愈。

原文 伤寒，无大热，口燥渴，心烦，背微恶寒者，白虎加人参汤主之。（174）

浅译 此例说，虽然不像上例因吐下、高热等致失水严重，但出现了口腔黏膜干燥、口渴、心烦等，这属中度脱水，也适合用白虎加人参汤治疗。换言之，不必待重度高渗性失水时才可用该方，只要是失水多于失钠发热不能自行缓解者皆可使用。

原文 伤寒，脉浮，发热无汗，其表不解，不可与白虎汤，渴欲饮水；无表证者，白虎加人参汤主之。(175)

浅译 外感初期病原体在表层致发热无汗，但未曾发汗，还未过多地耗水失水，故没形成高渗性脱水，所以这时则不适宜用白虎汤。那么什么时候用白虎加人参汤呢？在无表证，有高渗性脱水致口渴时用。有表证未脱水时不能用。

原文 太阳少阳并病，心下硬，颈项强而眩者，当刺大椎，肺俞，肝俞，慎勿下之。(176)

浅译 表层病未解，并进入半表半里层，出现了胃脘部痞硬、颈项强而目眩的症状，遇到这种情况，也可针刺治疗，并帮助挑选了大椎、肺俞、肝俞等几个穴位。并且叮嘱说，心下硬不是肠梗阻所致，不能用攻下药。

原文 太阳与少阳合病，自下利者，与黄芩汤；若呕者，黄芩加半夏生姜汤主之。(177)

浅译 此例患者是表层病与半表半里层病合病在一起，出现肠炎、痢疾等及兼有全身性症状，用黄芩汤治疗；如患者胃也有炎症，出现呕吐者，用黄芩加半夏生姜汤治疗。

黄芩汤方

黄芩三两　芍药二两　甘草二两（炙）　　大枣十二枚（擘）

上四味，以水一斗，煮取三升，去滓，温服一升，日再，夜一服。

【临床用法】

1. 药物用量　黄芩9g　白芍6g　炙甘草6g　大枣12枚

2. 煎服方法　上4味，以水2000ml，煮取600ml，每次服200ml，上午、下午和晚上各服1次，温服。

【方药分析】 黄芩苦寒，清热止利；白芍酸苦，敛阴和营，缓急止痛；炙甘草、大枣和中。四药合用，共奏苦寒清热、坚阴止利之功。

【方剂功效】 清热止利。

【现代应用】

现代临床本方常用于治疗急性痢疾、阿米巴痢疾、急性肠炎等。治湿热泄泻、大便不畅、身热口苦之证。

现代药理实验研究表明，黄芩汤具有显著的抗炎、解热、镇痛、解痉和一定的镇静作用。而抗炎作用是各组成药黄芩、甘草、大枣及芍药共同配伍作用的结果。解热作用与方中黄芩、甘草的作用有关。解痉作用主要在于芍药、甘草配伍的结果。镇静作用主要在于方中的黄芩。

黄芩加半夏生姜汤

黄芩三两　芍药二两　甘草二两（炙）　　大枣十二枚（擘）半夏半升（洗）　生姜一两半　一方三两（切）

上六味，以水一斗，煮取三升，去滓，温服一升，日再，夜一服。

【临床用法】

1. 药物用量　黄芩 9g　白芍 6g　炙甘草 6g　大枣 12 枚
半夏 9g　生姜 4.5g（一方用 9g）

2. 煎服方法　上 6 味，以水 2000ml，煮取 600ml，每次服
200ml，上午、下午和晚上各服 1 次，温服。

【方药分析】黄芩苦寒，清热止利；白芍酸苦，敛阴和营，
缓急止痛；炙甘草、大枣和中。四药合用，共奏苦寒清热、坚阴
止利之功。半夏、生姜和胃降逆止呕。

【方剂功效】清热止利，和胃降逆止呕。

【现代应用】

现代临床本方常用于消化系疾病的治疗，如急性肠炎、痢
疾、阿米巴痢疾、急慢性胃炎、胆囊炎等。

现代药理实验研究表明，本方具有抗菌、抗炎、解热、镇
静、镇痛、镇吐、缓解平滑肌痉挛等作用。

原文　伤寒，胸中有热，胃中有邪气，腹中痛，欲
呕吐者，黄连汤主之。(178)

浅译　外感发热性病，病原体已经进入腹腔内部，感染了胃
肠道，造成炎性变，出现了腹痛、欲呕吐等症状，用黄连汤治
疗。

黄连汤方

黄连三两　甘草三两（炙）　　干姜三两　桂枝三两（去皮）
人参二两　半夏半升（洗）　　大枣十二枚（擘）

上七味，以水一斗，煮取六升，去滓，温服，昼三夜二。

【临床用法】

1. 药物用量　黄连9g　炙甘草9g　干姜9g　桂枝9g　人参6g　半夏9g　大枣12枚

2. 煎服方法　上7味，用水2000ml，煮取1200ml，去滓，分成5份，白天服3次，晚上服2次。

【方药分析】本方用黄连清上热。干姜辛热，散在下之寒，暖中温脾。人参、炙甘草、大枣补气健中，促进并恢复脾胃之枢的升降功能。桂枝既能交通上下，帮助脾胃升降；同时借其辛散之力，升浮于上，不使黄连苦寒沉降，加重腹中的寒气。半夏降逆和胃止呕。桂枝通阳散寒。人参、炙甘草、大枣益胃和中。诸药合用，共同发挥清上温下、辛开苦降、调补脾胃之作用。《医宗金鉴》说："君黄连以清胃中之热，臣干姜以温胃中之寒，半夏降逆，佐黄连呕吐可止。人参补中，佐干姜腹痛可除。桂枝所以安外，大枣所以培中也。然此汤寒温不一，甘苦并投，故必加甘草协和诸药。此为阴阳相格、寒温并施之法也。"本方与半夏泻心汤相比，仅仅一味之差。用黄芩去桂枝为半夏泻心汤，用桂枝去黄芩为黄连汤。但二方的主治病证有较大不同：半夏泻心汤证为寒热错杂于心下，以心下痞和呕利为主症，故苦寒的芩连与辛温的姜夏合用，如此即可解散中焦寒热之错杂。本方所主之证为寒热上下相阻，主要临床表现为欲呕而腹痛，故重用黄连为主药，以清在上之热；腹痛为阳虚有寒，故去黄芩之苦寒，以免寒寒之弊；加桂枝，既可以温中而止腹痛，亦可以宣通上下阴阳之气。

【方剂功效】清上温下，和胃降逆。

【现代应用】

现代临床上常用本方治疗急慢性胃炎、胃肠炎、胆系感染、胆囊蛔虫等。

本方可用于多种消化系疾病的治疗，如急慢性胃炎，临床以欲吐或呕吐、腹痛、舌红或舌尖红、寒热征象杂见而无下利者为特征，其方桂枝是治疗心腹疼痛的要药，临床可随证加减运用。

原文 伤寒八九日，风湿相搏，身体疼烦，不能自转侧，不呕不渴，脉浮虚而涩者，桂枝附子汤主之。若其人大便硬，小便自利者，去桂加白术汤主之。（179）

浅译 外感病八九日，上些条文的致病因子均是入内而侵犯脏器。此条则是侵入了神经、肌肉等组织导致身体疼烦，活动时疼痛加剧而受限制。并说如果不呕吐，是没有消化道症状，不渴说明也没有高渗性脱水现象，脉浮，是说致病因子不在内部，脉虚而涩是说致病因子的性质属风属湿，用桂枝附子汤治疗。如果患者大便干燥、小便正常的就用桂枝附子去桂加白术汤治疗。

桂枝附子汤方

桂枝四两（去皮）　　附子三枚（炮，去皮，破）　　生姜三两（切）　　大枣十二枚（擘）

上五味，以水六升，煮取二升，去滓，分温三服。

【临床用法】

1. 药物用量　桂枝 12g　炮附子 25～30g　生姜 9g　大枣 12 枚　炙甘草 6g

2. 煎服方法：上 5 味，用水 1200ml，煮取 400ml，分成 3 份，分别于早、中、晚温服。

【方药分析】 本方可以认为是桂枝汤去芍药加附子而成。方用桂枝，既能疏散风寒之邪，又能温经通阳；附子辛热，善于温经扶阳，散寒燥湿止痛；生姜能助附子和桂枝温散风寒湿之邪；甘草、大枣甘温，能缓桂附之辛热，使发散而不致太过，同时也能扶助正气；合生姜则辛甘化阳，健脾和中。诸药合用，共奏发散风寒、胜湿止痛的作用。桂枝附子汤与桂枝去芍药加附子汤的药味组成相同，但附子的用量有别：即本方用附子三枚，而彼方仅用一枚。附子用一枚，但能温复阳气，用三枚则能散寒胜湿止痛。故彼方主治胸阳不足的脉促、胸闷、恶寒等症，而本方则主治身体疼痛。钱天来说："风邪，非桂枝不能汗解；寒邪，非附子不足以温经，非生姜亦不能宣散。甘草、大枣缓姜、附之性，助桂枝而行津液也。此方乃太阳上篇误下之后，脉促、胸闷、微恶寒之桂枝去芍药汤而加附子，非汗后漏遂不止之桂枝加附子汤也。桂枝附子汤乃去芍药者，故另立一名，而无'加'字。桂枝加附子汤，乃不去芍药者，即于桂枝全汤加入，故多一'加'字。观仲景立法处方，无不各有深意。"

【方剂功效】散寒祛风，胜湿止痛。

【现代应用】

现代临床上本方常用于治疗外感初起，发热恶寒，头痛汗出，小便频数，或见心烦，下肢挛急者，亦用于治疗神经痛、风湿痹痛。

（1）坐骨神经痛：本方对坐骨神经痛之属于风寒湿痹者有一定疗效。

（2）类风湿关节炎：

今田氏经过临床实践，认为本方加味治疗类风湿关节炎有一定疗效。[今田屋章，等. 类风湿关节炎的汉方药治疗 [J]. 国外医学·中医中药分册，1984（6）：15.]

长濑报道用本方和甘草附子汤等治疗类风湿关节炎47例，总有效率47%。其中用本方加味治疗11例，有效率为55%。[长濑千秋，等. 类风湿关节炎的中药与针灸治疗探讨 [J]. 国外医学·中医中药分册，1984（6）：15.]

桂枝附子去桂加白术汤方

附子三枚（炮，去皮，破）　　白术四两　生姜三两（切）甘草二两（炙）　大枣十二枚（擘）

上五味，以水六升，煮取二升，去滓，分温三服。初一服，其人身如痹，半日许复服之，三服都尽，其人如冒状，勿怪。此以附子、术并走皮内，逐水气未得除，故使之耳。法当加桂四两。此本一方二法。以大便硬，小便自利，去桂也；以大便不硬，小便不利，当加桂。附子三枚恐多也，虚弱家及产妇，宜减服之。

【临床用法】

1. 药物用量　炮附子 25 ~ 30g　白术 12g　生姜 9g　炙甘草 6g　大枣 12 枚

2. 煎服方法　上 5 味，用水 1200ml，煮取 400ml，分成 3份，分早、中、晚温服。

【方药分析】本方为桂枝附子汤去桂枝加白术而成。附子、生姜、炙甘草、大枣之用与桂枝附子汤相同。其所以去桂枝者，可能有两种原因：其一为服桂枝附子汤之后，阳气已通，湿邪已减，气化已行，不需要再用通阳化气的桂枝，应当加用白术健脾燥湿以善后。其二为脾湿本重，脾运不健，津液偏走于前阴，而不能还入于胃中，其临床表现是大便硬而小便自利，故亦当去桂枝，以免加重津液的前渗。复加白术，可以健脾燥湿，并引津液回归于胃。

【方剂功效】温经散寒止痛，健脾利湿。

【现代应用】

现代临床上本方常用于治疗风湿性关节炎、类风湿关节炎、坐骨神经痛等。若症见湿邪为重者，可加苍术、薏苡仁，增强利湿之力；若痛甚者，可加威灵仙；若肢麻、关节不利，可加鸡血藤、桑枝、寻骨风。另齐氏用本方治愈1例肛痒。[刘景祺．经方验 [M]．呼和浩特：内蒙古人民出版社，1986.]赵氏用本方治愈1例久痢。[张志民．伤寒论方运用法 [M]．杭州：浙江科学技术出版社，1984.]

原文 风湿相搏，骨节疼烦，掣痛不得屈伸，近之则痛剧，汗出短气，小便不利，恶风不欲去衣，或身微肿者，甘草附子汤主之。(180)

浅译 此例患者是风湿因子侵入了骨关节，导致了炎性变，造成了骨关节疼烦，掣痛不得屈伸，并且红肿压痛拒按，疼痛剧烈，汗出短气，因汗出多而小便少，怕风不欲去衣被，或出现全身性轻度浮肿者，用甘草附子汤治疗。

甘草附子汤

甘草二两（炙） 附子二枚（炮，去皮，破） 白术二两桂枝四两（去皮）

上四味，以水六升，煮取三升，去滓，温服一升，日三服。初服得微汗则解，能食汗止复烦者，将服五合。恐一升多者，宜服六七合为始。

【临床用法】

1. 药物用量 炙甘草6g 炮附子18g 白术6g 桂枝12g

2. 煎服方法 上4味，以水1200ml，煮取600ml，去滓，每次服200ml，每日服3次。

【方药分析】本方与前二方相比，附子用量减为二枚，其道理即在于此。张仲景名此方曰"甘草附子汤"，推甘草为主药，也是为了说明这一道理。因为甘草甘缓，可以监制附子之辛热发散，不使过于辛燥，以致用药之后，但风气去而湿气存。本方甘草用量虽然仍仅二两，但附子用量已经减为二枚，甘草与附子的比例加大了，所以相对而言，甘草的用量也加大了。不唯本方术、附用量均较白术附子汤和桂枝附子汤小，而且每次服药仅六七合，不比前二方每次服药一升，又不尽剂，其用意即在缓行。

【方剂功效】 缓驱风湿，散寒止痛。

【现代应用】

现代本方常用于治疗风湿性关节炎、类风湿关节炎、坐骨神经痛、肩周炎及其他原因所致的关节疼痛。

（1）风湿病：有报道用本方治疗活动性风湿病 18 例，急性期重用桂枝，慢性期重用附子。伴肾炎者，甘草减为 3g；有皮下结节者，去甘草，加海藻 12g，疗效颇佳。[杨福岳. 甘草附子汤治疗 18 例风湿病的经验介绍 [J]. 山东医刊，1965（11）：32.]

（2）慢性腰骶神经炎：有报道用本方治疗慢性腰骶神经炎伴发坐骨神经痛。[奚九一. 寒痹 2 例治验 [J]. 上海中医药杂志，1965（6）：26.]

（3）过敏性鼻炎：有人报道用本方治疗过敏性鼻炎有效。[李一立. 甘草附子汤临床运用 [J]. 吉林中医药，1982（2）：30.]

原文 伤寒，脉浮滑，此以表有热，里有寒，白虎汤主之。（181）

浅译 此条脉浮滑是有热的脉象，不应该是里有寒，恐寒字是经抄写之误。结合现代分析，用白虎汤多在大热、大渴、大汗出、脉洪大时使用，也就是说多在高热致高渗性脱水时使用，所以此条为表里俱热，高热耗水而施用了白虎汤。

白虎汤方

知母六两　　石膏一斤（碎）　　甘草二两（炙）　　粳米六合

上四味，以水一斗，煮米熟，汤成，去滓，温服一升，日三服。

【临床用法】

1. 药物用量　　知母18g　　石膏48g　　炙甘草6g　　粳米18g

2. 煎服方法　　上4味，用水2000ml煮之，待米熟，其汤即成，去滓，分成三份，早中晚温服。

【方药分析】本方石膏味辛而大寒，知母辛苦寒而润。二药配伍，既能将热邪由肌表透散于外，又能使之潜消于中，方可治阳明盛热。炙甘草、粳米益气和中，且避免石膏和知母大寒伤及脾胃。诸药合用，为清泻阳明气热之主方。王晋三说："石膏甘寒，寒胜热，甘入脾，又质刚而性降，备中土生津之体，色白通肺，质重而含脂，具金能生水之用，故以为君。知母气寒主降，苦以泄肺火，辛以润肾燥，故为臣。甘草为中宫舟楫，能土中泻火，寒药得之缓其寒，使沉降之性，皆得留连于胃。粳米气味温和，禀容平之性德，作甘稼穑，得二味为佐，阴寒之物，庶无伤损脾胃之虑也。煮汤入胃，输脾归肺，水精四布，大烦大渴可除矣。"

【方剂功效】辛寒清热。

【现代应用】

《中医名方应用进展》一书列述本方现代应用于流行性感冒、麻疹、流行性脑脊髓膜炎、肠伤寒、疟疾、脑炎、流行性出血热、钩端螺旋体病、哮喘、大叶性肺炎、肺脓肿、风湿热、风湿性关节炎、风湿性心肌炎、高血压、胃炎、胃热、肾小球肾炎、再生障碍性贫血、过敏性紫癜、糖尿病、坐骨神经痛、中风、癫痫、偏头痛、发热、中暑、自汗症、癃闭、尿崩症、闭经、崩漏、胎前诸症、目赤肿痛、暴盲、副鼻窦炎、急性口腔炎、口疮、牙龈炎、荨麻疹、全身性瘙痒症、皮肤黏膜淋巴综合征、恶性肿瘤高热等 42 种病证。

（1）流行性感冒：有报道治疗本病 150 例，对流感发热、口渴、舌苔黄、咳喘痰黄、脉洪大、不恶寒、自汗等症的患者，施以本方主治，其他证型分别处以麻黄汤、桂枝汤、小青龙汤等治疗，150 例均治愈。［张慧中．中医杂志，1960（2）：10.］亦有人以本方加板蓝根 30g，羌活 10g 为基本方，冬春配伍荆芥，夏秋配伍藿香、佩兰，头痛加蔓荆子、菊花，身痛甚者加羌活 15g，治疗流感高热 50 余例，均在 2 日内退热。治疗流感证属温热者，可用本方加葛根、连翘；风温者加银花、连翘、大青叶、板蓝根；偏热毒重者，灼热躁扰，甚至狂乱昏谵，吐衄则加犀角；温热挟湿者加苍术、黄芩、佩兰、藿香；正虚者加人参、玄参。［姚华．江苏中医，1986（1）：9.］

（2）乙型脑炎：1955 年石家庄用本方治疗乙型脑炎取得良好效果。乙型脑炎属于中医暑温范畴，一旦发病，常常从气分开始，大汗、大热、大渴，脉洪大，苔黄燥，投白虎汤颇为合适。乙型脑炎往往持续高热，投本方后有的病例在二三日即可退热，但亦有病例持续高热四五日以上不退，有的至第八九日方退。因此在治疗本病时，应当在严密观察下守方治疗。乙型脑炎有"热、痉、昏、厥"四大症，其关键是热；热深厥深，热重昏重，故控制高热是治疗关键。刘氏报道用本方去粳米，加山药、银花、连翘等，治疗乙型脑炎 36 例，治愈 30 例，死亡 6 例。［刘志明，等．治疗 36 例流行性乙型脑炎的初步报告［J］．中医杂志，1958（4）：251.］广东和平县中医院报道用本方去粳米，加银花、连翘、板蓝根、钩藤、僵蚕、地龙等清热解毒、镇痉息风药，治疗重症乙型脑炎 26 例，轻型 24 例，暴发型 6 例，共46例，治愈44例，仅2例暴发型死亡。［广东省和平县中医院．银翘白虎合剂配合西药治疗乙型脑炎46例临床观察［J］．新医学，1974（6）：266．］

（3）流行性脑脊髓膜炎：其病在气分者可用本方加葛根、菊花、竹茹各15g，银花、板蓝根各15g，重用生石膏120～240g，以清阳明之邪热而解毒。［李振华．河南中医学院学报，1977（1）：11．］

（4）大叶性肺炎：对大叶性肺炎可用白虎汤为主，随证加减治疗，一般可以完全治愈。本方为主，加黄芩、黄连、金银花、连翘，以加强清热解毒作用。咳嗽胸痛者加川贝母、杏仁、郁金、橘络；吐血痰加茅根、竹茹；心中烦热加山栀、茅根；体实加大黄；伤津加玄参、麦冬、花粉、鲜石斛；夜寐不安者加茯神、益元散。如潘氏报道用大剂白虎汤加味治愈大叶性肺炎9例。［潘泰阶，等．用中药治疗大叶性肺炎的疗效观察［J］．上海中医药杂志，1957（4）：23．］

（5）麻疹：用本方加减治疗麻疹可以获得较好效果。透疹期加蝉衣、浮萍、芫荽、牛蒡子；发疹期加黄连、银花；暑湿加香薷、藿香、青蒿、荷叶；阴虚津干者加鲜生地、沙参、石斛；在见点初期如高热、喘咳、烦躁，本方去知母、粳米，加葛根、升麻、紫草、桔梗，或去粳米加贝母、竹茹；气弱者加西洋参，治疗效果很好，一般不留后遗症。有人认为，暑令麻疹多热证，须清阳明之邪热，用本方加蝉衣、浮萍、牛蒡子、芫荽为主方治疗，待疹出齐，则以本方加黄芩、黄连，挟湿加香薷、青蒿、佩兰祛暑。

（6）传染性肝炎：急性肝坏死、肝昏迷可用本方治疗。该病例身目俱黄，目中不了了，睛不和，狂躁抽搐，腹满，不大便，体温略高，脉象数实，舌深红，苔黄腻，尿赤，汗出不彻，相当于中医"急黄"，属热留阳明，津伤化燥，可用白虎汤加花粉、生地、紫雪丹以增液行舟，解毒透邪。若药后大便通，热势缓解，神志转清，其病可愈。

(7) 风湿热：用桂枝苍术白虎汤治疗急性风湿热能取得较好的效果，一般治疗 7 ~ 18 天热退。随着发热的减退，关节疼痛由缓解而逐渐消失。有经验治疗风湿热关节炎用本方加桂枝为基本方，若疼痛日轻夜重者加桃仁、红花；便秘加大黄；筋脉不利者加地龙、蚕砂；湿盛加木通、茵陈，或加苡米、六一散；高热不退去桂枝加水牛角，或加黄柏、黄芩、栀子、银花、连翘、茅根、防己、丹皮；病在上者加姜黄，病在下肢者加牛膝。龚氏报道用白虎加桂枝汤治疗活动性风湿性关节炎，中医辨证属热痹者12 例，一般服 2 剂后即见体温下降，关节肿痛减轻，6 ~ 10 剂后体温恢复正常，关节肿痛明显减轻，平均 11 天痊愈。[龚琼模. 以白虎加桂枝汤为主治疗 12 例活动性风湿性关节炎（热痹）临床报告 [J]. 江西医药，1965 (7)：907.]

(8) 风湿性心脏病：方用石膏 100g，知母、粳米、银花、防己、木瓜各 25g，连翘 20g，甘草 10g。湿重加苍术、苡仁、厚朴；热重加栀子、黄柏、连翘；心前区疼痛加瓜蒌、薤白、丹参、桃仁；心悸加茯苓、柏子仁、酸枣仁、远志。共治疗 12 例，结果服药 3 周左右，心悸、胸闷消失，发热或关节痛明显好转，服药 1 个月血沉恢复正常者 6 例，显著下降 4 例，抗 "O" 正常 4 例，其余也有不同程度的下降，心律失常消失。[廖宝迎. 浙江中医杂志，1985 (12)：496.]

(9) 伤寒、副伤寒：可用苍术白虎汤配合西药氯霉素治疗伤寒、副伤寒之热重于湿的病人。本方对高热（40℃以上），确有缓解作用，并能控制症状。有经验治疗本病生石膏宜重用至180g，如属湿热者去粳米、甘草，加苍术、忍冬藤、花粉、白豆蔻。

(10) 流行性出血热：本方可用于流行性出血热的治疗，可

于方中加生地、玄参、银花、连翘、板蓝根、丹皮等。出血热发
热期热在阳明气分，具有三红（面、颊、胸部发红），三痛（眼
眶、头、腰部疼痛），明显高热不恶寒，口渴喜冷饮，以及多
汗，尿赤，舌红苔黄燥，脉洪数等症，用白虎增液汤加减（生
石膏，知母，生地，玄参，麦冬，银花，连翘）治疗，疗效显
著。临床证明，白虎汤确实是退热的良剂，可用于各种热证。只
要符合阳明气分热证辨治指标，即可应用，一般均能获得满意的
效果。[刘陕西．陕西新医药，1977（2）：31．] 黑龙江生产建
设兵团某卫生队报道用本方为主，治疗流行性出血热发热期130
例，其中伴有休克和肾功能衰竭者10例，仅1例死亡。治疗组
的发热下降幅度大，40℃以上的病人在2天内有91.5%体温降
至正常，而且全身中毒症状，特别是精神症状的改善较对照组为
优。[黑龙江生产建设兵团4师43团卫生队．白虎汤治疗流行性
热130例疗效分析 [J]．黑龙江医药，1976（1）：31．] 另有报
道用本方加入清热解毒养阴之品，治疗流行性出血热之属于气分
大热者，928例中，获愈900人，死亡19例。[徐德先，等．928
例流行性出血热的辨证论治及疗效分析 [J]．浙江中医杂志，
1982（6）：276．]

（11）疟疾：疟疾有属温疟者，热多寒少，或但热不寒，汗
出，骨痛，口渴引饮，便结尿赤，舌红苔黄，脉数，可用本方配
合何人饮化裁，去粳米、甘草，加苡米、党参、常山、首乌、当
归、陈皮、神曲，在症发之前6小时服药2剂即可取效。有经验
本病见神志昏迷者加水牛角治之。

（12）钩端螺旋体病：有报道用本方治疗钩端螺旋体病，取
得一定效果。如果本病在气分，肺胃热盛，治之以清气泄热，用
本方加栀子、黄芩、连翘、瓜蒌、贝母、木通、滑石、苡米等清
热，以防出血。若合并有肺部症状，其舌苔腻，欲饮热饮者，可
加苍术、川芎、羌活等。[赵立勤．中医杂志，1965（10）：4．]

（13）糖尿病：本病属本虚标实之证。肝肾亏虚为其本，肺胃燥热为其标。故本方可治其标热，而清热即可以保阴。有经验可用本方合黄连阿胶汤化裁治疗糖尿病。其药物组成可以为：人参5g，知母10g，生石膏30g，黄连、阿胶、麦冬、地骨皮、花粉各9g，山药、黄精、白芍、首乌各15g，鸡子黄2枚为基本方。偏于上消者加百合、乌梅各9g；偏于中消者重用生石膏50g；偏于下消者用山药30g；另加枸杞子15g，山萸肉9g，旱莲草30g。亦有经验为一般情况下加花粉、山药、麦冬、玄参、生地等以清热养阴，或加人参、玉米须，尚可以本方配合白扁豆、益智仁、苡仁治疗。总之，本方清热而保阴，但直接的滋补之力不足，故应予以加强。［刘秀文. 中药白虎汤加减配合经验方治疗糖尿病21例临床总结［J］. 河南中医学院学报，1980（4）：7.］

（14）急性口腔炎、口疮、牙龈炎：对于急性口腔炎和口疮，可以用本方合导赤散加减治之，可加板蓝根、花粉、青蒿、麦冬、儿茶、玄参。亦有经验用本方加减，加玄参15g，金银花、生熟地各10g，麦冬、旱莲草、牛膝各12g治之。牙龈炎亦可用本方治之，可加两面针、蝉衣、葛根、赤芍。但本方宜于胃热盛者的治疗，胃热盛者去粳米加升麻较好，如果属于虚火则不可用本方。

（15）瘙痒症：本病有属于气血分热盛者，可用本方化裁治疗，去粳米、甘草，加麦冬、玄参、赤芍、丹皮各10g，沙参15g，生地12g，防风、紫草各6～10g，荆芥、细辛、红花各3～6g，六一散30～45g，可以收到较好疗效。

（16）坐骨神经痛：本病有属阳明胃火者，用本方加红花9g，地龙24g有效。

（17）五官科疾病：可用白虎汤加减（石膏、知母、甘草、黄芩、连翘、银花）治疗交感性眼炎和视神经乳头炎，治疗后视力可见明显提高。用本方合导赤散（石膏、知母、粳米、甘草、生地、木通、淡竹叶）治疗小儿疱疹性口腔炎亦有较好效果。对于目赤肿痛、赤目怒张等病证用本方亦有良好效果。用本方加减治疗眼科疾病，主要用于外障，凡眼暴赤肿痛，如火胀大头、天行赤眼、陷翳、银星玉粒、涌波翳等，均可以本方为主加减治疗。眼科应用本方时，多数病例不具白虎汤四大症的特征。很多病例仅具眼部症状，用药则以舌象为主要参考依据。其应用原则，必须具备以下几个主要特征：如眼部症状以外障为主，局部红肿瘀滞较甚，刺激症状亦比较突出。舌象为色赤少津，或舌赤苔黄而燥，脉滑数、洪数或洪大有力，此外身体壮实，面色红润，鼻干灼热，口唇干燥，烦渴，喜冷饮。

（18）烧伤后创面渗出不止：烧伤后创面渗出不止，而且时间较长，这种异常渗出与阳明经证中的"大汗"有很多类似之处。阳明热证之大汗是热迫津液所致。烧伤后创面渗出是因火毒内攻，阴津外泄所致。从症状上看，烧伤后创面渗出也有烦渴、喜冷饮、舌质红、脉洪数等阳明热证，或大便燥结不通。舌苔黄燥或黑燥等阳明腑实证，可用白虎汤或合承气汤清泄阳明之热。

本方尚可通治狂证、斑疹大热、中暑大渴、暑风抽搐、丹毒、失眠等证。近代对白虎汤运用范围不断扩大，辨证为里热（肺胃实热），胃未结实者，脉洪大有力，面目俱赤，口干舌燥，或口臭，咬牙，或呼气热，小便赤等。

现代药理实验研究表明，白虎汤具有显著的解热作用，石膏、知母的退热作用相同，两药配伍后其退热作用更明显。白虎汤还有降血糖、抗菌消炎、肾上腺皮质激素样作用，还能增强机体免疫功能，对实验动物腹腔巨噬细胞吞噬率及吞噬指数在1、3、6小时均有明显提高，白虎汤组溶菌酶含量高于对照组，两组比较差距有显著性意义。白虎汤促进淋巴细胞转化，能提高免疫抗体，从而增强机体的抗病能力，促进疾病的早日康复。

原文 伤寒，脉结代，心动悸，炙甘草汤主之。（182）

浅译 通过以上诸多情况看，外感后的致病体无所不入，可以侵犯身体各个部位。致病因子侵入心脏，引发心肌炎、心包炎，造成了心律不齐、心率快慢不均等，出现了脉结代、心动悸等症状体征，用炙甘草汤治疗。

炙甘草汤方

甘草四两（炙）　生姜三两（切）　人参二两　生地黄一斤　桂枝三两（去皮）　阿胶二两　麦门冬半斤（去心）　麻仁半升　大枣三十枚（擘）

上九味，以清酒七升，水八升，先煮八味，取三升，去滓，内胶烊消尽，温服一升，日三服。一名复脉汤。

【临床用法】

1. 药物用量　炙甘草12g　生姜9g　人参6g　生地黄48g　桂枝9g　阿胶6g　麦门冬9g　麻子仁9g　大枣30枚

2. 煎服方法　上9味，用清酒1400ml，水1600ml，先煮阿胶以外的8味药物，取600ml，去滓，将阿胶加入药汤，使完全烊化。每日服3次，每次大约服200ml。

【方药分析】 本方用炙甘草为主药，用人参和大枣与之相配，能补益中气，化生气血，而为血脉之资；用生地、麦冬、阿胶、麻子仁补益心血，滋养心阴，以直接补充血脉。如此气血两补，能复脉搏之常。阴不得阳则不生，阳不得阴则不长，故善补阴者于阳中求阴，善补阳者于阴中求阳。本方复用桂枝、生姜、清酒通阳气而利血脉，如此则补阴而不滞不敛，补阳而不温不燥。服方后阴阳得补，脉复而心悸自安。柯韵伯说："仲景于脉弱者，用芍药以滋阴，阳虚者，用桂枝以通阳，甚则加人参以生脉，未有地黄、麦冬者，岂以伤寒之法，义重扶阳乎？抑阴无骤补之法晦？此以心虚脉结代，用生地为君，麦冬为臣，峻补真阴，开后学滋阴之路也。地黄、麦冬味甘而气大寒，非发陈蕃秀之品，必得人参、桂枝以通阳脉，生姜、大枣以和营。阿胶补血，酸枣安神，甘草之缓不使违下，清酒之猛捷于上行，内外调和，悸可宁而脉可复矣。酒七升，水八升，只取三升者，久煎之则气不峻，此虚家用酒之法，且知地黄、麦冬得酒良。"

【方剂功效】通阳复脉，滋阴养血。

【现代应用】

《中医名方应用进展》列述现代本方用于风湿性心脏病、心肌炎、心律失常、病窦综合征、冠心病、心包炎、萎缩性胃炎、消化性溃疡、呃逆、脑外伤后遗症、血证、口疮、肩周炎等13种病证的治疗。

（1）心律失常：本方用于多种心律失常的治疗，如室性期前收缩、房性期前收缩、结性期前收缩等，服药后一般可在1～2周即出现疗效。有部分人可能在心律失常控制后复发，继续服本方仍然有效。在具体应用时，对于阴阳两虚者，可以用本方加丹参15g，枣仁10g为基本方。如果气虚重者可加白晒参；血瘀者加红花；失眠者加五味子、珍珠母；心肾阳虚者，用本方去麦冬，加丹参、薤白、熟附子、炒枣仁；肾阳虚重者加鹿角胶、淫羊藿；心阳虚重者加黄芪、红参。临床观察到，本方可能对期前收缩的疗效较好，其作用机理可能主要在于协调迷走神经与交感神经，抗衡化学介质及纠正电解质紊乱等方面。

（2）冠心病：本方亦可用于心绞痛的治疗。偏气虚者主要用炙甘草汤，偏阴虚者用加减三甲复脉汤。天津中医学院用本方治疗冠心病268例，其中心电图异常者256例，冠状动脉供血不足187例，陈旧性心肌梗死39例，左束支传导阻滞20例，心肌劳损 9 例，心房纤颤 1 例，结果显效 93 倒，症状改善 152 例，无效 23 例，总有效率 90.7%。[天津市冠心病防治资料选编. 1974：55.]

（3）病窦综合征：可用本方加减治之。其处方可以为：炮附子（先煎 2～3 小时）12～60g，桂枝 12～18g，炙甘草 12～30g，大麦冬 30g，红枣 15～30 枚，枸杞 12～30g，太子参（代红参）15～30g，丹参 30g，沉香（后下）5～9g。每日服 1 剂，晚服第 1 煎，次晨服第 2 煎。有经验将本方制成膏剂，其处方为：人参、阿胶各 1 份，甘草、生姜、桂枝各 2 份，麦冬、麻仁、大枣各 3 份，地黄 6 份，制成膏剂。每次服 15g，每日服 2 次，疗程 3 周。本方能提高心脏的兴奋性，不仅对心动过缓及病窦有效，对慢性心律失常也有较好效果。[高尔鑫. 附子合炙甘草汤加减治疗病态窦房结综合征 11 例报告 [J]. 中医杂志，1983，24（10）：754.]

（4）心肌炎：本方可以用于心肌炎的辨证论治。有经验表明，邪盛者加黄芩、蒲公英、大青叶；阴虚重用龟板、黄精；心神不宁加炒枣仁、珍珠母。亦有经验认为，对于多数病例可以原方不作加减，而对心动过缓者，方中加入清润温通活血之品，或可加入适量安神宁心之品，如柏子仁、夜交藤、炒枣仁、菖蒲、远志、龙骨、琥珀等。还有经验用本方治疗西药治疗无效或复发的病毒性心肌炎，于方中加丹参通利血脉，活血化瘀。[徐德先. 炙甘草汤治疗病毒性心肌炎 38 例 [J]. 江苏中医杂志，1984（1）：25.] 罗菊明等亦报告了用本方治疗心肌炎的临床经验。[罗菊明. 炙甘草汤治疗病毒性心肌炎 5 例报告 [J]. 贵阳中医学院学报，1986（3）：44.]

（5）萎缩性胃炎：本方用于萎缩性胃炎要善于随证化裁。如脾胃阳虚者，宜寒温并用，可去生地、麦冬、阿胶、麻仁，加饴糖、花椒、白芍（倍用）之类。脾阴不足者，宜滋养阴液，可去辛温之姜、桂，加白芍、山楂、木瓜之类，与甘草、党参、大枣配伍，酸甘化阴，络脉瘀结者（病理检查发现肠上皮化生，当防癌变）宜滋阴养液，软坚散结，可去姜、桂、参、枣，加白芍、生牡蛎、生鳖甲、生龟板之类；胃燥阴亏而夹肝郁者，宜滋养胃阴，兼以疏肝，可去姜、桂，加川楝子、绿梅花、佛手等。[廖金标．炙甘草汤治疗萎缩性胃炎［J］．浙江中医杂志，1985（10）：440.]

（6）消化性溃疡：消化性溃疡有属于阴虚气郁者，可用复脉汤加减治之，方用生地、麦冬、沙参、阿胶、麻仁、甘草、香附、枳壳等，有一定的疗效。

（7）出血：有经验认为，出血症凡阴阳失调、血气不续、营卫亏虚和心荡神溃者，与本方证机相合，皆可用本方增损治之，不必脉结代诸症悉具。

（8）口疮：有人用本方治疗复发性口疮，均为重型阴阳两虚者，治宜益气养阴，佐以活血，少加收敛之品。用本方去麻仁，加肉桂、白及、丹参、乌梅炭。如果溃疡面大，可局部涂云南白药适量。

（9）眼科疾病：本方对青盲、内障、视惑、瞳神干缺、翳陷、目妄见、云雾移睛、神气枯瘁等均有效。其应用标准：①眼部症状，在外障方面红肿痛、羞明、流泪等刺激症状比较轻，病变进行较缓但病程长，难愈。在内障及青盲遮面，除视物模糊外，并多伴有酸楚疼痛，不能久视等症状，病变慢，但后果严重。②健康状况，身体较瘦弱，苍老。③舌苔，主要表现淡白而润，淡红少苔，或淡红而中光绛。④脉象，主要表现为沉细、沉迟、细弱或结代。⑤其他症状，多数有头晕目眩、体倦乏力、时时心跳、怕冷、多梦少寐，甚至失眠。

关于本方的用量和煎服法，有人认为应该遵守原书旨意，将《伤寒论》原方剂量折算为今日剂量，即炙甘草60g，生地240g，人参、阿胶、麻仁、麦冬、大枣各 30g，生姜、桂枝各 45g。与此相同，也有人认为本方以剂量稍大为宜，如 1 例患者前医用本方小剂量不效，将原方用量加大，炙甘草、生地各 60g，生姜、麦冬各 45g，党参、桂枝、阿胶、麻仁各 30g，大枣 30 枚，用药 6 剂而愈。老中医张鸿祥运用本方经验，本方功用养心阴，通心阳，益心气，补心血，药味平淡无奇，但妙于配伍。适应证为脉结代，心动悸。对阴虚明显者，阴药用至 15g，阳药 3g 或去而不用。挟湿者去阿胶，改用生茜草活血行血，另酌加健脾燥湿之品，如茯苓、生薏苡仁；方中一味麻仁，属润肠通便之品，不入心经，但是却有重要意义，因为便秘往往是心脏病人死亡的诱因之一。

现代药理实验研究表明，本方对离体蛙心和兔心具有抑制作用，可使心肌收缩力减弱，兔冠脉血流量减少；大剂量使房室传导抑制，心室停搏；可提高小白鼠减压耐缺氧能力，对垂体后叶素引起的急性心肌缺血具有保护作用；能增加心肌营养性血流量。本方还有抗心律失常作用。还有研究结果证明，本方具有一定的抗菌作用。临床尚观察到本方有镇静、催眠、增加食欲之作用。

原文 脉按之来缓，时一止复来者，名曰结。又脉来动而中止，更来小数，中有还者反动，名曰结阴也。脉来动而中止，不能自还，因而复动者，名曰代阴也。得此脉者，必难治。(183)

浅译 此条解释结代脉的脉象（详见前面脉象说明及示意图），并说得此脉为严重心律不齐，或发展成为心力衰竭，故说预后不良，应加注意。

本篇小结

本篇重点讨论了急腹症、消化道炎症等病证的诊断与治疗，对大、小陷胸汤，三物小白散，十枣汤，瓜蒂散，五个泻心汤，黄芩汤，黄连汤等方剂的临床应用都作了详细的阐述；最后又对风湿疼痛及心律不齐的辨证施治推荐了桂枝附子汤、甘草附子汤、炙甘草汤等代表方剂。

辨阳明病脉证并治

阳明病为急性病、发热性疾病、感染性疾病的中期阶段，是致病体毒力最强盛时段，也是宿主的抵抗力最强盛时段。致病因素多属热性，疾病的性质多为实，病位在里，发病的脏器多为消化系。有时因消化道脱水而致粪便干燥。有时因致病体感染肝胆而出现黄疸，或因消化道出血而致黑便。有时因高热而出现谵妄。有时因其消耗或丧失体液较多而致高渗性失水。有时由于干燥的粪便在肠道滞留，一是容易产生肠梗阻，二是分解产生大量毒素。这些毒素又致机体某部感染，或导致发热，或导致脱水加重，或出现谵语等脑神经精神症状。然而，阳明病属热盛高温并非绝对，有时也出现过胃肠道寒冷低温腹泻无食欲等现象。

原文 问曰：病有太阳阳明，有正阳阳明，有少阳阳明，何谓也？答曰：太阳阳明者，脾约是也；正阳阳明者，胃家实是也；少阳阳明者，发汗，利小便已，胃中燥烦实，大便难是也。（184）

浅译 本条自问说：有三种阳明何谓也？回答说：有外感发热性病，虽然病位在表层，但也引起了大便干燥，日久不下，这是太阳阳明；一种是由胃肠内自身脱水所致大便干燥，这是正阳阳明；一种是发汗利尿等丧失体液过多，而致消化道脱水，引发大便干燥，排出困难，这是少阳阳明。

原文 阳明之为病，胃家实是也。（185）

浅译 这是概括地说阳明病的主要特征是"胃家实"。"胃家"泛指消化系。"实"包括三种情况：一是指邪实，也就是致病体较强盛；二是指该脏器不虚弱，抗病力很强；三是由于热、实容易造成肠道脱水而致大便干燥，因干燥的粪便也在产生着毒素从而更加重"胃家实"。

原文 问曰：何缘得阳明病？答曰：太阳病，若发汗，若下，若利小便，此亡津液，胃中干燥，因转属阳明；不更衣，内实，大便难者，此名阳明也。（186）

浅译 问：什么原因得阳明病呢？答：因发热性疾病、感染性疾病在治疗时，因用发汗药、攻下药、利尿药。这些药物都能导致体液丧失，引发脱水，特别是消化道脱水，则致大便干燥，时日不下，排便困难。这就称是阳明病了。

原文 问曰：阳明病，外证云何？答曰：身热，汗自出，不恶寒，反恶热也。（187）

浅译 问：阳明病有什么全身性症状吗？这全身症状有什么特征吗？答：有。"身热"指体温高。这种体温升高是因消化道高温，内热向外蒸发所致，所以未用解热发汗药，而自己出汗，故"自汗出"；因为不是外感风寒体表发热那样的厌恶寒冷，故"不恶寒"；因为是内温高而引发发热，所以患者有反而厌恶热的感觉，故"反恶热"。

原文 问曰：病有得之一日，不发热而恶寒者，何也？答曰：虽得之一日，恶寒将自罢，即自汗出而恶寒也。（188）

浅译 问：有的阳明病在发病第一天的时候，体温不升高且有怕冷现象，这是怎么回事？答：得病一日的时候，内热还未蒸发到体表，待到内热蒸发到体表的时候，汗也蒸上来了，体温也升高了，自然就不怕冷而怕热了。

原文 问曰：恶寒何故自罢？答曰：阳明居中，主土也，万物所归，无所复传，始虽恶寒，二日自止，此为阳明病也。（189）

浅译 问：厌恶寒冷现象为什么会自己解除呢？答：消化系在人体中间的腹腔内部，可说是中心的中心。当它产热温度升高后没有再向内传的余地，只有从内向外蒸发了，所以到蒸发到体表时，即开始时的厌恶寒冷现象须二天的时间自行消失。这也是阳明病的特征，所以为阳明病。

原文 本太阳初得病时，发其汗，汗先出不彻，因转属阳明也。伤寒发热无汗，呕不能食，而反汗出濈濈然者，是转属阳明也。（190）

浅译 本是外感病初期，病原体还集中在身体表层，这时用发汗的方法，去将表层病原体排出体外，这是基本原则。但必须是除恶务尽，完全彻底地排解干净才好。如果发汗不彻底，病原体未曾完全性排解掉，使一些残余病原体向内窜入，进入消化系便属于阳明病了。病原体在表层时应该是发热无汗，现在出现了呕吐不能进食的消化道症状，反而连绵不断地自发出汗，这是病原体感染消化系所表现的症状，所以称转属阳明了。

原文 伤寒三日，阳明脉大。（191）

浅译 发热性疾病、感染性疾病在第 3 天时，正是致病体的毒力与宿主的抗御力均处强盛阶段，故脉搏大而有力。

原文 伤寒，脉浮而缓，手足自温者，是为系在太阴。太阴者，身当发黄，若小便自利者，不能发黄；至七八日，大便硬者，为阳明病也。（192）

浅译 感染性疾病，脉搏浮而缓（相对缓脉），而不是脉大有力；手脚温热，而不是发凉。这样的症状体征是湿性病原体进入了太阴（也是泛指消化系）。这里主要是感染了肝胆系致胆红素代谢失常，所以会出现身当发黄的黄疸病。如果尿量正常，说明消化、吸收、代谢尚可，故说就不可能出现黄疸。到七八天如果大便干燥，这是下消化道脱水所致，病变在胃肠，所以又称阳明病了。

原文 伤寒转系阳明者，其人濈然微汗出也。（193）

浅译 感染性疾病，如果病原体转移到阳明（消化系）后，有什么外在特征呢？那就是连绵不断地微汗出。由于消化系染病后，会导致体内温度升高，内温高向外蒸发故使连绵不断地微汗出。

原文 阳明中风，口苦，咽干，腹满微喘，发热恶寒，脉浮而紧。若下之，则腹满，小便难也。（194）

浅译 同是阳明（消化系）病，由于感染的病原体之性质不同，部位不同，所以也会出现不同症状。一般阳明病感染的病原体多属热性，感染部位多在下消化道，而此条的病原体则为风性，感染的部位为上消化系（主要为肝胆），故出现了不同于下消化系的症状体征，如口苦咽干，腹部胀满，轻微气喘，发热怕冷，脉搏浮而紧等。因为病位不在下消化系所以不应该用下法。如果用了下法，则会丢失电解质而影响胃肠蠕动造成腹部更加胀满，并且影响消化吸收而致尿少，小便困难。

原文 阳明病，若能食，名中风；不能食，名中寒。(195)

浅译 消化系疾病，感染不同的病原体后在饮食上有区别吗？有，如果感染了风性病原体，则对内温无影响，故不影响消化，患者有食欲，能进食；如果感染了寒性病原体，则内温降低，甚至冻结，故影响消化，导致患者没食欲，不能进食。

原文 阳明病，若中寒者，不能食，小便不利，手足濈然汗出，此欲作固瘕，必大便初硬后溏；所以然者，以胃中冷，水谷不别故也。(196)

浅译 消化系病，因感染了寒性病原体，所以不能进饮食；因机体缺水而少尿，虽然也有手足汗出现象，但不是消化道温度高而向外蒸发造成的全身性出汗，现在是消化道温度低故称胃中冷。由于消化道温度低所以还伴有下消化道症状，出现大便先干后稀，接下来是消化不良。

原文 阳明病，初欲食，小便反不利，大便自调，其人骨节痛，翕翕如有热状，奄然发狂，濈然汗出而解者，此水不胜谷气，与汗共并，脉紧则愈。(197)

浅译 接上条又举一例。此例患者，开始时能进饮食，大便也不干不稀，说明身体的水分正常补给，没有异常丢失。但反而出现无尿现象，那么就应查一查水分到哪里去了。留在体内不及时排出会产生氨中毒，所以此例患者出现了关节疼痛，有类似发高热的症状；又出现了忽然发狂的现象，这说明水分留在关节了。由于患者抵抗力强，虽然有上述症状，由于不断地出汗，这样便使存在体内的水分以及产生的氨等有害物质，一同从汗里排出，结果病就好了。这也就是说肾脏解决不了的废水，出汗能解决。汗腺是第二个肾就是这个道理。

原文 阳明病，欲解时，从申至戌上。(198)

浅译 由于消化系作用于消化吸收并需要一定的温度，适宜的温度适合有益菌生长而不适合有害菌生长；相反，当温度低、湿度高时则适宜有害菌生长，所以外部条件很重要。在一天当中从下午申时到戌时，是空气中湿度最低阶段，温度也适中，是说这个时间有利于消化系病的解除。这是我个人的拙见，六经病皆有欲解时间，有待研究。

原文 阳明病，不能食，攻其热必哕。所以然者，胃中虚冷故也。以其人本虚，攻其热必哕。(199)

浅译 消化系病，如果是感染属寒性的病原体，则造成内温低而不能进食。因不能进食而摄入量减少，体内营养缺乏，尤其是电解质的不足，所以说胃中虚冷，其人本虚。如果将不能进食当作内温高所致，去用寒下药攻热降温而致腹泻，使营养及电解质再丢失，更会加重病情，从而也引发了水、电解质，酸、碱代谢紊乱，出现呕哕等现象。

原文 阳明病，脉迟，食难用饱，饱则微烦，头眩，必小便难，此欲作谷瘅。虽下之，腹满如故，所以然者，脉迟故也。(200)

浅译 此条是举一例急性黄疸性肝炎患者的早期症状体征。由于患者的肝功能出现异常，故也首先出现消化、吸收、营养、排泄等方面的问题，所以说"脉迟，食难用饱，饱则微烦，头眩，必小便难"，这是欲发黄疸性肝炎。因为肝炎患者消化吸收不好，故常伴有腹部胀满症状，虽然用了攻下药，但腹满照常如前，为什么呢？因为这腹满不是胃肠梗阻造成的，是肝病造成的。为什么说是肝病造成的呢？因为患者出现的是"脉迟"，现代称之相对脉缓，中医认为湿热性病出现此脉，现代发现某种肝炎、伤寒等病人常出现缓脉。

原文 阳明病，法多汗，反无汗，其身如虫行皮中状者，此以久虚故也。（201）

浅译 消化系病大多都是因内部温度高而蒸汗外出，但这例患者反而无汗，并觉身上有如虫行皮中之感，这是平常因体内营养、水分等太少所致，所以称久虚。

原文 阳明病，反无汗，而小便利，二三日呕而咳，手足厥者，必苦头痛；若不咳，不呕，手足不厥者，头不痛。（202）

浅译 上条阐明，反无汗者为久虚，久虚之人必然饮食不佳，饮食少应该出现尿少，但是该患者尿量不少，这说明还正常排钾。这样下去二三天后，就会出现呕吐、咳嗽、肢端发凉的水、电解质缺乏致血容量不足现象，并且还会出现头痛等神经症状。如果没出现上述情况，也就不存在神经症状了。

原文 阳明病，但头眩，不恶寒，故能食而咳，其人咽必痛；若不咳者，咽不痛。（203）

浅译 第195条说"阳明病，若能食，名中风"，此条说明是感染了风性病原体，所以出现了头眩症状，没有怕冷现象，也能进饮食，如果引发咽炎病人就出现咳嗽咽痛等症状，如果没出现咽炎，也就没有咳嗽、咽痛的症状，因为咳嗽是咽炎引起的。

原文 阳明病，无汗，小便不利，心中懊侬者，身必发黄。（204）

浅译 本条为黄疸性肝炎的预断。说急性黄疸性肝炎在没有出现黄疸前，应该有无汗、少尿或无尿，有肝昏迷前期症状，出现这些症状必然会出现黄疸。无汗说明进入体内的致病体没有从皮肤汗腺排出；少尿或无尿，一是说明致病体也没从尿里排出，二是因为肝肾出现功能障碍，因此使进入体内的致病体无路可出，势必会毒性增强，造成心中懊侬等神经精神症状。这时因胆红素也排泄障碍，所以也必将出现皮肤黄染。

原文 阳明病，被火，额上微汗出，而小便不利者，必发黄。（205）

浅译 本条又举例说，急性黄疸性肝炎患者，如果用火攻疗法，即便是出汗，也只是额头上出汗，达不到排泄毒物的目的。如果还是有少尿或无尿现象，还会同样出现皮肤黄染。

原文 阳明病，脉浮而紧者，必潮热，发作有时；但浮者，必盗汗出。（206）

浅译 因消化系温度偏高，平常是热从内向外蒸发，而起到散热降温的作用。如果在非正常的情况下则出现病理反应，如此时出现脉浮而紧，紧脉在这里是有阻止散热作用的脉象，所以散热不畅就会出现像潮涨潮落时那样的阶段性发热；如果脉搏但浮不紧，虽然没有了阻止散热现象，但会出现蒸发太过关闭失常的盗汗现象。

原文 阳明病，口燥，但欲漱水，不欲咽者，此为衄。（207）

279

浅译 虽是消化系疾病，如果致病体进入了血液循环有什么临床表现呢？会出现口腔黏膜干燥，干燥得只想漱口，而不是渴，不想咽下，发现这种情况，提示致病体在血液中，如果没能及时清除出去，就会发生鼻出血等现象，这也是机体自身调节给病原体以外出之路。

原文 阳明病，本自汗出，医更重发汗，病已差，尚微烦不了了者，此必大便硬故也。以亡津液，胃中干燥，故令大便硬。当问其小便日几行，若本小便日三四行，今日再行，故知大便不久出。今为小便数出，以津液当还入胃中，故知不久必大便也。（208）

浅译 消化系疾病，本来就有内温高而蒸汗自出的耗水现象，医生这时又重复地发其汗，丢水多而造成高渗性脱水。虽然热已退，但患者还因脱水而轻度烦躁，此时患者大便必然干硬。因为身体失水，消化道的水分必然减少，所以说胃中干燥，消化道的水分少造成大便干硬，此时应当问问患者的小便次数。如果本来每日小便三四次，今日二次，知道大便不久要出。因为小便次数少是水分先进入了消化道，所以消化道不缺水后大便也就不久要排出了。

按：此条还说明一个问题：如果没有致病体在体内作怪，大便干硬也没有产生毒素而引发其他症状，只要是单纯脱水，口服补给就可以了，无需用大小承气汤等治疗，尽量不用药为好，这是医圣的一贯指导原则。

原文 伤寒呕多，虽有阳明证，不可攻之。（209）

浅译 此例患者因感染的是寒性病原体，造成了急性胃炎等上消化道疾病，出现了大量呕吐症状，并且丧失了大量消化液造成脱水。如果是这种情况，虽然患者大便硬，也不要用攻下的药物去再次丢失水分了。此条只注重了禁下，没提治法，但还是要求积极治疗病因，止呕吐而能补水则愈。

原文 阳明病，心下硬满者，不可攻之；攻之利遂不止者死，利止者愈。(210)

浅译 此例患者因上腹部硬满必然会影响饮食，饮食的摄入量不足就会出现机体的水、电解质及其他营养的不足，如果此时再因攻下药而引起腹泻不止，势必会发生水、电解质、酸碱代谢紊乱，甚至发生生命危险；如果没有引起腹泻不止，那么就能痊愈。

原文 阳明病，面合色赤，不可攻之，必发热，色黄者，小便不利也。(211)

浅译 面合色赤，是病原体在消化系的经脉，而不在消化道，所以不能将靶向对准消化道。如果用了攻下药，必导致病原体乘虚而入。如果进入肝胆引发肝胆炎症，必然会出现发热、黄疸、少尿或无尿等现象。

原文 阳明病，不吐不下，心烦者，可与调胃承气汤。(212)

浅译 消化系疾病，没有经过催吐和泻下治疗，患者现在有心烦症状，其原因没说，根据用药测病因，是大便硬结不下而产生毒素所致心烦，故用调胃承气汤治疗。

原文 阳明病，脉迟，虽汗出不恶寒者，其身必重，短气，腹满而喘，有潮热者，此外欲解，可攻里也。手足濈然汗出者，此大便已硬也，大承气汤主之；若汗多，微发热恶寒者，外未解也，其热不潮，未可与承气汤；若腹大满不痛者，可与小承气汤微和胃气，勿令至大泄下。(213)

浅译 比条讲述了三种病情，第一种病情严重：首先说脉迟，这是感染了特殊致病体，因而出现相对脉缓，由于大便干硬不下不通，产生了强烈毒素并且扩散全身，而引起了全身性症状，如汗出、不恶寒、身重短气、腹满而喘、午后潮热、手足汗出等，这时适合用大承气汤治疗。用后既能通下干硬的大便而使之不再产生毒素，也能将产生的毒素排泄干净。第二种病情：如果汗出，稍微有些发热伴有怕冷症状者，也没有午后潮热现象，这不是内温过高，也不是有硬便，这种情况不要用承气汤。第三种病情：如果只要腹部胀大满闷不通，大便不下者，而无第一种现象那样毒素刺激引发全身性症状者，可以用小承气汤通便除满则可，不要用大泻下的猛药，而导致腹泻不止现象发生。

原文 阳明病，潮热，大便微硬者，可与大承气汤；不硬者，不可与之。若不大便六七日，恐有燥屎，欲知之法。少与小承气汤，汤入腹中，转失气者，此有燥屎也，乃可攻之；若不转失气者，此但初头硬，后必溏，不可攻之，攻之必胀满不能食也。欲饮水者，与水则哕。其后发热者，必大便复硬而少也，以小承气汤和之。不转失气者，慎不可攻也。(214)

浅译 本条接上条反复重申：凡是由大便硬的能产生毒素较多而发午后潮热者，才可使用大承气汤；大便不硬，不可用大承气汤；如果患者六七日没解大便，怀疑已形成干燥粪便，可以先小剂量地用些小承气汤，用后如果有排气现象这就证明有干燥粪便，这样就可以用攻下药。如果没出现排气，而是排出了先头硬而后稀的粪便，则不可用攻下药。如果用了攻下药使大量水、电解质丢失，会出现腹部胀满，不能进食，或欲饮水，进水则哕等现象。如果以后又出现发热现象，并且大便硬而少，这时可用小承气汤。最后又叮嘱说：用小承气汤后只要不排气，就不能用攻下药。

大承气汤方

大黄四两（洗）　厚朴半斤（炙，去皮）　枳实五枚（炙）　芒硝三合

上四味，以水一斗，先煮二物，取五升，去滓，内大黄，更煮取二升，去滓，内芒硝，更上微火一两沸，分温再服。得下，余勿服。

【临床用法】

1. 药物用量　大黄12g　厚朴24g　枳实15g　芒硝5g

2. 煎服方法　先用水 2000ml，煮枳实和厚朴二味，取1000ml，去滓。下大黄，煮取400ml，去滓；将芒硝调入，并加热使之充分溶解，分两次温服。如果得大便泻下，剩下的勿再服。

【方药分析】大黄苦寒，泻热通腑，攻下实邪；芒硝咸寒，软坚润燥，协助大黄通利大便；厚朴苦辛温，行气除满；枳实辛微寒，理气消痞。厚朴与枳实行气，能够加强硝、黄的泻下之力。四物合用，攻下实热，荡涤燥结。在煎服法上，本方先煮枳实和厚朴，后下大黄，最后纳芒硝。如此煎煮，其方泻下之力更加峻猛。所以，用本方"得下，余勿服"，即必须注意中病即止，勿过服伤正。《医宗金鉴》说："诸积热结于里而成痞满燥

实者，均以大承气汤下之也。满者腹胁满急膜胀，故用厚朴以消气壅；痞者心下痞塞硬坚，故用枳实以破气结。燥者肠中燥屎干结，故用芒硝润燥软坚。实者腹痛大便不通，故用大黄攻结泻热。然必审四证之轻重，四药之多少，适其宜，始可与也。"

大承气汤、小承气汤和调胃承气汤三方均为苦寒攻下之剂，治阳明腑实之证。然其作用各有特点，所主之证同中有异。大承气汤硝、黄、枳、朴同用，而无甘草之缓，故泻下之力最强，用于阳明腑实，大便已经坚硬，病情急重者。小承气汤用大黄、枳、朴而不用芒硝，且枳、朴的用量较小，故其泻下之力较缓，用于阳明腑实，大便已经成硬，但病情轻缓者；或用来试探大便是否成硬。调胃承气汤但用硝、黄，不用枳、朴，又用甘草以缓之，与大、小承气汤相比，其泻下之力最弱，用于阳明腑实证而大便尚未成硬者，主要在于泻热和胃。大承气汤主治阳明腑实之证，燥屎内阻，热与之结，灼伤津液，腑气不通，浊邪内攻，病情颇为急迫，故需用大承气汤急速攻下之。大黄后下，也正是为了迅速通泄肠道中的实邪。因为大黄少煮则泻下之力强，多煮则泻下之力缓。所以，在《伤寒论》中，虽然有"阳明病篇"大承气汤的三急下证和"少阴病篇"大承气汤的三急下证，但是应该讲只要是用大承气汤，都是为了急下。

【方剂功效】攻下实热，荡涤燥结。

【现代应用】

现代临床本方主要用于急性单纯性肠梗阻、粘连性肠梗阻、蛔虫性肠梗阻、急性胆囊炎、胆道感染、急性阑尾炎、急性胰腺炎、急性胃炎、急性痢疾、狂躁性精神分裂症等属于阳明腑实者，亦用于乙型脑炎、发热、中暑、咳喘、晕厥、头痛、高血压病、急性心肌梗死、脑血管意外、过敏性紫癜、皮质醇增多症、胆总管囊肿、肝炎、肝性脑病、痔疮、肾结石、腹膜炎、呕吐、梅尼埃病、喉痛、荨麻疹、急性铅中毒、鱼胆中毒等。

（1）肠梗阻：大承气汤可用于治疗各种急性肠梗阻，以粪团、蛔虫团、功能性肠梗阻等效果佳，尤对腹部手术后调整胃肠功能更为理想，但扭转、内疝等绞窄性肠梗阻以及肿瘤等效果欠佳，此类病人宜早做手术治疗。有人用西医方法治疗急性肠梗阻576例，手术率为63%，死亡率13.7%。而以攻下为主的中西医结合方法为主者622例，手术率24.4%，死亡率仅5.6%。[遵义医学院．中西医结合治疗急腹症［M］．北京：人民卫生出版社，1972：150．] 还有报道用本方改为冲剂治疗肠梗阻214例，多在发病数小时至6天之内接受治疗，治愈率为79.4%，无效转手术为20.6%，以粪团、蛔虫团、功能性肠梗阻等效果较好，尤其对腹部手术后调整胃肠道功能效果最为理想，扭转、内疝等绞窄性肠梗阻以及肿瘤病人效果欠佳。[项育民．大承气汤的剂型改革及其临床运用［J］．中药通报，1984（3）：123．]

（2）肠粘连：用本方去芒硝，加莱菔子、桃仁、赤芍，水煎灌肠，防治手术后早期肠粘连有效。

（3）胰腺炎：用本方加黄芩、黄柏、柴胡治疗急性胰腺炎，热重者加金银花、连翘，有黄疸加茵陈、栀子，合并胆道蛔虫加苦楝皮、槟榔、细辛，水煎服，每日2剂，每6小时服1次。亦有用本方加柴胡、黄芩、生白芍各15g，木香9g，川连3g，治疗急性胰腺炎证属脾胃实热型者。亦可用本方加白芍15g，柴胡、黄芩、茯苓各10g，甘草6g，为基本方，随证加减治疗急性胰腺炎。如上海曙光医院用本方为主治疗急性胰腺炎117例，治愈率达98.6%。[曙光医院内科．中医中药治疗急性胰腺炎117例分析［J］．上海中医药杂志，1979（4）：14．]

（4）呕吐：用本方为基础方治疗急重症呕吐，其属邪毒阻于胃腑，腑气不通，浊气上攻。虫积加使君子、槟榔、榧子，瘀毒加桃仁、丹皮、赤芍，湿热加黄连、黄柏、白头翁，痈肿加红藤、败酱草、丹皮，痰热加竹茹、半夏、胆星，水毒加黑丑、甘遂、大戟，寒实加附片、干姜。水煎过滤得浓汁 400ml，每次 200ml，保留灌肠，4 小时后可见效果。

（5）腹胀：用本方治疗术后腹胀，当天或次日排气排便，胃肠功能恢复正常。亦有用本方加桃仁、赤芍、炒莱菔子，水煎药液 250ml，盛入输液瓶中，以每分钟 60～80 滴滴入肛门内，滴完后安静平卧，至有便意即行排便。若 10 小时还未通气排便，可再滴 1 次。[谭正宇，等. 加减大承气汤直肠滴入治疗术后腹胀的临床观察 [J]. 中级医刊，1985（10）：629.]

（6）肝性脑病：可用本方治疗肝性脑病，黄疸明显者加生山栀、茵陈，发热加柴胡、黄芩，烦躁加黄连，抽搐加钩藤，肝脾大加丹参，脉虚加人参；并配合西医支持疗法。

（7）胆系感染：有报道用本方加龙胆草、金钱草各 20g，干姜 12g，治疗急性梗阻性化脓性胆管炎 92 例。用法：第 1 天服药 2 剂，以后每天服 1 剂。症状改善后，减少大黄用量，去芒硝。每次服药前半小时内，皮下注射或静脉滴注硫酸阿托品 0.5mg，度冷丁 50mg，以解除胆管平滑肌痉挛，利于胆汁脓液排空。结果痊愈 81 例，好转 7 例，死亡 4 例。还有报道用本方加莱菔子制成"通腑合剂"，保留灌肠，同时内服大柴胡汤加减方，治疗急性胆系感染 144 例，除 4 例无效转手术外，其余皆有效，有效率达 97.2%。[和胜. 中医杂志，1987（8）：42.] 贝氏报道用本方配伍小柴胡汤、茵陈蒿汤化裁治疗胆道感染、胆石症 149 例，其中中毒性休克者 8 例，结果治愈 137 例，40 例淘粪者 25 例发现结石。[贝润甫. 论异病异证同治 [J]. 辽宁中医杂志，1980（3）：1.] 有用本方加番泻叶 6g，青木香、川楝子、甘草各 10g，治疗急性胆囊炎 10 例，其中白细胞总数在 1 万以上者 9 例，体温达 39℃以上者 6 例，服上方 1 剂，便通痛止者 4 例，2 剂而愈者 6 例。[孙前林. 大承气汤加减治疗急性胆囊炎 10 例 [J]. 浙江中医杂志，1985（9）：400.] 用本方治疗胆囊炎、胆石症时，加赤白芍、丹皮、香附各 9g，蒲公英、茵陈各 18g，郁金、元胡各 12g，柴胡 4.5g，金钱草 30g，效果较好。

（8）皮质醇增多症：有人用本方加味治疗 10 例皮质醇增多症女性患者，症见满月脸，向心性肥胖，月经量减少或闭经，饥饿多食，烦躁心悸，典型紫红纹，便秘腹满，苔薄黄，脉沉数有力。10 例中，肾上腺皮质醇增生 7 例，肾上腺皮质瘤 3 例，用大黄、芒硝、厚朴、枳实各 6g，生首乌、龙胆草、黄精各 15g，水煎分 3 次空腹温服，每次冲服芒硝 2g，每周服 5 剂，停服 2 天，连续治疗 8 周，休息 2 周，为 1 疗程。观察 1～6 疗程，服药 40～60 剂，结果症状消失 6 例，好转 3 例，无变化 1 例，未发现不良反应。［薛芳．大承气汤加味治疗皮质醇增多症 10 例疗效分析［J］．新中医，1983（10）：21．］

药理实验研究表明，大承气汤对肠道有直接的作用，能促进炎性渗液和陈旧性血液的吸收，增加肠血液循环，改善肝、胆、肾功能，促进肠套叠还纳和消化酶活性，预防肠粘连，抑制多种细菌的生长，能够增加肠蠕动，增加肠胃内容积，促进肠管内血液循环及降低毛细血管通透性作用。其作用是通过药物直接作用于肠壁而实现，它的兴奋肠管作用不受阿托品类药物的抑制，其作用快。

小承气汤方

大黄四两（酒洗）　厚朴二两（炙，去皮）　枳实三枚（大者，炙）

上三味，以水四升，煮取一升二合，去滓，分温二服。初服汤当更衣，不尔者尽饮之。若更衣者，勿服之。

【临床用法】

1. 药物用量　大黄 12g　厚朴 6g　枳实 9g

2. 煎服方法 上 3 味，用水 800ml，同时煎煮，取 220ml。去滓，分成两次温服。一般初服即可能大便，如果没有大便，将二服都服下。得大便后，勿再服药。

【方药分析】小承气汤与大承气汤相对命名。张仲景制承气汤是为了攻下热结。大承气汤泻下之力猛，小承气汤泻下之力缓，分别体现着缓下和急下的方法。热结急重者用大承气汤，热结轻微者用小承气汤。二方泻下之力的区别是如何实现的呢？张仲景主要通过这样三个措施：其一，药物组成：大承气汤用芒硝三合，小承气汤无芒硝。芒硝软坚泻下通便，与大黄有协同作用。其二，药物用量：小承气汤方由大黄、枳实和厚朴三物组成，与大承气汤相比，枳实和厚朴的用量较小，大承气汤枳实用五枚，厚朴用半斤，而小承气汤只分别用三枚和二两。大黄二方用量一样，都是四两，枳实和厚朴行气，能够促进大黄的泻下作用。如果没有枳实和厚朴，大黄的泻下作用即见明显减弱。如果枳实和厚朴用量较小，大黄的泻下作用仍然减弱。所以近代医家冉雪峰说：大承气汤和小承气汤的大、小区别主要是由枳实和厚朴的用量大小决定的。其三，煎煮方法：小承气汤煎煮方法与大承气汤也不一样。大承气汤先煮枳实和厚朴，后下大黄；而小承气汤是三物同煮。如前所述，大黄少煮则泻下之力强，多煮则泻下之力缓。小承气汤三物同下，大黄煮时较长，故其泻下之力转缓。本方由大承气汤去芒硝，减枳实和厚朴用量而成。大黄苦寒泻热去实，推陈致新；厚朴辛温，行气除满；枳实味苦微寒，理气破结消痞。不用芒硝，减枳实和厚朴用量，则泻下之力相对较缓，不若大承气汤之峻猛，由此便有了承气汤的大小之别。如果初服即大便通利者，不必尽剂。若服药后大便仍未通利，可以也应当继续服药。

【方剂功效】泻热通便，消滞除满。

【现代应用】

现代临床上本方常用于治疗痢疾、痘疹，加减治疗流行性乙型脑炎、肠梗阻、肠功能紊乱等。本方还可用于伤寒发狂、发斑、咽喉肿痛、口舌生疮、消渴多食、疮疡疔毒、龈肿牙痛、口鼻出血、目赤肿痛、黄疸等，辨证属于实热而腹不满，有面红目赤、脉实、舌燥裂、苔黄黑、口臭喷人、五心烦热、小便黄赤等。

（1）病毒性肝炎：有经验用本方加甘草3g为基本方治疗病毒性肝炎，湿重加苍术15g，厚朴、枳实；消化不良加焦楂、鸡内金。共治疗40例，治愈39例，仅1例乙型肝炎无效。经1年随访，均无复发者。［张昆，等.小承气汤治疗病毒性肝炎［J］.云南医药，1982（2）：102.］

（2）肠麻痹：本方可以治疗肠麻痹，应用时可加陈皮、黄连、木香、砂仁、藿香、大腹皮等行气之品。

（3）胆系感染：本方加减可用于胆系感染的治疗，可加金钱草、茵陈、白芍等物。汪氏等报告用本方治疗胆系感染1例，取得了较好的疗效，应用本方既能通腑，亦以泻热。［汪朋梅，等.三承气汤治疗胆系感染性疾患的临床观察［J］.江苏中医杂志，1985（8）：6.］

（4）胆道蛔虫：本方加味治疗胆道蛔虫有效，用时可加白芍、槟榔等。

（5）术后腹胀：本方可用于术后腹胀的治疗，用时可加木香、当归、桃仁、莱菔子、槟榔、川芎、炙甘草等物；气虚者稍减行气耗气之品，酌加太子参；血虚者加何首乌、当归；呕恶者加姜半夏；发热者加黄芩、金银花。

（6）慢性胃炎：有报道用本方治疗慢性胃炎55例，显效40例，有效13例，无效2例，总有效率96.36%。胃镜复查30例中，显效10例，有效13例，无效7例，总有效率为76.66%。

其方用大黄的指征：①胃中灼热、灼痛或嘈杂；②口干，咽燥，喜饮；③大便干结或秘结不畅；④伴有胃热上冲所致之牙痛；⑤胃脘胀满疼痛，经用和胃理气药未效；⑥伴胁肋胀满疼痛，经用和胃理气药未效。大黄用量6～12g。［陈泽民，等. 小承气汤加味治疗慢性胃炎55例［J］. 湖北中医杂志，1988（6）：8.］

原文 夫实则谵语，虚则郑声。郑声者，重语也。直视谵语，喘满者死，下利者死。（215）

浅译 本条说，如果临床见到谵语的患者，多为感染性炎症的脑神经中毒症状，称实证；如果见到语言重叠不休的精神神经症状者为郑声，属虚证。如果见到直视半昏迷状态且伴有谵语的脑中毒现象，又伴有呼吸深而快的喘满酸中毒现象，所以说容易死亡；如果再伴有腹泻现象更加重酸中毒，故说容易死亡。

原文 发汗多，若重发汗者，亡其阳，谵语，脉短者死；脉自和者不死。（216）

浅译 本来发汗多，再重发汗而造成大量的水、电解质丧失，出现了谵语等脑症状，如果再出现有效血循环量不足的脉短现象，故提示有生命危险；如果没出现循环衰竭而脉搏平和者就不会有生命危险。

原文 伤寒若吐若下后不解，不大便五六日，上至十余日，日晡所发潮热，不恶寒，独语如见鬼状。若剧者，发则不识人，循衣摸床，惕而不安。微喘直视，脉弦者生，涩者死。微者，但发热谵语者，大承气汤主之；若一服利，则止后服。（217）

浅译 患病后，虽然医生用了催吐药及泻下药，病没解除，但是丧失了大量的消化液，使肠内脱水而致粪便干燥不下已有五六日，到十多天时大便仍不下，并且产生了大量毒素引发了全身性症状，故出现了午后发潮热，不厌恶寒冷等，严重的是也引发了脑中毒现象，出现了自言自语并且伴有恐惧样精神神经症状。如果再发展则出现昏不识人，循衣摸床，惊惕不安，呼吸衰竭，直至昏迷等生命体征。若患者此时出现弦脉说明抗病能力尚可；如果是涩脉，说明抗病力差及血循环不良，此时，生命垂危。如果是病情较轻的，只是出现了发热说胡话现象，就用大承气汤治疗；如果服一次药后就出现了腹泻，便可停药，不必再服。

按：此条详细阐述了长时间不大便，会产生大量毒素，而引发的一系列中毒现象，重者会有生命危险，医生需多加重视。

原文　阳明病，其人多汗，以津液外出，胃中燥，大便必硬，硬则谵语，小承气汤主之；若一服谵语止者，更莫复服。（218）

浅译　消化系疾病，因内温高迫使体液外出而汗出太多，所以肠液也就相对减少，而形成大便干硬，硬便不下则分解产生毒素，对脑组织产生刺激而出现谵语等脑神经症状，这时用小承气汤治疗。如果服一次药后硬便排尽，谵语等脑症状消失，就不可再服第二次了。

原文　阳明病，谵语，发潮热，脉滑而疾者，小承气汤主之。因与承气汤一升，腹中转气者，更服一升；若不转气者，勿更与之。明日又不大便，脉反微涩者，里虚也，为难治，不可更与承气汤也。（219）

浅译　消化系疾病，有硬便造成的谵语，午后发潮热，脉搏滑而快等，用小承气汤治之。如服一次出现排气，便可再服一次；如果不排气者，则不可给第二次。第二日不大便，脉搏反见微涩者，说明体质太虚弱，抗病力极差，不易调治，尤其是不可再用大小承气汤之类的药物去伤及消化液了。

原文 阳明病，谵语有潮热，反不能食者，胃中必有燥屎五六枚也；若能食者，但硬耳；宜大承气汤下之。（220）

浅译 消化系疾病，谵语，潮热，不能进食者，这是因干燥的多枚粪便发生了梗阻现象；如果能进食者，这只是大便干硬但未有梗阻现象。这两种情况虽有轻重之分，但都属于大承气汤下之的适应证。

原文 阳明病，下血谵语者，此为热入血室，但头汗出者，刺期门，随其实而泻之，濈然汗出则愈。（221）

浅译 消化系疾病，出现了大便下血，说胡话，只是头部出汗等现象，这是热性病原体侵入血液，并集中在下消化道，使下消化道的毛细血管膨胀破裂而产生出血。出血也会给病原体以出路，使致病体随下血而出，再加上针刺期门穴，有利于使侵入血液的病原体完全彻底地随下血及出汗而排出，所以说濈然汗出则愈。

原文 汗出谵语者，以有燥屎在胃中，此为风也，须下者，过经乃可下之。下之若早，语言必乱。以表虚里实故也。下之愈，宜大承气汤。（222）

浅译 此条举例说，当患者因风性病原体在体表有发热汗出等全身性症状表现，又有因消化道的干燥粪便分解产生毒素而致说胡话现象。遇到这种情况，要先等在体表的病原体解除，全身性症状消失后，再用大承气汤去攻下燥屎。如果攻早了，会使体表的病原体转向入里，加重病情，加重说胡话现象。

原文 伤寒四五日，脉沉而喘满，沉为在里，而反发其汗，津液越出，大便为难，表虚里实，久则谵语。(223)

浅译 上条举例说，有全身性症状也有消化道症状，应先解除全身性症状，后治消化道症状。此条又举例说，如果只有消化道症状而没有全身性症状，那么用发汗法就是错误的，故说该病人脉搏为沉脉，症状是气喘腹硬满。这些均是消化道不畅症状，可医生反而先用发汗药发了大汗，迫使水分大量丢失。水分丢失较多，肠液也就随之减少。肠液少则大便干，便干则排出难、排除时间长，产毒多。毒素多再加上脱水重，则产生了脑神经症状而出现了说胡话的现象。

原文 三阳合病，腹满身重，难以转侧，口不仁，面垢，谵语遗尿。发汗则谵语，下之则额上生汗，手足逆冷。若自汗出者，白虎汤主之。(224)

浅译 三阳合病是说致病体同时进入了机体的表部、消化系的里部以及半表半里的中间部，出现了腹部胀满、身体沉重、患者翻身转动困难、言语不清、面部如蒙尘垢、说胡话、小便失禁等一系列综合性症状。遇到这种复杂情况该怎么处理呢？发汗解热吧，加重失水，失水多则体温更高，脑症状也更甚；用泻下药吧，因下失水内热更甚，内热上蒸则出现额上生汗，热深厥亦深则出现手足逆冷现象。这时如果患者自汗出，这是由于身体内部温度过高而蒸汗外出，故选用白虎汤先降温保水。

原文 二阳并病，太阳证罢，但发潮热，手足漐漐汗出，大便难而谵语者，下之则愈，宜大承气汤。（225）

浅译 机体表部与消化系的里部同时发病称二阳并病。二阳并病怎样处理呢？那就得要等机体表部的病原体解除后，没有了表部症状，只剩下消化系的里部症体体征时再施治里。如内温过高，向外蒸发，出现午后发潮热，手足漐漐汗出；内温高耗水多则大肠脱水，而大便干燥排出困难，干便产生毒素对脑神经产生刺激，故说胡话。这时就适用下法，在将其病原体及干燥的粪便一起排出的同时，也降低了内温，减少了毒素，故病能愈，用大承气汤治疗。

原文 阳明病，脉浮而紧，咽燥口苦，腹满而喘，发热汗出，不恶寒，反恶热，身重。若发汗则躁，心愦愦，反谵语；若加温针，必怵惕烦躁不得眠；若下之，则胃中空虚，客气动膈，心中懊忱，舌上胎者，栀子豉汤主之；若渴欲饮水，口干舌燥者，白虎加人参汤主之；若脉浮发热，渴欲饮水，小便不利者，猪苓汤主之。（226）

浅译 本条说虽然都是消化系病，但这例患者主要症状体征是：脉浮而紧，而不是脉实而大，口腔及咽部干燥伴口苦，腹部胀满，呼吸喘促，发热汗出，不怕冷反厌恶热，身体沉重。临床分析：因为没有大便干燥现象，主要是因发热出汗多而失水。在这种情况下，如果用发汗法再次失水，使脱水加重会出现烦躁不安，甚至说胡话；如果用火法再耗水，也同样出现脱水加重的现象。患者无大便干燥现象，如果用下法使水分营养再丢失，也会出现心中懊憹等症状，如果是这样就用栀子豉汤治疗；如果高渗性脱水严重者出现口渴，口腔黏膜干燥，舌体干燥等，用白虎加人参汤治疗；如因脱水口渴而饮水过多反而出现少尿或无尿者，恐为急性肾衰，用猪苓汤治疗。

猪苓汤方

猪苓（去皮）　茯苓　泽泻　阿胶　滑石（碎）各一两

上五味，以水四升，先煮四味，取二升，去滓，内阿胶烊消，温服七合，日三服。

【临床用法】

1. 药物用量　猪苓　茯苓　泽泻　阿胶　滑石各3g

2. 煎服方法　上5味，用水800ml，先煮猪苓、茯苓、泽泻、滑石四物，取400ml，去滓；将阿胶加进药汤烊化，然后分成3次，早、中、晚温服。

【方药分析】方用猪苓、茯苓、泽泻、滑石渗湿利水而去热，用阿胶育阴清热。五味合用，利水而不伤阴，滋阴而不助水，成为育阴清热利水之方，适用于阴虚水热互结的病证。《医宗金鉴》说："方中阿胶质润，养阴而滋燥，滑石性滑去热而利水；佐以二苓之渗泻，既疏浊热而不留其壅瘀，亦润真阴而不耗气枯燥，是利水而不伤阴之善剂也。"

【方剂功效】育阴润燥，清热利水。

【现代应用】

现代临床本方多用于治疗泌尿系疾病，如慢性肾炎、肾盂肾炎、膀胱炎、肾结核、急慢性尿路感染、肾积水、乳糜尿、前列腺炎、尿路结石、肾结石、血尿、感冒、流行性出血热、钩端螺旋体病后遗症、肠炎、肝硬化等。

（1）血尿：用本方治疗血尿可以与凉血止血药同用，如加三七粉1.2g冲服；阴虚突出者可以与大补阴丸合用。热盛者加黄芩、黄柏，湿重者重用滑石，并加白茅根，亦可以本方去泽泻，加旱莲草、白茅根、益母草、生地、生甘草。

（2）流行性出血热：有经验用本方治疗流行性出血热休克期患者，以本方去滑石为主，有腹泻者还用滑石，结合适当补液，给予不同浓度的晶体液和葡萄糖，均不同时配合使用低分子右旋糖酐、血管活性物质、血浆、人体白蛋白。

（3）肾积水：其属肾气不足，气化失常、化火灼阴者，用本方滋阴利水，以本方加续断、牛膝、金钱草、车前子、甘草。腰痛明显者加元胡，气虚者加党参、黄芪，小便混浊而无涩痛者去金钱草，加萆薢等。

（4）尿路结石：本方治疗尿路结石效果较好，而对男性患者和青年患者的排石率较高。单独使用本方对下部尿路结石的排石效果较好，对上部尿路结石，配以芍药甘草汤提高排石率。本方在肾结石的治疗中也有作用。

现代药理实验研究表明，本方具有明显的利尿作用，能改善肾脏功能，促进电解质排泄，对尿路结石患者在利尿的同时，还具有改善代谢性酸中毒的作用。

原文 阳明病，汗出多而渴者，不可与猪苓汤，以汗多胃中燥，猪苓汤复利其小便故也。（227）

浅译 本条接上条说：凡是口渴能饮水而发生无尿的急性肾功能衰竭者才可用猪苓汤。故此条说汗出很多已造成高渗性脱水而口渴，但未发现无尿现象，说明肾脏正常工作，未有衰竭迹象，这时就不可用猪苓汤。又解释说，因为汗出多失水多，相对来说消化道的水分也随之减少，形成消化道干燥脱水现象，所以这时就更不能用猪苓汤了，因为猪苓汤有利尿作用，这时候再利尿显然对本已缺水的身体更加缺水。

原文 脉浮而迟，表热里寒，下利清谷者，四逆汤主之。（228）

浅译 如果体表有热且体温高，而内部的消化道却有寒而温度太低，出现大量腹泻且消化不良，这时应该先治外热还是先治里寒呢？当然先治里寒。因为大量腹泻不止，会很快造成重度脱水、酸中毒而危及生命，所以用四逆汤治疗。四逆汤同时能升温止腹泻又能纠正酸中毒防休克。

原文 若胃中虚冷，不能食者，饮水则哕。（229）

浅译 如果患者胃肠中虚冷温度低，多是因电解质缺乏，特别是缺钠严重时，不但不能进食，而且喝水后也有呕哕现象。

原文 脉浮发热，口干鼻燥，能食者，则衄。（230）

浅译 脉浮发热说明病原体在表不在里，口干鼻燥也不是内部消化道温度高而熏蒸造成的，能进饮食更说明病原体不在消化道，那么口干鼻燥就与发热并且热在血分有关了。热能耗水而使血液的水分减少，所以发生口干鼻燥；血分温度升高而使毛细血管扩张膨胀，所以容易破裂出血。

原文 阳明病下之，其外有热，手足温，不结胸，心中懊侬，饥不能食，但头汗出者，栀子豉汤主之。（231）

浅译 以前常说阳明病外有热者不可下，但此条先用了下药。这时，机体的外表发热，但没造成腹膜炎等结胸病，手足温是说没丧失太多的电解质而造成血容量不足的四肢厥逆，只是出现了心中懊侬、饥不能食、但头汗出的症状体征，此时就用栀子豉汤治疗。

原文 阳明病，发潮热，大便溏，小便自可，胸胁满不去者，与小柴胡汤。（232）

浅译 消化系病，患者潮热，大便稀溏，说明潮热不是因内温高而外蒸所致，也不是因燥屎产生毒素而引发的，故排除了下消化道病变；小便尚可，说明没有出现脱水及泌尿系病变；胸胁胀满不消，按病位分析应该病原体在胸胁部，属肝胆位置，可以用小柴胡汤治疗。

原文 阳明病，胁下硬满，不大便而呕，舌上白胎者，可与小柴胡汤。上焦得通，津液得下，胃气因和，身濈然汗出而解。（233）

浅译 消化系疾病，胁下硬满，呕吐，舌上白苔，显然病位在上消化系。由于有胁下硬满、呕吐等症状，患者不但饮食不能收入，反而倒不时支出，因此下消化道断绝了来自上消化道给予的水分营养，故不大便；如果是大便干燥硬结不下、不通而致呕吐者，应该舌苔燥黄，但此患者舌苔白，故知病变在上而不在下。所以接着说，如果用了小柴胡汤后上消化系的病变解除，呕吐止，并且能进饮食，水及营养物质能顺利进入下消化道，肠道有了水分营养，大便自能顺利排出。这时，整个消化系消化吸收排泄恢复正常运转，机体物质代谢失衡得到了纠正，汗腺也就又恢复排毒功能，所以疾病解除。

原文 阳明中风，脉弦浮大，而短气，腹都满，胁下及心痛，久按之气不通，鼻干，不得汗，嗜卧，一身及目悉黄，小便难，有潮热，时时哕，耳前后肿，刺之

小差，外不解，病过十日，脉续浮者，与小柴胡汤；脉但浮，无余证者，与麻黄汤；若不尿，腹满加哕者不治。（234）

浅译 "阳明中风"是说消化系感染致病体的性质为风性；"脉弦浮大"是说致病体产生的毒性很强烈；"短气"是因有下列症状而不能长吸气；"腹都满"为全腹胀满；"胁下及心痛"为肝区及胃区痛；"久按之气不通"因为不是肠道病变，所以按压腹部也不排气；"鼻干，不得汗，嗜卧"为机体缺乏水分营养的表现；"一身及目悉黄"是说全身皮肤及巩膜黄染，为肝胆病变导致的黄疸；"小便难"为机体缺水；"有潮热，耳前后肿"为炎症所致；"时时哕"为肝病导致的上消化道症状；"刺之小差"为扎扎针可略轻些；"外不解"是说还有全身性症状。综合以上所述诸多症状体征，说明此例患者为典型的急性黄疸性肝炎。病过十日，脉从弦浮大，续变为浮，说明致病体毒性续减，可以用小柴胡汤和解减毒；如果只是脉浮，无其他症状，是说病原体以欲从体表散解，故用麻黄汤帮助发散；"若不尿"是说24小时无尿，"腹满"是说肝病未减；"加哕者"是氨中毒症状，这是典型的肝肾综合征，病情严重，治起来较困难，所以说不治。

按：这里说的不治是提示病情发展的严重性，排氨降毒，保肝保肾是有方可寻的。

原文 阳明病，自汗出，若发汗，小便自利者，此为津液内竭，虽硬不可攻之，当须自欲大便，宜蜜煎导而通之，若土瓜根及大猪胆汁，皆可为导。（235）

浅译 消化系疾病，本来就内温高，易蒸汗外出，如果再施用发汗法丢失水分，此时小便也正常排尿，势必造成体液、肠液相对减少，甚至枯竭，所以说"津液内竭"。此时如果大便干硬，为肠道脱水所致，故不可用攻下法，也因干便还没有分解毒素，故也没发生潮热说胡话等症状，所以虽然是大便硬也不要用攻下的药物，因为攻下的药物会再次丢失肠内液体，还是等患者自欲大便时，用蜜煎导方，或土瓜根方，或大猪胆汁方，皆可宜用导便法而不宜用攻下法。

蜜煎导方、猪胆汁方

1. 蜜煎导方　食蜜七合上一味，于铜器内，微火煎，当须凝如饴状，搅之勿令焦著，欲可丸，并手捻作挺，令头锐，大如指，长二寸许。当热时急作，冷则硬。以内谷道中，以手急抱，欲大便时乃去之。

2. 猪胆汁方　又大猪胆一枚，泻汁，和少许法醋，以灌谷道内，如一食顷，当大便出宿食恶物，甚效。

【临床用法】

1. 药物用量

（1）蜜煎导方：蜂蜜 140ml。

（2）猪胆汁方：大猪胆 1 枚。

2. 煎服方法

（1）蜜煎导方：将蜂蜜倒进铜质煎锅中，用微火煎之，不停地搅动，使所含水分渐渐挥发，变成软泥状，用手趁热捻成条，如手指般大小，长约二寸，头尖，这样就做成了蜜栓。待温而不烫时，塞入肛门，并用手握固蜜栓的另一端，等到患者出现明显的便意时，即去掉蜜栓。

（2）猪胆汁方：将胆汁倾入一个大小适中的容器内，加入少许食醋，和匀。用漏斗样的器具将制备好的胆汁灌入患者肛门内。大约 30 分钟以后，患者即排出宿食及其他肠道腐败物质。

此法效果十分显著。

【方药分析】蜜煎导方用白蜜之甘平润滑，制成栓剂能润肠通便，适用于肠中津液干枯、无水行舟的不大便，数日无大便而无所苦。

猪胆汁方用猪胆汁苦寒，清热润燥，加食醋灌入肛门，能清热润燥，适用于肠中干枯而有余热者。二方都是润肠导便法，在临床上应该区别使用，但也可以互相代替使用。

【方剂功效】清热润燥，导下通便。

【现代应用】

习惯性便秘，体虚无力排便者，可用本方外导。上海市人民医院外科将猪胆汁高压消毒后灌肠，用于腹部手术后及产妇便秘，手术后气胀，麻痹性肠梗阻共 394 例，多数病人 1 小时内即可通便，少数 2 小时以上见效。[上海市第十人民医院外科. 中医杂志，1957（8）：431.]

广东省湛江地区医院报道用猪胆汁防治乙型脑炎，由于蛔虫上窜引起呼吸窒息和乙型脑炎并发肺炎、腹胀、便秘，收到满意效果。

不过，由于现代润肠栓剂十分方便，故本方现已较少使用。

原文 阳明病，脉迟，汗出多，微恶寒者，表未解也，可发汗，宜桂枝汤。（236）

浅译 本条提示，消化系疾病，虽有不大便现象，也不尽是内温高造成，一定要结合临床。如此例患者是脉迟，是说内温不高，故汗出多则不是内温高所致，加之患者稍微有些厌恶寒冷等症状，这是病位在体表的表现，所以用桂枝汤解表治疗。

原文 阳明病，脉浮，无汗而喘者，发汗自愈，宜麻黄汤。（237）

浅译 此条又举例说，消化系疾病虽然为里病，脉搏应为沉实，但此例患者是脉浮，并且有无汗而喘的症状，这也是病位在体表在呼吸系而不在消化系，所以说发汗则愈，宜选用麻黄汤。

原文 阳明病，发热汗出者，此为热越，不能发黄也；但头汗出，身无汗，剂颈而还，小便不利，渴引水浆者，此为瘀热在里，身必发黄，茵陈蒿汤主之。(238)

浅译 消化系疾病（此条主要是上消化系的肝胆病），如果发热伴有汗出者，一般不出现黄疸，因为病原体、胆红素及致热因子等能通过出汗而随汗液排出体外，此种情况称热越，所以不能出现黄染。如果只是头部有汗，全身无汗，这种微量的汗达不到排解大量的病原体，这时又出现了少尿或无尿现象，更使胆红素及其废物不能从尿里排出。这样一不能从汗解，二不能从尿排，这些病原体及其代谢废物则产毒产热且瘀积在体内。瘀积的毒素特别是胆红素因没有出路，所以必然引起全身黄染，且热能耗水，所以渴引水浆，为了尽快地将这毒素排出体外，选用了茵陈蒿汤。

茵陈蒿汤方

茵陈蒿六两　栀子十四枚（擘）　大黄二两（去皮）

上三味，以水一斗二升，先煮茵陈，减六升，内二味，煮取三升，去滓，分三服，小便当利，尿如皂荚汁状，色正赤，一宿腹减，黄从小便去也。

【临床用法】

1. 药物用量　茵陈18g　栀子10g（破开）　大黄6g

2. 煎服方法 用水 2400ml，先煮茵陈，待液体挥发减少 1200ml 后，将栀子和大黄加入，煮取 600ml，去滓，每次服 200ml，每日服 3 次，温服。服茵陈蒿汤后，患者小便通利，小便如皂荚汁之状，颜色赤，这是导致发黄的湿热之邪从小便排出体外的表现。至次日，腹满即减轻或消失。

【方药分析】 本方茵陈、栀子和大黄皆是苦寒之物，寒能清热，苦能燥湿。其中茵陈清热利湿、退黄，为主药；栀子助茵陈清热利湿热而退黄；大黄通利大便，使湿热之邪从后阴泄出，推陈致新。三物合用，使郁于体内的湿热之邪从大小便而出，则黄亦随之消退。本方先煮茵陈，主要是为了充分提取茵陈的有效成分。此外，临床观察表明，茵陈煎煮若不充分，对胃有一定刺激；延长煎煮时间可减轻其对胃的刺激。

【现代应用】

（1）肝炎：郭氏等根据 39 篇临床资料统计，用茵陈蒿汤治疗急性黄疸型肝炎 2973 例，大多单用茵陈蒿汤，少数用茵陈蒿汤为基础方加减，选加木通、龙胆草、泽泻、茯苓、板蓝根、猪苓、大青叶、赤芍、苦参，或合用五苓散、栀子柏皮汤、小陷胸汤等，治愈率 82.6% ~ 100%，平均黄疸消退时间为 6.7 ~ 17.2 天，平均住院天数为 9.4 ~ 41 天。[郭子光，等. 伤寒论汤证新编 [M]. 上海：上海科学技术出版社，1983：140.] 另有报告用本方加味治疗 1000 例小儿传染性肝炎中的无黄疸型肝炎 247 例，均获得满意效果。[李少川. 1000 例小儿传染性肝炎的临床分析 [J]. 上海中医药杂志，1965（4）：8.] 本方亦可用于慢性肝炎之属于湿热者的治疗。用本方加味治疗暴发性肝炎有效，较西药组效果为优。

（2）胆系疾病：武汉医学院附属二院中医科以本方治疗胆道蛔虫及胆系感染 121 例，总有效率 97.4%。[武汉医学院附属二院中医科. 治疗胆道蛔虫症及胆系感染 121 例小结 [J]. 武汉医学院学报, 1977 (3): 77.] 遵义医学院以本方加味组成排石汤治疗胆石症取得较好效果。[遵义医学院急腹症研究组. 对中西医结合"总攻"疗法的认识和体会 [J]. 新医药学杂志, 1974 (5): 77.]

（3）黄疸出血型钩端螺旋体病：该病黄疸可分为瘀热发黄、黄疸出血、黄极窍闭三型，以清热解毒、消黄止血、泻火解毒、清营凉血、泄热开窍等治法，用茵陈蒿汤、栀子柏皮汤、黄连解毒汤和犀角地黄汤等，能取得一定效果。亦可以本方加减（茵陈45g，栀子15g，大黄20g，黄柏15壳，并随证配加天花粉、麦冬、生地、茅根、神曲、鸡内金、香附、青皮、党参等）治疗黄疸出血型钩端螺旋体病。

（4）新生儿肝炎综合征：本病属于中医的"胎黄"，可用本方制成冲剂（茵陈、制大黄、黄芩、甘草）治疗新生儿高胆红素血症，内服冲剂预防新生儿 Rh 及 ABO 溶血病，能取得良好效果。本冲剂给孕妇服用，不但能预防新生儿 Rh 及 ABO 溶血病，而且对原因不明的及由红细胞 - 6 - 磷酸葡萄糖脱氢酶（G - 6 - PD）缺乏引起的新生儿高胆红素血症，也有一定的预防作用。[中国福利会国际和平妇幼保健院儿科. 黄疸茵陈汤治疗新生儿高胆红素血症 [J]. 新医药学杂志, 1973 (8): 21.] 此外，茵陈蒿汤还用于胆道肝炎胆石症、胆汁性肝硬化、急性胰腺炎、蚕豆病等多种湿热黄疸，其应用范围已经大大超越了仲景使用的范围，几乎应用于一切出现黄疸的病证，均能获得满意的疗效。

现代药理实验研究结果表明，本方能促进胆汁分泌，加入金钱草、枳壳后其利胆作用明显加强。本方醇提取液的利胆作用较之水提取液的作用更强，本方加黄芩可增加血浆胆红素的排泄，而且较苯巴比妥钠的作用更明显。在无胆汁排泄实验中，动物表现出血浆直接胆红素增加，间接胆红素降低，肝总胆红素增加，说明本方有降低血浆胆红素的作用，还能改变肝对胆红素的代谢，增强肝对胆红素的摄取及结合能力，提示本方有保肝作用。

原文 阳明证，其人喜忘者，必有畜血。所以然者，本有久瘀血，故令喜忘，屎虽硬，大便反易，其色必黑者，宜抵当汤下之。(239)

浅译 本条是通过观察病人注意力不集中、记忆差来判断为久有瘀血所造成，与现代临床弥散性血管内凝血，肠黏膜下层微血栓而致的出血，出血日久造成红细胞减少，出现记忆差是相吻合的。由于肠出血的位置偏上，故出现黑便，并鉴别说虽然是硬便，但排出很容易，不像干硬粪便那样排出困难。通过上述诊断为瘀血所为，所以应用抵当汤治疗。

按：临床必须注意，用抵当汤是在瘀血而致出血的情况下才能使用，如其他原因所致的消化道出血则不宜使用。

原文 阳明病，下之，心中懊憹而烦，胃中有燥屎者，可攻，腹微满，初头硬，后必溏，不可攻之。若有燥屎者，宜大承气汤。(240)

浅译 此条举例说，消化道疾病，虽然用了下法，但下得不彻底，因为仍然有神经精神症状，并且有干燥粪便致腹满不通的表现，就还可以用攻下药，宜选用大承气汤。如果只是腹部微满，大便头硬后软，没有胃肠道不通的症状，就不可用攻下药。

原文 病人不大便五六日，绕脐痛，烦躁，发作有时者，此有燥屎，故使不大便也。(241)

浅译 此条又举例判断为燥屎所致的症状。病人不大便五六日，出现了脐周痛并且呈阵发性疼痛，伴有烦躁不安现象。由于这烦躁不安与肠道不通及身体脱水有关，所以断定是因干燥粪便滞留不下而不大便。

原文 病人烦热，汗出则解，又如疟状，日晡所发热者，属阳明也。脉实者，宜下之；脉浮虚者，宜发汗。下之与大承气汤，发汗宜桂枝汤。（242）

浅译 病人发热烦躁，汗出热散则解，但是又出现疟疾样症状，每日午后潮热，这就属于消化系疾病了，就要仔细辨别。如果病人脉搏实而有力，应再有腹胀满不大便现象，说明是病原体集中在消化道，所以宜用大承气汤将病原体排出体外；如果病人是脉搏浮虚者，说明病原体在体表，宜用发汗法将在表层的病原体排出体外，可选用桂枝汤。

原文 大下后，六七日不大便，烦不解，腹满痛者，此有燥屎也。所以然者，本有宿食故也，宜大承气汤。（243）

浅译 虽然是经过用泻下药致大量腹泻之后，到六七日后仍不解大便，并且出现了烦闷不解、腹部胀满疼痛等症状，这又是因有干燥粪便滞留不通所致。为什么会这样呢？因为前者大下脱水使胃肠道液体大减，液少便干肠涩，故蠕动慢，所以又造成六七天大便不下，食物停留在消化道久而不下，故产生了上述症状，所以宜用大承气汤攻下燥便，遂使宿食排空而病愈。

原文 病人小便不利，大便乍难乍易，时有微热，喘冒不能卧者，有燥屎也，宜大承气汤。（244）

浅译 此条又举例说，患者已经有消化道及身体脱水现象而出现了少尿或无尿，大便有时困难，有时能排出一点，有时伴有轻微发热，气促喘冒，不能平卧，这些症状还是由干燥粪便阻塞不通所致，所以也宜用大承气汤。

原文 食谷欲呕，属阳明也。吴茱萸汤主之。得汤反剧者，属上焦也。（245）

浅译 食后欲呕吐者，属于上消化道症状，用吴茱萸汤治疗。如果用了吴茱萸汤后反而病情加重了，那就要查一查其他因素了，这不是腹腔神经性呕吐了，怕是中枢神经性呕吐了。

原文 太阳病，寸缓关浮尺弱，其人发热汗出，复恶寒，不呕。但心下痞者，此以医下之也。如其不下者，病人不恶寒而渴者，此转属阳明也。小便数者，大便必硬，不更衣十日，无所苦也。渴欲饮水，少少与之，但以法救之。渴者宜五苓散。（246）

浅译 本条说病原体在机体表层的时候，脉搏出现寸缓关浮尺弱，出现症状为发热汗出、怕冷等全身性症状，但不呕吐，是说没有消化道症状。如果出现胃部痞闷不适者，这是因为医生用过下药所致。如果没用下药，病人不怕冷而怕热兼口渴者，这时是病原体已经进入消化道。如果小便次数不减，说明身体不脱水，大便虽硬，十日不下，但也不会产生什么症状。如果渴欲喝水者，要少量进水，并且细细观察口渴的原因。如果找出原因，也就等于找到了救治方法而去救之。如口渴无尿属急性肾衰者用五苓散治疗。

原文 脉阳微而汗出少者，为自和也；汗出多者，为太过。阳脉实，因发其汗，出多者，亦为太过。太过者，为阳绝于里，亡津液，大便因硬也。（247）

浅译 本条举例说，脉搏浮取见微而汗出少者，为体质较差、抗病力较弱的人，入侵的致病体数量及毒力均不大，因而汗出得也少，并且也能将致病体排出体外，这样才算是恰到好处地自我调节；如果汗出得太多就是太过。如果脉搏浮取为实者，则为体质强壮、抗病力强的人，入侵的致病体数量及毒力也大，虽为实者，如果用了大剂量的发汗药，出汗过多者，也亦为太过。总而言之，出汗太多就会失水，消化道的水分也随之减少，故大便因而干硬。

原文 脉浮而芤，浮为阳，芤为阴，浮芤相搏，胃气生热，其阳则绝。(248)

浅译 脉浮而芤，为阳盛阴虚，热盛耗水之脉，因为阳盛代表产热多，阴虚代表水分少，水分少冷却功能就减弱，冷却不抵高温，则造成散热失控，损热过多，最后是物极必反，热量耗尽。

原文 趺阳脉浮而涩，浮则胃气强，涩则小便数，浮涩相搏，大便则硬，其脾为约，麻子仁丸主之。(249)

浅译 此条用趺阳脉浮而涩解释说患者胃气强，小便数，大便硬，用麻子仁丸治疗。也就是说，胃气强说明饮食不减少，小便数是说小便次数多而量也不少，是因某种原因抗利尿激素分泌不足而多尿致失水，下消化道也因脱水而大便干硬，这种情况称之为脾约，用麻子仁丸治疗。

麻仁丸方

麻子仁二升　芍药半斤　枳实半斤（炙）　大黄一斤（去

皮） 厚朴一尺（炙，去皮） 杏仁一升（去皮尖，熬，别作脂）

上六味，蜜和丸，如梧桐子大，饮服十丸，日三服，渐加，以知为度。

【临床用法】

1. 药物用量 麻子仁 36g 白芍 24g 枳实 24g 大黄 48g 厚朴 24g 杏仁 18g

2. 煎服方法 上 6 味，将杏仁单独研成杏仁泥，其他五味药物研成粉，加炼蜜和匀，制成梧桐子般大小的小丸。每次服 10 丸，每日服 3 次。如果没有见到明显效果，稍微加大服量，以见效为度。

【方药分析】 本方是小承气汤加麻子仁、杏仁和芍药而成。小承气汤清热泄实，行气除满，清除肠道宿积；加麻子仁、杏仁和芍药增水行舟，润肠滋燥；白蜜既作为赋形剂，又有润肠通便的作用。

【方剂功效】 润肠滋燥，缓通大便。

【现代应用】

产后、手术后，老年人或素体阴津不足所致的大便困难、习惯性便秘等。病人常表现为大便干结难下，无明显腹满腹痛，伴有口干、口渴喜饮，或潮热骨蒸、消瘦、舌红少津、脉细数等。

（1）便秘：王氏将此方用于肛门疾患手术后，能防止术后第一次排便及由于大便干燥引起的疼痛和出血，在 500 例中有效者 479 例，无效者 21 例，有效率达 95.8%。［王承业，等. 麻仁丸在肛门疾病手术后的应用［J］. 中医杂志，1965（10）：40.］

（2）肠梗阻：有人报道用本方加川楝子、乌梅、槟榔，枳实易枳壳，去芍药与厚朴，治疗蛔虫性肠梗阻 47 例，全部治愈。一般服第一次药液后，1～2 小时腹痛即可缓解，6～12 小时即可

通便排虫。排虫后症状和体征完全消失，无副作用。[加味麻仁汤治疗蛔虫性肠梗阻47例 [J]. 医药卫生，1974（4）]

（3）慢性浅表性胃炎：本方可用于慢性浅表性胃炎之以胃肠燥热为特征者的治疗，症见心下痞满、口干舌燥、大便困难、苔黄脉滑等。

原文 太阳病三日，发汗不解，蒸蒸发热者，属胃也，调胃承气汤主之。（250）

浅译 此条注重病位病性而举例说，外感发热性病已三天了，由于原来在机体表层的致病体已经进入消化道，所以此时再用发汗解表的药是不能解除的。故提示说，现在患者是"蒸蒸发热"，也就是说这热是来自消化道，消化道高温而从里向外蒸发而产生的发热，所以说病位在里属胃也，这里的"胃"泛指内部消化道。

原文 伤寒吐后，腹胀满者，与调胃承气汤。（251）

浅译 患者已用过催吐药，丧失了大量的消化液及电解质，这是患者出现了胃肠蠕动减慢，而发生腹部胀满，可用调胃承气汤治疗。

原文 太阳病，若吐若下若发汗后，微烦，小便数，大便因硬者，与小承气汤和之愈。（252）

浅译 患者在治疗期间，曾用过吐法，或下法，或发汗法后，已不同程度地丧失了水分，所以出现了轻度烦躁现象，这时如果也因抗利尿激素分泌不足而继续多尿再丢水，消化道也因而脱水加重，水少则便干，所以大便变硬，可以用小承气汤治疗。

原文 得病二三日，脉弱，无太阳柴胡证，烦躁，心下硬。至四五日，虽能食，以小承气汤，少少与微和之，令小安。至六日，与承气汤一升。若不大便六七日，小便少者，虽不受食，但初头硬，后必溏，未定成硬，攻之必溏；须小便利，屎定硬，乃可攻之，宜大承气汤。（253）

浅译 得病二三天，脉弱，是说患者体质虚弱及感染的致病体毒力不大，现在也没发现致病体在机体表层和少阳半表半里层的柴胡汤适应证，但是患者烦躁，上腹部硬满。到四五天时虽然能进些饮食，但有上述症状可以给小剂量的小承气汤治疗，缓解烦躁不安。到六天时再用一升小承气汤。如果六七天时仍不大便，注意观察尿量。如果尿少，说明抗利尿激素分泌尚可，消化道水分不太缺，虽然不能进食，但这种情况也是初干后稀的大便，用了下药会造成腹泻。那么什么时候需要用大承气汤攻下呢？必须是在抗利尿激素分泌不足的时候出现尿量很多，消化道脱水使大便干硬时才可使用。

原文 伤寒六七日，目中不了了，睛不和，无表里证，大便难，身微热者，此为实也，急下之，宜大承气汤。（254）

浅译 得病六七日，患者出现了目不视物，眼球不会转动的半昏迷状态，通过辨证分析，患者没有表层的症状也没有消化道梗阻现象，只有大便难，体温偏高，最后判断说这是致病体聚结在消化道而产毒产热太多所引发的昏迷现象，所以快用大承气汤将消化道的致病体排净就会好的。不然的话，毒势蔓延会感染其他脏器，所以说急下之。

原文 阳明病，发热汗多者，急下之，宜大承气汤。

（255）

浅译 阳明病是说致病体在消化道，因其感染的致病体数量大因而产毒产热太多，形成消化道高温，并且向外蒸发，故患者出现了发热汗出多现象。由于病位在消化道，所以也同样快用大承气汤下之，将其消化道的致病体及毒、热排净，这样釜底抽薪则内热无源，内温下降，发热汗出的现象自然就会缓解。由于消化道高温致患者高热出大汗太多，如果不尽快降温止汗，势必造成急骤脱水，危及生命，故也说急下之。

原文 发汗不解，腹满痛者，急下之，宜大承气汤。（256）

浅译 因为致病体不在体表，所以用发汗药物不但病不能解除，反而会丧失水分，这样也会引发消化道脱水而大便干燥，因大便干燥会梗阻肠道而引发腹部胀满疼痛，由于梗阻时间太长会影响血运而造成肠坏死，所以也必须急下之，用大承气汤解除梗阻，刻不容缓。这也为现代用大承气汤治疗肠梗阻提供了依据。

原文 腹满不减，减不足言，当下之，宜用大承气汤。（257）

浅译 腹部胀满不通呈持续性没有减轻的时候，或者是减轻一点点也微不足道，这是肠梗阻所致。由于肠道梗阻不通不能排气排便，所以腹部胀满呈持续性，故也应当用大承气汤去消除梗阻。

原文 阳明少阳合病，必下利，其脉不负者，为顺也，负者，失也，互相克贼，名为负也。脉滑而数者，有宿食也，当下之，宜大承气汤。（258）

浅译 本条是中医特有的通因通用方法之一，但是必须是在脉证合参的基础上权衡使用。如此条说，病原体也在阳明的里，也就是消化道，也在少阳的半表半里，也造成了水样便，但没造成脱水时出现的脉微细等脉象称其脉不负。现在的脉象仍然是大而有力，并且滑而数，这是说明不但消化道的病原体还很强盛，并且还有未消化之宿食瘀积在内。所以还宜选用大承气汤将其病原体及不消之宿食彻底排净，这样才有利于痊愈。

原文 病人无表里证，发热七八日，虽脉浮数者，可下之。假令已下，脉数不解，合热则消谷善饥，至六七日不大便者，有瘀血，宜抵当汤。若脉数不解，而下不止，必协热便脓血也。(259)

浅译 此条例举病说病人无表里证，也就是先告诉说病原体没在表层，也不在消化道，但是发热已七八天，这时脉搏虽然出现的是浮数类似表热的脉象，由于脉证不符只能说可以试用下法。假如用过下法，脉搏还是增快，这说明病原体已入血分，所以此时患者食欲很好，进食正常，但到七八日还不大便，这是有瘀血现象，宜选用抵当汤。如果脉快现象仍不缓解，说明进入血分的病原体仍然强盛，这时如果不停地用下药，必然会出现脓血便。

原文 伤寒发汗已，身目为黄，所以然者，以寒湿在里不解故也。以为不可下也，于寒湿中求之。(260)

浅译 此条主要说明，虽然病人都是出现了黄疸，但黄疸的病因病位不同，所以治法不同，如此例患者也发过汗，但仍出现黄疸，这是致病因素为寒湿，病位在内部，这里指消化系肝胆。因为病因是寒湿所以不能用寒性药下之，应该在除寒湿的药里找方子。

原文 伤寒七八日，身黄如橘子色，小便不利，腹微满者，茵陈蒿汤主之。（261）

浅译 得病七八天，出现了黄疸，也出现了少尿或无尿现象，注意该患者已出现了少尿或无尿，这是已有肝肾综合征现象。腹部微胀满是急性肝炎、肝脾肿大时及消化道排空力减弱所致，用茵陈蒿汤治疗。

原文 伤寒，身黄发热，栀子柏皮汤主之。（262）

浅译 急性、发热性、感染性疾病，出现黄疸兼有发热的，用栀子柏皮汤治疗。

按： 栀子柏皮汤临床多用于黄疸发热兼有腹泻症状者，如无腹泻还是多选用茵陈蒿。

栀子柏皮汤方

肥栀子十五个（擘）　　甘草一两（炙）　　黄柏二两
上三味，以水四升，煮取一升半，去滓，分温再服。

【临床用法】
1. 药物用量　栀子15枚　炙甘草3g　黄柏6g
2. 煎服方法　上3味，用水800ml，煮取300ml，去滓。每次服150ml，每日服2次，温服。

【方药分析】 栀子苦寒，清热利湿退黄；黄柏助栀子清热除湿；炙甘草甘缓和中，且能监制栀子和黄柏的苦寒之性，以避免苦寒伤正。本方药简力专。后世用栀子者，往往有去皮之法，但张仲景用栀子，皆不去皮。现代研究表明，栀子的主要成分为栀子苷，它在仁中的含量大大高于皮，是以去皮有其道理。但是古代医家用栀子，带皮用是为了兼清表热，去皮主要是为了专清里热，栀子柏皮汤证身黄发热，故用连皮栀子较好。

【方剂功效】清解里热，泄湿退黄。

【现代应用】

（1）传染性肝炎：本方加茵陈、郁金治疗传染性肝炎获显著效果。有报告用本方加茵陈、郁金治疗传染性肝炎，取得满意效果；本方不唯有治疗作用，亦有很好的预防效果。[陈伯涛.中医对传染性肝炎的辨证论治 [J]. 江苏中医，1962（2）：17.]

（2）钩端螺旋体病：本病可用栀子柏皮汤加茵陈、茜草、郁金等治疗，疗效满意。现代应用本方治疗湿热黄疸多为热重湿轻，无表证者。[张凤鸣. 治疗30例钩端螺旋体病疗效初步观察 [J]. 广东中医，1960（11）：519.]

（3）细菌性痢疾：用栀子柏皮汤治疗21例菌痢获良效，一般只须1剂，最多2剂即可治愈。[陈石兴. 栀子柏皮汤治疗菌痢21例 [J]. 福建中医药，1964（4）：封三.]

原文 伤寒瘀热在里，身必黄，麻黄连轺赤小豆汤主治。(263)

浅译 急性、发热性、感染性疾病，致病体及胆红素瘀在体内没有出路，所以说瘀热在里，必然出现全身性黄疸，但患者也应该是不排汗，排尿少，所以病理产物才没有出路，用麻黄连轺赤小豆汤排汗排尿而排解毒物从而达到治疗目的。

麻黄连轺赤小豆汤方

麻黄二两（去节）　　连轺二两（连翘根是也）　　杏仁四十

个（去皮尖）　赤小豆一升　大枣十二枚（擘）　生梓白皮一升（切）　生姜二两（切）　甘草二两（炙）

上八味，以潦水一斗，先煮麻黄再沸，去上沫，内诸药，煮取三升，去滓，分温三服，半日服尽。

【临床用法】

1. 药物用量　麻黄 6g　连轺 6g　杏仁 40 个　赤小豆 18g　大枣 12 枚　生梓白皮 12g　生姜 6g　炙甘草 6g。

2. 煎服方法　用地面流动的洁净的雨水先煮麻黄约 3 分钟，将药液面出现的白色细小的泡沫去掉，然后将其他 7 味药物加入，继续煎煮，取 600ml，去滓。每次服 200ml，每隔 2 小时服一次。

【方药分析】 本方用麻黄、生姜和杏仁，解表达邪；用连轺、赤小豆、生梓白皮清热利湿而退黄；炙甘草、大枣和中，并避免诸攻邪药伤正。用地面流动之雨水煮药，据云可以流动药力，并且不助湿邪。本方表里同治，适用于湿热发黄而兼有风寒之表的病证。生梓白皮在药房一般无供应，可以用桑白皮代替之。尤在泾说："瘀热在里者，汗不得出而热瘀于里也。故与麻黄、杏仁、生姜之辛温，以发越其表；赤小豆、连翘、梓白皮之苦寒，以清热于里；大枣、甘草甘温悦脾，以为散湿驱邪之用。用潦水者，取其味薄，不助水气也。合而言之，茵陈蒿汤是下热之剂，栀子柏皮汤是清热之剂，麻黄连轺赤小豆汤是散热之剂。"

依据《伤寒论》理论，发黄多因为湿热内郁，而湿热内郁的发生主要是因为湿热没有去路，既不能通过汗出而解，又不能通过小便利而出。因而在治疗发黄时，就应当注意将汗和小便二条道路疏通。麻黄连轺赤小豆汤证外有风寒之邪郁闭于表，内有湿热蕴郁于里，邪无出路，故治之用麻黄、生姜和杏仁，解表达邪；用连轺赤小豆、生梓白皮清热利湿而退黄，炙甘草、大枣和中，并避免诸攻邪药伤正；用地面流动之雨水煮药，据云可以流动药力，并且不助湿邪。

【方剂功效】解表散邪，清热除湿以退黄。

【现代应用】

《中医名方现代应用》列述本方在现代临床上用于发热、肌衄、急性肝炎、血管神经性水肿、肺炎、急性肾炎肾病综合征、慢性肾功能衰竭、肝肾综合征、过敏性紫癜、痹证、癃闭、皮肤病、水疱疮、寻常天疱疮、浸淫疮、疱疹、花斑癣、带状疱疹、湿疹、荨麻疹、皮肤瘙痒症、白癜风、多发性红斑、皮肤酵母样菌病、孢子丝菌病、玫瑰糠疹、红色粟粒疹（痱子）和狐臭等29种病证的治疗。

（1）黄疸：本方主要用于黄疸而兼表证者，症见恶寒、发热、鼻塞、流清涕、咳嗽、痰白、苔润者。用本方时，视其湿热重者加茵陈、凤尾草；若为风热表证，症见身热鼻塞、咽痛、咳嗽、痰黄、苔燥少津者，麻黄、生姜减量用之，加金银花、柴胡、黄芩、茵陈等；若遇夏季感受暑湿之邪，亦当减麻黄、生姜辛温之品的用量，加藿香、香薷、扁豆花、六一散、茵陈等。无论是黄疸初期或黄疸以后复有表证，均可按上述加减法治疗，一般疗效满意。一旦表证解除，仍可按湿热黄疸辨治。

（2）皮肤病：本方可以用于荨麻疹的治疗，其病兼有小便不利，尤其对冷感特别明显，一到冬天遇寒即发，更不能接触冷水，一触即感肌肤发痒、遍身红疹，属于虚寒体质者，用本方加蝉衣10g，僵蚕10g，白鲜皮、地肤子各10g，取汗为效。本方的应用重在既有皮肤病之表，又有湿热在里，如舌红、苔腻等。有报道用本方加地肤子、白鲜皮等治疗小儿丘疹样荨麻疹（小儿苔癣或荨麻疹性苔癣）134例，最少服2剂，最多服18剂，治疗1个月后登门随访治愈125例，好转7例，2例未作定论，仅有7例复发。[朱湘舟. 麻黄连翘赤小豆汤加味治疗小儿丘疹样荨麻疹 134 例疗效观察［J］. 科技简报，1976（6）：15.］对于瘙痒性皮肤病，如果皮损猩红灼热者，可加生石膏、生地；运用本方时，甘草可以适当重用；病偏于上半身者加防风、蝉衣，偏于下半身者加牛膝等。瘙痒甚者加地肤子，甚者加乌蛇、刺蒺藜、僵蚕；搔破流水者加苦参、土茯苓、滑石；皮肤粗糙肥厚者加当归、首乌、鸡血藤；丘疹形成结节者加桃仁、红花、赤芍；亦可用其煎液洗浴患处。

（3）肾炎或尿路感染：本方可用于急性肾炎或急性尿路感染的治疗，以湿热内郁兼表证者为宜，证见恶寒、鼻塞流清涕、小便不利、面浮肢肿，舌苔白润，脉浮数，可将生姜易为生姜皮，去大枣加白茅根、益母草、瞿麦、萹蓄等。若小便化验红细胞偏多或红细胞不减，可重用连翘 15～30g。但对于内热较重，咽痛而烦躁者，可用本方加生石膏 30g，或以越婢汤加减治疗。有报告用本方治疗急性肾小球肾炎，共治 12 例，水肿在 5～15天消退，尿常规于 10～158 天内恢复正常，平均服药 41 剂，11例痊愈，1 例好转。［劳建和. 麻黄连翘赤小豆汤治疗急性肾炎［J］. 浙江中医杂志，1980（4）：165.］

本篇小结

阳明病的主要发病脏器属消化系统，所以，消化道不畅、肝胆病致代谢失常等，多在此篇讨论。本篇着重对急下、缓下的大、小承气汤的应用作了详细的阐述，并推荐了适合润下的麻子仁丸，适合导下的蜜煎导方、土瓜根方、猪胆汁方，下瘀血的抵当汤，排黄疸的茵陈蒿汤、栀子柏皮汤、麻黄连轺赤小豆汤。

以上这些经典方剂虽然药味不多，但临床效果特别好。如大、小承气汤治疗肠梗阻，茵陈蒿汤等治疗黄疸性肝炎、阻塞性、溶血性黄疸等，均有立竿见影之效。

辨少阳病脉证并治

少阳病也为急性病、发热性疾病、感染性疾病的中期阶段。其致病体所在位置不像太阳在表、阳明在里那样明显，所以病位称半表半里。但它移动性强，可以向外感染，也可以向内感染而引发其他病变，所以发病没有固定的脏器。

原文 少阳之为病，口苦，咽干，目眩也。(264)

浅译 此为少阳病提纲，由于少阳病也属于发热性、感染性疾病的中期阶段，所以多由发病初期时经发汗、催吐、攻下等法伤及体液，加上患者不欲饮食而补给不足，故已有了水、电解质缺乏表现，如缺钾则出现口苦，缺水则见咽干，缺钠则出现目眩。

原文 少阳中风，两耳无所闻，目赤，胸中满而烦者，不可吐下，吐下则悸而惊。(265)

浅译 因为少阳不像太阳、阳明那样表里分明，但很多组织器官都属少阳，所以当病原体入侵少阳后会发生多种器官害病，如此条就引发了病毒性耳聋则"两耳无所闻"，病毒性结膜炎则"目赤"，肝胆系炎性变则"胸中满闷而烦"等病变，这时因病原体不在上、下消化道，所以说不可用吐、下药，如果用了吐、下药使水、电解质丢失，会出现心律不齐甚至出现脑症状等水、电解质代谢紊乱现象。

原文 伤寒脉弦细，头痛发热者，属少阳。少阳不

可发汗，发汗则谵语，此属胃。胃和则愈；胃不和，烦而悸。(266)

浅译 当病原体进入少阳时也头痛发热，应该怎样鉴别呢？这就要求在脉搏上鉴别，因为水、电解质缺乏的病人血容量就不足，血管欠充盈，所以脉管细，再因之受凉则为脉象弦细，故说如果脉弦细属少阳。由于病原体不在机体表层，所以不可用发汗解表的方法治疗。如果误用发汗法，一是靶向不对，二是发汗失水使脱水加重而出现谵语。如果出现消化道脱水而大便干硬不下，这时的主要矛盾又在消化道了。如果通过适当治疗，大便得通，干便排下就会愈合。如果消化道不通，还会出现其他不良病变。

原文 本太阳病不解，转入少阳者，胁下硬满，干呕不能食，往来寒热，尚未吐下，脉沉紧者，与小柴胡汤。若已吐、下、发汗、温针，谵语，柴胡汤证罢，此为坏病。知犯何逆，以法治之。(267)

浅译 当病原体在太阳表层时，没有及时被清除而使病原体深入少阳，出现了胁下硬满，干呕不能食，往来寒热等症状。如果未经吐、下伤及体液，脉搏沉紧，此时可以小柴胡汤治疗。如果用了催吐、泻下、发汗、温针等法，丧失了大量体液，造成严重脱水，出现了谵语等脑症状，此时小柴胡汤的适应证已经不存在了，也就不可用小柴胡汤了。现在这种情况很不好，要仔细分析主要原因、主要病变而随时纠正，积极治疗。

原文 三阳合病，脉浮大，上关上，但欲眠睡，目合则汗。(268)

浅译 当病原体同时进入太阳、阳明、少阳时称三阳合病，这时脉搏浮大，说明致病体的毒力强而且体温高，此时因高热耗水致脱水严重，并且出现了昏睡、目合则汗等半昏迷状态。

原文 伤寒六七日，无大热，其人躁烦者，此为阳去入阴故也。（269）

浅译 当感染病原体六七天时，现在体表温度不是太高，但是病人烦躁不安，这是病原体已不在表层而是内侵入里。表为阳，里为阴，所以说此为阳去入阴故也。致病体入里感染内部的组织器官，因而产热耗水，致脱水而烦躁不安，但是临床应该还有口渴、黏膜干燥等现象。

原文 伤寒三日，三阳为尽，三阴为邪，其人反能食而不呕，此为三阴不受邪也。（270）

浅译 病原体进入人体后，经常是从表入里，从阳入阴在不停转变，提示医者要仔细观察转变情况。如此条说感染病原体已经三天，应该进入三阴，但病人这时能进饮食，也没有胃肠症状，说明病原体没传入三阴。

原文 伤寒三日，少阳脉小者，欲已也。（271）

浅译 感染病原体三天时，如果脉象不是洪大而小，说明病原体数量及力度减弱，这是病要痊愈。

原文 少阳病，欲解时，从寅至辰上。（272）

浅译 早晨4时至8时，正是少阳旺盛之时，当病原体感染少阳时，这段时间容易将病原体解除。六经皆有欲解时，有待研究。

辨太阴病脉证并治

太阴病相当急性病、发热性疾病、感染性疾病的中晚期阶段，是致病体的毒力及宿主的抗病能力均减弱的阶段。病位也在内部，发病脏器也在消化系，致病因素属寒性，病人体质属虚。正常情况下，太阴与阳明是湿与燥的搭档关系，所以在病理情况下，太阴病恰好与阳明病相反，太阴病偏湿寒且内温低，阳明病偏燥热而内温高。

原文 太阴之为病，腹满而吐，食不下，自利益甚，时腹自痛。若下之，必胸下结硬。（273）

浅译 太阴病属消化系，所以，用消化系病变的临床表现作为提纲：腹部胀满，呕吐，厌食，腹泻容易加重，阵挛性腹痛等一系列消化道症状。上述症状不是热性病原体所致，也不是肠道有干燥粪便引起，所以如果用了泻下药会更加重病情，特别是再丧失电解质，致缺钾多而容易引起麻痹性肠梗阻，出现腹部胀满结硬等症状。

原文 太阴中风，四肢烦疼，脉阳微阴涩而长者，为欲愈。（274）

浅译 当太阴感染了风性病原体时，出现了四肢肌肉痉挛性疼痛等全身性症状。如果诊脉浮取时见微象，是感染的病原体毒力不强盛。如果诊脉沉取时见涩而长的脉象，是说宿主抵抗力渐强，所以说病容易痊愈。

原文 太阴病，欲解时，从亥至丑上。(275)

浅译 太阴病为虚为寒，夜间22点~2点为子夜前后是身体开始产热的时间，所以属虚寒证的太阴病容易在这段时间解除。六经皆有欲解时，有待研究。

原文 太阴病，脉浮者，可发汗，宜桂枝汤。(276)

浅译 太阴病虽属虚寒证，如果体表有病原体入侵，出现了脉浮，应该还有全身性症状，也是可以用发汗法的，适宜用桂枝汤。但是要注意用桂枝汤的服法，不可大汗淋漓。大汗过多会丢失过多的水、电解质。

原文 自利不渴者，属太阴，以其藏有寒故也，当温之，宜服四逆辈。(277)

浅译 这里说的"自利"可以这样理解，是说自行腹泻，不是因用过泻下药所致，也不是因病原体侵入引发消化道感染所致。由于腹泻而失钠多于失水，故口不渴，这种情况属于太阴病的特点，这是内脏温度低的缘故，所以说脏有寒，与阳明病的内温高恰好相反，所以，应当用升温止泻药治疗，适宜用四逆汤类的方剂。

原文 伤寒脉浮而缓，手足自温者，系在太阴，太阴当发身黄；若小便自利者，不能发黄，至七八日，虽暴烦下利日十余行，必自止，以脾家实。腐秽当去故也。(278)

浅译 感染了病原体后，出现了脉搏浮而缓，手足温热，这是病位在上消化系的肝胆部，故说为系在太阴。由于肝胆病变易致胆红素代谢失常，而出现黄疸，所以说太阴当发身黄。又说，如果小便通利正常排尿，则使胆红素排泄有出路则不出现黄疸。如果到七八天时，虽然突发腹泻日十几次，也会自然停止，这是消化系的抗御功能还很强，有能力将致病体及其瘀积毒物排泄干净的表现。

按：当病毒或细菌以及代谢产生的废物、毒物，机体自身的调节机能等总是以自调自排的方式将其排掉，如通过排汗、排胃容物、排尿、排便等将上述致病体排出体外，所以，中医临床治病，组方用药，就是以审时度势，因势利导为原则。不像化学药品对某细菌要有杀灭作用。就此条而论，机体能自身调节自行排毒未必用药物协助，这也是中医治病是排不是杀的又一次证明。

原文 本太阳病，医反下之，因而腹满时痛者，属太阴也，桂枝加芍药汤主之；大实痛者，桂枝加大黄汤主之。（279）

浅译 本来病原体在体表，医生搞错了病位而反用攻下药，使表层的病原体乘机而入，感染了消化道，而引起腹部胀满，呈阵发性疼痛。这种情况在治疗上就又以消化道为主了，所以用桂枝加芍药汤。如果是疼痛剧烈且大便不通就用桂枝加大黄汤治疗。

桂枝加芍药汤方

桂枝三两（去皮）　芍药六两　甘草二两（炙）　大枣十二枚（擘）　生姜三两（切）

上五味，以水七升，煮取三升，去滓。温分三服。本云桂枝汤，今加芍药。

【临床用法】

1. 药物用量　桂枝 9g　芍药 18g　甘草 6g　生姜 9g　大枣 12 枚

2. 煎服方法　上 5 味，以水 1400ml，用微火煮取 600ml，去滓，分 3 次温服。

【方药分析】 方中桂枝辛温，温通脾阳，脾阳旺，可增强活血和络之力。又桂枝与甘草相配，辛甘合化，以通脾阳为用。芍药重用，甘酸微寒，滋阴和营，通脾络，和血脉，缓急止痛。其量倍桂枝，意在监制桂枝辛温之性深入血分，以通脾络，和营血，缓急止痛，使全方功用偏于血分。又芍药与甘草相配，酸甘化阴，以益阴和阳。生姜配桂枝，辛温助脾阳。大枣助芍药，滋阴和血。甘草调和诸药。本方即桂枝汤原方，倍用芍药而成。桂枝汤本治太阳病中风表虚证，而用太阳之方以治太阴脾病，其理全在桂枝汤的妙用。桂枝汤具有调脾胃之功，通过调脾胃，达到滋化源，调阴阳，和气血之用。若用其解肌发汗，则桂枝与芍药剂量相等；若用其调脾胃，和气血，通脾络，则芍药倍桂枝。正如古人所云："桂枝汤外证得之，为解肌和营卫，内证得之，为化气调阴阳也。"

【方剂功效】 通脾络，和气血，止腹痛。

【现代应用】

（1）便秘：祝氏报道，以本方为主方，加当归、肉苁蓉治疗阴亏、大便秘结有较好疗效。［祝谌予．若干古方之今用 [J]．中级医刊，1979（1）：45.］

（2）慢性结肠炎：桂枝加芍药汤加炒白术、陈皮、防风、炒薏仁治疗慢性结肠炎，证见腹中隐痛、喜暖、喜按、大便稀溏、脉沉弦、苔薄白者，效果良好。［聂惠民．伤寒论与临证 [M]．广州：广东科技出版社，1993：503.］

桂枝加大黄汤方

桂枝三两（去皮）　大黄二两　芍药六两　生姜三两（切）甘草二两（炙）　大枣十二枚（擘）

上六味，以水七升，煮取三升，去滓。温服一升，日三服。

【临床用法】

1. 药物用量　桂枝 9g　大黄 6g　芍药 18g　生姜 9g　甘草 6g　大枣 12 枚

2. 煎服方法　上 6 味，以水 1400ml，用微火煮取 600ml，每次服 200ml，每日服 3 次。

【方药分析】桂枝加大黄汤即桂枝加芍药汤的基础上再加二两大黄。其主治证仍为腹满疼痛为主，只是腹痛的程度更加严重，即文中所讲"大实痛"。"大实痛"即腹痛加剧，甚至拒按。其病机为脾家经脉气血不和，气血瘀滞较甚，不通则痛所致。因此，方仍用桂枝加芍药汤，通阳益脾，活血和络，加二两大黄，目的是增加化瘀通滞之力，以解"大实痛"。

历代注家对"大实痛"的认识不一，有人认为是阳明腑实，有的则认为是太阴邪实，实质是对"大黄"主治的认识不同。《本经》言大黄"下瘀血，血闭，寒热，破癥瘕积聚，留饮宿食，荡涤肠胃，推陈致新，通利水谷，调中化食，调和五脏"。所以，大黄既可以通利水谷，通腑泻热，又有活血化瘀之效。仲景用大黄通便，往往与芒硝、厚朴、枳实等润燥软坚、行气除满药相配，且用量较大。然用其活血化瘀，则往往配血分药。本方大黄与六两芍药相配，显然有养血活血之意，既可调脾家气血，又活血化瘀滞。血属阴，得阳则行，气行则血行，所以大黄又与桂枝相伍，取桂枝温通经脉之功，助少量大黄活血通瘀，二药相配伍，可通瘀除滞。

【**方剂功效**】通阳益脾，活血止痛，化瘀通络。

【**现代应用**】

（1）桂枝加大黄汤，常用于细菌性痢疾、慢性肠炎、肠结核等，具有本方证特点者。［聂惠民. 伤寒论与临证［M］. 广州：广东科技出版社，1993：503.］

（2）治疗顽固性荨麻疹有大便秘结者，用桂枝加大黄汤加减治疗，效果可靠。［顾介山. 桂枝加大黄汤治疗顽固性荨麻疹［J］. 江苏中医，1958（2）：25.］

（3）治疗结肠溃疡见大便脓血，里急后重，舌苔黄腻而沉滑等证者，用之每能奏效。［刘渡舟. 伤寒挈要［M］. 北京：人民卫生出版社，1983：241.］

（4）桂枝加大黄汤加元胡、百部治疗慢性结肠炎（结核性），症见腹痛时作、大便秘或滞而不畅，脉沉弦、苔薄白而见根部淡黄者，有较好效果。［聂惠民. 伤寒论与临证［M］. 广州：广东科技出版社，1993：503.］

原文 太阴为病，脉弱，其人续自便利，设当行大黄、芍药者，宜减之，以其人胃气弱，易动故也。（280）

浅译 终究太阴病属虚属寒，当太阴病使用寒凉攻下的药物时必须要小心谨慎。如果太阴病出现脉弱，这是有腹泻倾向，假设用大黄、芍药时，宜减去不用或适当减量，因为这是消化机能减弱的病人，用了大黄芍药类药物容易引发腹泻致虚上加虚。

辨少阴病脉证并治

少阴病为急性病、发热性疾病、感染性疾病的后期阶段。此阶段患者体质虚弱，抗病能力极差，物质代谢紊乱，水、电解质严重缺乏，血容量不足，酸碱代谢失衡也多有出现，故此篇死证多见。此阶段特别要求医者要慎重对待，仔细观察，审时度势，积极治疗，既病防变，变被动为主动，谨防严重后果出现。

原文　少阴之为病，脉微细，但欲寐也。(281)

浅译　少阴病为发热性病、感染性病的后期阶段，由于宿主多方面的消耗较多，致使体质虚弱，营养不足，水、电解质缺乏，血容量减少，血管不充盈而变细，且动力不足，搏动无力，故出现了脉搏微细、神情淡漠或近昏迷的但欲寐状态。

原文　少阴病，欲吐不吐，心烦，但欲寐，五六日自利而渴者，属少阴也，虚故引水自救；若小便白色者，少阴病形悉具，小便白者，以下焦虚有寒，不能制水，故令色白也。(282)

浅译　少阴病欲吐不吐是说不像上消化道炎症时那样欲吐则吐或呕吐不止，这时只是恶心、心烦、神情淡漠，水、电解质缺乏现象。五六日自利而渴，"自利"是说不是因用过攻下药所致，也不是因病原体感染所致，是水、电解质缺乏，肠液偏酸所致，所以说这种情况属少阴。故又说这是因水、电解质缺乏及营养不足的缘故，饮食补给就能得到补救，无需用抗炎治疗。如果是小便白而不黄，这更证明不是内脏炎症，是内脏营养缺乏温度偏低的少阴病具体表现。

原文 病人脉阴阳俱紧，反汗出者，亡阳也，此属少阴，法当咽痛，而复吐利。(283)

浅译 病人寸关尺均见紧脉，因这里出现的紧脉不是发热病初期时那样"身疼痛，不汗出"时的脉浮紧，所以提示说是"反汗出"，这种汗出应该是凉汗大出，已出现体温低、血压低等欲发休克现象，所以说"反汗出者，亡阳也，此属少阴"，这种引发虚脱的背后应是先有咽痛，而后呕吐腹泻，重度脱水所造成。临床遇此不可忽视。

原文 少阴病，咳而下利，谵语者，被火气劫故也，小便必难，以强责少阴汗也。(284)

浅译 本来就血量不足的少阴病，又出现了咳嗽腹泻、说胡话，医生又用火法耗水，再加上腹泻失水、失钠又加重了血容量不足，所以必然会出现小便量少、排尿困难等症状。因为少阴病不应该出现说胡话、小便困难等热象，原来是医生强用火攻疗法迫汗失水所致。

原文 少阴病，脉细沉数，病为在里，不可发汗。(285)

浅译 发热性疾病、感染性疾病后期阶段，脉搏细，是说血管极细不充盈，脉位沉，是血管舒张无力，所以说脉细沉是血容量不足的表现；脉数是说脉率快，这是因血容量不足致心脏收缩力小，而搏动少力，血输出量少，所以心率增快。这不是体温高时的心率增快，所以说病位在里而不在表，故不可发汗，发汗失水更加重了血容量不足。

原文 少阴病，脉微，不可发汗，亡阳故也；阳已虚，尺脉弱涩者，复不可下之。(286)

浅译 脉微、脉细、脉弱、脉涩等均属血管极细及舒张无力之脉象，均为血容量不足及有效血循环量较差之脉，所以说临床见到这些种脉象尽量不用发汗、攻下的方法，因为这些方法会再次丧失水、电解质，会加重血容量不足。

原文 少阴病，脉紧，至七八日，自下利，脉暴微，手足反温，脉紧反去者，为欲解也，虽烦，下利必自愈。(287)

浅译 少阴病应该是脉微细，但此例患者出现脉紧，这里的脉紧代表寒性病原体还较盛，故到七八日时，出现自行腹泻的症状。由于此时腹泻一是将寒性病原体随大便排出，一是失水失钠造成血容量骤减，故这时脉紧不见而突然脉搏变微。脉微应该是微循环不良而致手足发凉，但病人手足反温，说明这时还没影响到微循环，待病原体排净，腹泻必然会自行停止，所以说这是病向愈的表现。

原文 少阴病，下利，若利自止，恶寒而蜷卧，手足温者，可治。(288)

浅译 少阴病，患者腹泻，如果腹泻能自止，临床多为缺钠不重，肠液不酸，故能自止。这时病人虽然有怕冷蜷卧现象，但手足尚温，没有手足发凉那些微循环衰竭状态，所以说可以调治。

原文 少阴病，恶寒而踡，时自烦，欲去衣被者可治。（289）

浅译 上条是手足温者可治，此条是时自烦，欲去衣被者可治，说明病情没向低体温、低血压上发展，因为欲去衣被者是机体产热的表现，对血容量不足、产热不足的少阴病来说是好现象，故说可治。

原文 少阴中风，脉阳微阴浮者，为欲愈。（290）

浅译 感染性疾病后期阶段，并且是感染了风性病原体，如果出现寸脉微说明病原体毒力已减弱，尺脉浮说明抗御能力增强，所以说为欲愈。

原文 少阴病，欲解时，从子至寅上。（291）

浅译 23点至次日5点为子至寅时，此段时间流向消化道的体液已回收入血，也是身体能量转换产热最多的时间，所以有利于虚弱病、产热量不足的患者得到恢复。

原文 少阴病，吐利，手足不逆冷，反发热者，不死；脉不至者，灸少阴七壮。（292）

浅译 少阴病，呕吐腹泻而失水失钠，患者应该出现血容量不足，循环衰竭，四肢湿冷现象，但是，这例患者没出现手足逆冷，反而发热，这对血容量不足的少阴虚寒来说是好现象。这种现象没生命危险，如果出现脉不至者，灸少阴太溪六七壮。但考虑这种脉不至的出现也是短暂的，因为现在没发现微循环衰竭，说明微血管供应尚可。

原文 少阴病八九日，一身手足尽热者，以热在膀

胱，必便血也。（293）

浅译 少阴病八九日，病人因为体质虚弱，抗御能力差，也容易感染其他病原体。这例病人因为致病体侵入了泌尿系统而引发尿路感染，体温升高，并将会出现血尿。

原文 少阴病，但厥无汗，而强发之，必动其血，未知从何道出，或从口鼻，或从目出者，是名下厥上竭，为难治。（294）

浅译 少阴病，出现手足发凉无汗现象，这是血容量不足，周围血循环衰竭的现象，这时医生用强迫性手段让病人再发其汗，一是再丢体液加重血容量不足及循环衰竭，二是凡用发汗法，其物理性质是偏温热性的，它能使小血管膨胀，再加上此时的微血管已经不太畅通而阻力升高，所以小血管膨胀愈甚，结果是造成某器官的血管破裂而发生出血，故说这种情况就更难治了。

原文 少阴病，恶寒，身蜷而利，手足逆冷者，不治。（295）

浅译 此例少阴病患者因腹泻失水、失钠较多，造成血容量严重不足而致循环衰竭，故出现了四肢湿冷、体温低、血压低的欲休克状态，故说不好治。这里说的不治是提醒医者注意重视这种现象，但抢救休克还是有必要的。

原文 少阴病，吐利，躁烦四逆者，死。（296）

浅译 少阴病病人，呕吐腹泻失水、失钠过多，出现了躁烦不安、四肢湿冷、低体温、低血压的休克现象，如果抢救不及时是有生命危险的。

原文 少阴病，下利止而头眩，时时自冒者，死。（297）

浅译 少阴病病人，虽然腹泻停止，但恐怕是因水尽钠干而停止的，这种情况更为严重，因为现在出现了头眩自冒、代谢性酸中毒现象，故说严重。

原文 少阴病，四逆，恶寒而身踡，脉不至，不烦而躁者，死。（298）

浅译 少阴病病人，出现四肢湿冷，低体温，低血压，循环衰竭现象，脉搏摸不到，由于神志不清所以心不知烦，而只是躁扰不宁，故知这不烦而躁者是进入昏迷状态，所以说严重。

原文 少阴病六七日，息高者，死。（299）

浅译 少阴病病人，六七日时，出现了代谢性酸中毒时呼吸加深加快的息高现象，故说严重。

原文 少阴病，脉微细沉，但欲卧，汗出不烦，自欲吐。至五六日，自利，复烦躁不得卧寐者，死。（300）

浅译 少阴病病人，脉微细沉均为失水、失钠后的血容量不足之脉象，现在症状体征为疲乏无力但欲卧，汗出不烦，恶心呕吐。由于有恶心呕吐症状必然不能进食，故缺钠现象得不到补充。由于缺钠使肠液偏酸，所以到五六日时又发生了腹泻，并伴有神志不清、烦躁不安等现象，故也严重。

原文 少阴病，始得之，反发热，脉沉者，麻黄细

辛附子汤主之。（301）

浅译 少阴病病人，大多属体质虚弱，病性属寒，体温偏低，且有血容量不足、微循环较差、肢端不温等现象，但此例患者在开始得病时，就有发热症状，所以称反发热。如果是脉沉者，证明是少阴病发热，用麻黄细辛附子汤治疗。

麻黄附子细辛汤方

麻黄二两（去节）　　细辛二两　附子一枚（炮，去皮，破八片）

上三味，以水一斗，先煮麻黄，减二升，去上沫，内诸药，煮取三升，去滓。温服一升，日三服。

【临床用法】

1. 药物用量　麻黄6g　细辛6g　附子6g

2. 煎服方法　以水2000ml，先煮麻黄，减400ml，去上沫，放入其他药，煮取600ml，去滓，分3次温服。

【方药分析】方中麻黄辛温发散，以解外邪，外邪去则发热止；附子炮用，意在温肾阳，充表阳，以温肾解表；细辛辛燥，既入肺又入肾，与麻黄相配，解散外邪，与附子相配，助肾阳升发之气，有助于外邪的宣散，又可护肾阳之气，只有有效地温补肾阳，才能有效地解散外邪。

【方剂功效】温肾扶阳，解表散邪。

【现代应用】

（1）面神经麻痹：余氏用本方加味治疗面神经麻痹132例，年龄为1~72岁。结果痊愈118例，占89.4%，好转11例，占8.3%，无效3例，占2.3%。[余立中．麻黄附子细辛汤加味治疗面瘫132例 [J]．四川中医，1985（3）：38.]

（2）三叉神经痛：宋氏用本方加味治疗三叉神经痛（风寒型）10 例，取得了较好疗效。其中一女患者，40 岁，左侧三叉神经痛 2 年，曾用针灸、中西药治疗无效。每因谈话、吃饭、受风冷及经前引发剧烈疼痛，气短、自汗、眠差、手足凉而麻木，舌质淡，左脉沉细，右脉沉滑。予本方加味，4 剂后症大减，继服 15 剂，疼痛等症消失，随访 1 年未复发。[宋斌. 麻黄附子细辛汤加味治疗三叉神经痛 [J]. 江苏中医杂志，1981（3）：35.]

（3）急性肾炎：陆氏以本方合五苓散加减治疗急性肾炎 10 例，均收到较好疗效。并认为在治疗中，要中病即止，防止过汗。体虚者及时去麻黄、细辛等，加入黄芪、党参以回表益气。[陆景田. 麻黄附子细辛汤合五苓散加减治疗急性肾炎的观察 [J]. 铁岭医药，1980（1）：42.]

（4）其他疾病：用本方治疗重感冒、阳虚头痛、嗜睡证、心肌炎、风寒咳嗽等。如江氏报道 1 例由心阳不振引起的嗜睡证，用麻黄细辛附子汤加炙甘草、仙鹤草治疗，共服药 9 剂而愈。又如刘氏报道：用麻黄附子细辛汤加干姜命为"克山灵"，防治急性克山病的阳虚型患者，证以四肢厥逆、脉沉微弱为主要临床指标，取得一定疗效。[聂惠民. 伤寒论与临证 [M]. 广州：广东科技出版社，1993.]

原文 少阴病，得之二三日，麻黄附子甘草汤微发汗，以二三日无里证，故微发汗也。（302）

浅译 少阴病患者，得病二三日（应该伴有发热症状），此时如果没有腹泻失钠现象，就可以用麻黄附子甘草汤轻微发汗治疗。

麻黄附子甘草汤方

麻黄二两（去节）　　甘草二两（炙）　　附子一枚（炮，去皮，破八片）

上三味，以水七升，先煮麻黄一两沸，去上沫，内诸药，煮取三升，去滓。温服一升，日三服。

【临床用法】

1. 药物剂量　麻黄 6g　甘草 6g　附子 6g

2. 煎服方法　以水 1400ml，先煮麻黄一两沸，去上沫，放入其他药，煮取 600ml，去滓，每次服 200ml，1 日 3 次温服。

【方药分析】方中麻黄辛温，解散外邪，炮附子温肾阳以固阳气之根，炙甘草补中气，滋化源。因本证较麻黄附子细辛汤证病势较缓而正气较虚，故于前方去细辛，以防辛散太过，加炙甘草可益气和中，保护正气。麻黄、附子、甘草三药配伍，既能发微汗，以解外邪，又可避免伤心肾阳气。

【方剂功效】温肾、扶阳、解表。

【现代应用】

(1) 冠心病之心律失常：症见心慌、气短、汗出、胸闷等心气、心阳不足的病患，在本方基础上加人参、黄芪治之，效果较好；冠心病合并低血压，在本方基础上加入桂枝甘草汤主之；如冠心病出现心律不齐，在本方基础上合炙甘草汤主之，疗效显著。[程广里 . 麻黄附子甘草汤治疗心律失常型冠心病之体会 [J]. 江西中医药，1980（4）：29.]

(2) 水肿：任氏曾治一水肿病，全身浮肿，延医迭以真武汤与五苓散合用，浮肿恒不能退，诊时脉沉细弦，时有微恶风寒，舌苔薄白，知其为阳气郁于表，不能宣发的风水定，即用麻黄附子甘草汤原方，经服 2 剂，汗出水肿全消。[王琦，等 . 经

方应用［M］. 兰州：宁夏人民出版社，1981：336.］

（3）病态窦房结综合征：杨氏报道用麻黄附子细辛甘草汤治疗5例病态窦房结综合征患者，均有心悸、胸闷、胸痛、头昏、头痛、昏厥、乏力、怕冷等症，舌质淡红或淡肿，舌苔薄白或白腻，脉迟或沉迟而细。治以本方为基础，随证加减。结果4例有效，1例无效。［杨炳初. 麻黄附子细辛甘草汤治疗病态窦房结综合征［J］. 上海中医药杂志，1980（5）：32.］

原文 少阴病，得之二三日以上，心中烦，不得卧，黄连阿胶汤主之。（303）

浅译 少阴病患者，感染致病体二三日以上，出现了心烦不得卧的神经精神方面异常现象，用黄连阿胶汤治疗。

按：急性传染性肝炎肝昏迷前期的患者多有此症状，该期患者常用黄连阿胶汤对症治疗而有效。

黄连阿胶汤方

黄连四两　黄芩二两　芍药二两　鸡子黄二枚　阿胶三两（一云三挺）

上五味，以水六升，先煮三物，取二升，去滓，内胶烊尽，小冷，内鸡子黄，搅令相得。温服七合，日三服。

【临床用法】

1. 药物用量　黄连12g　黄芩6g　芍药6g　鸡子黄2枚阿胶9g

2. 煎服方法　上3味，以水1200ml，先煮黄连、黄芩、芍药，取400ml，去滓，阿胶烊化放入，稍冷，再放入鸡子黄，搅匀服用，温服60ml，分3次温服。

【方药分析】 方中黄连剂量稍大，用至四两，意在清独亢心火以除烦热。一两黄芩与之相配，苦寒直折心火。三两阿胶，烊化服用，以血肉有情之品补真阴，滋肾水。二枚鸡子黄，养心血，安心神，佐黄芩黄连，于降心火中补心血。芍药佐阿胶，于补阴中敛阴气。由是水升火降，水火既济，心肾相交，心烦、不得眠诸证自除。

【方剂功效】滋育肾阴，清降心火。

【现代应用】

（1）治疗阴虚火旺、心肾不交的失眠症。因黄连阿胶汤有益阴制阳之功，或去苦寒之黄芩，加龙骨、牡蛎、枣仁，敛阳、镇心、安神，治疗失眠症，无不应手称快。［林济安．黄连阿胶汤对心肾不交失眠症有效［J］．福建中医药，1961（1）：22.］

（2）合百合地黄汤治疗肝硬化肝昏迷属阴虚内热者。［山西省中医研究所．中西医结合治疗肝硬变肝昏迷 40 例经验小结［J］．新医药学杂志，1974（2）：10.］

（3）对肝肾阴亏、肝阳上亢、心肾不交、梦遗滑精之神经衰弱失眠症有效。［颜承魁．黄连阿胶汤证治漫谈［J］．辽宁中医杂志，1980（10）：47.］

（4）治疗顽固性失音、神经官能症、支气管扩张咯血、慢性溃疡性口腔炎、失眠症、胎漏、早泄阳痿等。［傅崇林．黄连阿胶汤的临床运用［J］．浙江中医杂志，1980（15）：11－12，58.］

（5）治伤寒肠出血：陈氏用黄连阿胶汤治愈伤寒肠出血，一般均以仲景方为主体，大都采用黄土汤、桃花汤二方治疗，取其止血固涩之效。但施治于湿热伤阴之出血，总不如用黄连阿胶汤加参术芪草之固脱止血为宜。［陈道权．用黄连阿胶汤治愈伤寒肠出血的研讨［J］．江苏中医，1960（10）：180.］

原文　少阴病，得之一二日，口中和，其背恶寒者，

当灸之，附子汤主之。（304）

浅译 少阴病患者，染病一二日，没有口苦燥渴等现象，患者主要症状是背部怕冷。注意，这里的怕冷是伴有体温低、血压低，与体温高怕冷寒战完全不同，所以用灸法，用附子汤治疗，目的是升高体温，改善血循环。

附子汤方

附子二枚（炮，去皮，破八片）　　茯苓三两　人参二两　白术四两　芍药三两

上五味，以水八升，煮取三升，去滓。温服一升，日三服。

【临床用法】

1. 药物用量　炮附子 10g　茯苓 9g　人参 6g　白术 12g　芍药 9g

2. 煎服方法　上 5 味，以水 1600ml，煮取 600ml，去滓，温服 200ml，每日 3 次。

【方药分析】方中附子助肾阳以扶阳气之本，又温通十二经，以温经脉，散寒邪以止痛；人参大补元气，与附子相配，温补元阳之气。茯苓、白术健脾利湿，有助于阳气的宣通，以除湿止痛，白芍酸苦、微寒，为阴柔之品，制约术、附之温燥而护阴，同时又可利小便以除湿。同时又可通血脉，缓急止痛；本方以附子二枚，又配以人参，说明其主治在于补益阳气而固根本为主，散寒次之，又附子与茯苓白术相配，重在扶阳行水祛湿以消阴，因此本方主要治疗阳虚寒湿凝滞的身痛、骨节疼痛有效。

【方剂功效】温补肾阳，散寒除湿，止痛。

【现代应用】

临床常用本方治疗风湿性、类风湿关节炎属虚寒性痹证者，

治疗阳虚寒盛之心血管疾病及胃肠道疾病等。

李氏用本方分别治愈恶寒，身痛，腰脊痛，风湿痹痛，腹痛下利，喘咳，心悸，痿证，小便数，月经不调等 11 例患者，病虽不同，但病机一致，皆为少阴阳虚寒化证，故均用附子汤取效。[李培生. 附子汤的临床应用 [J]. 湖北中医杂志, 1980 (5): 20.]

朱氏用本方加味治愈肾阳虚衰，膀胱失约之遗尿证 1 例；元阳衰惫，心阳不振之怔忡证 1 例；内耳眩晕证 1 例。[朱广仁，等. 附子汤探讨 [J]. 浙江中医学院学报, 1980 (5): 8.]

陈氏用本方加味治疗脾肾阳虚，气机不运，水气凝聚而成水肿 1 例，服 17 剂痊愈。[陈芝高. 附子汤加味治疗水肿 [J]. 浙江中医药, 1979 (10): 338.]

唐氏用本方治一冠心病突发心绞痛患者，症见面色青黄，四肢发凉，指端青紫，汗出不止，其背恶寒，舌淡苔白，脉沉细。服本方加味 1 剂后汗即止，疼痛减轻，2 剂后心绞痛消失，背冷减轻。继服 40 剂而病情缓解。并治 1 例动脉栓塞患者，1 例风湿性关节炎患者，1 例妊娠腹冷痛患者，均取得较好疗效。[唐祖宣. 附子汤的临床辨证新用 [J]. 中医杂志, 1981 (11): 39.]

田氏用本方加减治疗咳晕、痹证、关格各 1 例，呕吐 2 例，亦取得满意疗效。[田齐斌. 加减附子汤治验五则 [J]. 湖北中医杂志, 1983 (1): 28.]

还有人介绍用本方治疗不语不食 1 例，睡病 2 例，痹证 4 例，均治愈。[浙江医科大学第一期西学中提高班. 伤寒论方古今临床 [M]. 杭州：浙江科技出版社, 1983: 184.]

尚有用本方治疗 1 例怀孕 7 个月的妇女，腹部疼痛畏寒，口中和，喜热饮，泛清涎，脉弦而无力，3 剂而愈。 [刘渡舟，等. 金匮要略诠解 [M]. 天津：天津科技出版社, 1984: 218.]

原文 少阴病，身体痛，手足寒，骨节疼痛，脉沉者，附子汤主之。(305)

浅译 少阴病，由于低钠、低血容量、循环不良，故出现了身体痛、手足寒、骨节痛、脉沉等症状体征，用附子汤治疗。

原文 少阴病，下利，便脓血者，桃花汤主之。(306)

浅译 少阴病，由于低血容量、血循环不良、下消化道温度随之降低而出现肠道感染，故此例患者有腹泻兼脓血便发生，用桃花汤治疗。

桃花汤方

赤石脂一斤（一半全用，一半筛末） 干姜一两 粳米一升

上三味，以水七升，煮米令熟，去滓。温服七合，内赤石脂末方寸匕，日三服。若一服愈，余勿服。

【临床用法】

1. 药物用量 赤石脂30g 干姜3g 粳米30g

2. 煎服方法 赤石脂15g，干姜，粳米，用水1400ml，煮至米熟汤成，去滓，另15g赤石脂末，用汤冲服9g，日服3次。

3. 服下利止，其余之药不再服。

【方药分析】 方中赤石脂性温而涩，入下焦血分，收涩固脱，一半筛末冲服，直接作用于肠中而收涩气血，固肠止利。干姜守而不走，温中焦，散里寒。粳米益气调中，补久利之虚。本方是治疗阳气虚衰、大肠滑脱不禁而纯虚无邪、下利便脓血的基础方。

【方剂功效】温阳固脱，涩肠止利。

【现代应用】

（1）阿米巴痢疾：①李氏采用《伤寒论》桃花汤原方，将方中粳米改用怀山药，加龙骨、牡蛎、生地榆、秦皮4味，治疗慢性阿米巴痢疾，取得满意效果。[李健颐．桃花汤治疗阿米巴痢疾的初步体会［J］．广东中医，1959（4）：163．] ②吴氏治一患者，男，62岁。腹泻肠鸣3月，大便3～8次/日，间有黏液脓血，经用磺胺胍、依米丁、安痢生等无效。大便镜检发现脓细胞及阿米巴原虫。先予乌梅丸，效欠佳，后投桃花汤，3剂腹痛全止，脓血亦除。[吴鹰杨．治疗痢疾268例临床观察报告［J］．广东中医，1959（8）：332．]

（2）急、慢性痢疾：李氏治一患者，女，37岁，患痢疾45天，经用多种中西药无效。仍腹痛，里急后重，下痢频频，便如鼻涕，略带血丝，四肢冷，哕逆，呻吟不止，脉细微无力，投桃花汤合左金丸后病情缓解。患者屠某，男，66岁，患痢下脓血，日行数十次，饮食不进，奄奄一息，卧榻不起。诊后辨为虚寒滑脱之症，投桃花汤合理中丸，1剂泻利大减，续进2剂，患者已能下床，饮食转常。[浙医大第一期西学中班．伤寒论方古今临床［M］．杭州：浙江科技出版社，1983：197．]

（3）胃、十二指肠溃疡：吴某，男，32岁。胃脘痛已延3年，时作时止，近又发作，泛吐酸水，嗳气，喜热饮，大便色黑，潜血（＋＋），钡剂摄片诊为"胃、十二指肠球部浅表性溃疡"。舌苔白，脉弦细。以桃花汤加减治疗，8天后胃脘痛消失，大便潜血转阴。[王琦，等．经方应用［M］．银川：宁夏人民出版社，1981：404．]

（4）肠伤寒出血：一患者感染肠热病已3周，近突然体温降低，大便频下血液，卧床不起，肢体大汗，头额汗出更多，四肢厥冷，脉细数，自晨起至中午间下血约大半痰盂，回盲部觉隐痛，唇色稍红，口干烦渴，语声低微，予桃花汤加味，逐渐调治而愈。[浙医大第一期西学中班．伤寒论方古今临床［M］．杭州：浙江科技出版社，1983：197.]

（5）带下：卢某某，女，42岁。诉阴道流出黏液及血液已年余。近来下腹胀满不舒，神疲乏力，足跗浮肿，经妇科检查诊为宫颈糜烂。先按湿热论治，后又按气血两亏投药，均未效。查患者面色萎黄，脉微弱，尤以尺脉为甚，舌白滑无苔，诊为脾肾两虚，以肾虚为主，治以温经散寒，补肾固脱。以桃花汤加味治疗，连服2剂，精神转佳，带下大减；再服3剂，带下腹胀消失，足跗浮肿消退，脉缓有力。[王琦，等．经方应用［J］．银川：宁夏人民出版社，1981：404.]

原文 少阴病，二三日至四五日，腹痛，小便不利，下利不止，便脓血者，桃花汤主之。（307）

浅译 少阴病，二三日至四五日，出现了腹痛、腹泻不止兼脓血便，因腹泻而失水，故也出现了少尿或无尿。由于还是属于在上条的基础上加重了症状，所以还是用桃花汤治疗。

原文 少阴病，下利，便脓血者，可刺。（308）

浅译 少阴病，腹泻，或脓血便者，可选用针刺疗法；也可在使用桃花汤的同时，为了增加疗效而配合使用针灸治疗。具体穴位可选气海、关元、天枢、足三里等。

原文 少阴病，吐利，手足逆冷，烦躁欲死者，吴茱萸汤主之。（309）

浅译 本来就血容量不足的少阴病，又出现呕吐、腹泻失水、失钠，造成血容量骤减，出现微循环不良，而致手足温度偏低，由于组织器官突然缺血缺氧，故出现了烦躁欲死表现，用吴茱萸汤治疗。根据患者有"烦躁欲死"的表现，说明神志还较清晰，还没发展到低血压、低体温、循环衰竭、神志不清、木僵、休克状态，所以没使用四逆汤类的抢救休克类药物，只是用吴茱萸汤去制止呕吐、腹泻，控制水、电解质的丢失。这样解除病因，防止休克的发生。按临床使用吴茱萸汤时，多是用于呕吐重于腹泻的患者。

吴茱萸汤方

吴茱萸一升　人参三两　生姜六两（切）　大枣十二枚（擘）

上四味，以水七升，煮取二升，去滓。温服七合，日三服。

【临床用法】

1. 药物用量　吴茱萸 18g　人参 9g　生姜 18g　大枣 12 枚

2. 煎服方法　上 4 味，以水 1400ml，煮取 450ml，去滓。温服 150ml，日 3 服。

【方药分析】方中吴茱萸为主药，善能暖肝温胃散寒，下气降浊；人参、大枣甘温补益中土，又有补土御木之意；重用生姜温胃散寒化饮，降逆止呕。

【方剂功效】温胃散寒，降逆止呕。

【现代应用】

（1）消化系统疾病：①急性胃肠炎、胃溃疡、胃癌等疾病过程中，出现食谷欲呕，吐利，厥逆，烦躁，干呕，吐涎，头痛，舌不红无热象等证候，投以吴茱萸汤，呕吐即止，胃纳渐增，脾气健运而使运化调和，疗效颇称显著。[郭庆红．吴茱萸汤的临床应用经验 [J]．上海中医药杂志，1964（10）：24.]②溃疡病：金氏、牟氏、彭氏等报道，治疗溃疡病99例，其中属"虚寒型"81 例，用吴茱萸汤加减治疗有效率在 90% 左右。
［金慎之. 吴茱萸汤加味治疗溃疡病虚寒型 34 例的疗效观察
［J］. 温州医药，1974（1）：14.］［牟德峻. 47 例十二指肠溃疡
病辨证论治初步总结［J］. 中医杂志，1966（2）：20.］［彭宪
章. 治疗 18 例消化性溃疡病的初步观察［J］. 成都中医学院学
报，1959（3）：29.］③胃结核：患者曾被误诊为"溃疡病"投
四君、平胃、理中多不效，病者胃痛，常朝食暮吐，食后中脘膈
阻，上泛作恶，吐出涎沫而后快，常口流清涎，口干喜热饮，脉
沉细，苔淡白，投以吴茱萸汤合二陈汤而收功。［姚国鑫. 中西
医综合治愈胃结核 1 例［J］. 中医杂志，1964（2）：19.］

（2）神经系统疾病：郑氏以本方治疗梅尼埃病，症见头晕
目眩，旋转不定，如立舟中，耳如蝉鸣，呕吐清涎，畏寒肢冷反
复发作 2 年，经多方医治无效，连服本方 5 剂，诸症悉除，观察
12 年未见复发。［郑启仲. 吴茱萸汤的临床扩大应用举例［J］.
中医杂志，1983（9）：43.］张氏以本方治疗多例神经性呕吐均
获良效。神经性呕吐具有以下特点者，具有较佳效果：无器质性
病变，证无热象，吐出少量胃容物，淡而无味，不酸不臭，患者
喜温恶寒，舌淡苔白，脉沉迟。用本方加半夏助吴茱萸降逆，加
茯苓健脾，往往提高本方疗效。［张俊杰. 吴茱萸汤加味治疗神
经性呕吐［J］. 新中医，1978（1）：31.］

（3）泌尿系统疾病：夏氏认为《伤寒论》少阴病吐利、手
足厥冷、烦躁欲死者，吴茱萸汤主之；干呕、吐涎沫、头痛者亦
主此汤；若不尿，腹满加哕者，难治。说明肾病，肾虚发展到无
尿时，而有头痛、干呕、胸满、哕逆、肢厥等症状，实际已包括
了西医的尿毒症。根据以上认识，治疗急性肾炎并发尿毒症 3 例
收到一定效果。［夏少泉. 治疗急性肾炎并发尿毒症 3 例报告
［J］. 江苏中医，1953（8）：19.］

（4）头痛：偏头痛、巅顶痛、痰厥头痛、高血压巅顶痛、

神经性头痛等属肝胃虚寒者，均可应用此方治疗，效果满意。临床特征多数为局限性、发作性头痛，部位常以巅顶或头项连及后脑为主，常伴有苔白滑、脉弦迟、呕吐痰涎，甚则呕吐饮食物等。运用时可随症加减，如血虚者加当归、川芎，呕吐痰涎明显者加旋复花、代赭石、姜半夏，头痛剧者可适当加细辛、白芷。如赵氏用吴茱萸汤治疗厥阴头痛 13 例，其中神经性头痛 12 例、结核性脑膜炎 1 例，经用本方加肉桂、当归、川芎、半夏、藁本或加全蝎、蜈蚣治疗，服药 2～12 剂，全部临床治愈，随访半年无复发。[赵文举 . 吴茱萸汤加味治疗厥阴头痛 [J]. 上海中医药杂志，1982（6）：33.]

（5）其他：黄氏用吴茱萸汤加味治疗 3 例慢性胆囊炎均因前医过用苦寒而损伤中阳，导致寒邪干胃，胃气上逆，呕吐涎沫等症，疗效满意。[黄振中 . 吴茱萸汤加味治疗胆囊炎 [J]. 湖北中医杂志，1980（2）：22.]

姚氏介绍以本方治疗多种眼科疾病，包括急性充血性青光眼、闪辉性暗点、视疲劳症、角膜溃疡等效果满意。[姚芳蔚 . 吴茱萸汤在眼科上的应用 [J]. 上海中医药杂志，1986（9）：406.]

钟氏以本方加减（吴茱萸、桂枝、白蒺藜各 10g，党参 20g，生姜 3 片，大枣 5 枚，当归、炒白芍各 15g，细辛 3g，通草 6g）治疗 2 例慢性青光眼，疗效显著，视力恢复，头痛止。[钟思湖 . 仿吴茱萸汤法治疗慢性青光眼有效 [J]. 新中医，1981（7）：19.]

郑氏报道细菌性痢疾、传染性无黄疸型肝炎表现为脾胃虚寒，寒湿内蕴者投以本方而愈。[郑君仲 . 吴茱萸汤的临床扩大应用举例 [J]. 中医杂志，1983（9）：43.]

赵氏观察到克山病的急性发作类似《伤寒论》的三阴病——典型的急性发作病人，恶心呕吐，心里难受，四肢厥逆，脉沉伏细弱欲绝。表现为寒邪直中三阴，用参附汤加味。证虽略减，但不显著，改用吴茱萸汤进 2 剂而基本痊愈。[赵殿臣. 试谈克山病的辨证论治 [J]. 中医杂志，1964（11）：9.]

李氏介绍治 1 例缩阳证。患者体质素健，3 月前睡卧寒湿地，引起腰痛阳痿，继则阴茎及阴囊向上挛缩，喜热怕冷，时缓时急，伴小腹寒冷拘急，舌淡红，苔白腻而滑，脉寸微尺弦，予金匮肾气丸改汤加蛇床子 6 剂不效。后改吴茱萸汤加减：吴茱萸 25g，党参 15g，炒白芍 20g，炙草、干姜各 10g，大枣 5 枚。连服 9 剂阳事能举，诸症霍然。[李寿山. 吴茱萸汤治缩阳症 [J]. 新中医，1986（2）：51.]

原文 少阴病，下利，咽痛，胸满，心烦，猪肤汤主之。(310)

浅译 体质已虚弱的少阴病，虽有腹泻症状，但没有出现手足逆冷等循环衰竭现象，只是加重了身体虚弱；咽痛，应该是营养不良，咽部失养所致；胸满，心烦，这里应该是身体虚弱时出现的少气心慌现象，故用猪肤汤以补充营养为主而达到治疗上述症状。

猪肤汤方

猪肤一斤

上一味，以水一斗，煮取五升，去滓，加白蜜一升，白粉五合，熬香，和令相得。温分六服。

【临床用法】

1. 药物用量　猪肤一斤

2. 煎服方法　上 1 味，以水 2000ml，煮取 1000ml，再加入 200ml 白蜜及炒香的白米粉 50g，混合均匀，分 6 次温服。

【方药分析】 方中猪皮，滋肺肾之阴，清少阴虚火。猪为水畜，其皮滋润而无滑肠之弊，入药时须将里层肥肉刮静。白蜜甘寒生津润燥而除烦，白米粉补脾胃，扶土止利，以补下利之虚。本方清热而不伤津，润燥而不滞腻，对于阴虚火旺，热而不甚之咽干、咽部红肿不甚的咽痛症较为适宜。

【方剂功效】 滋阴润燥，清热利咽。

【现代应用】

（1）咽痛症：刘氏治 1 例连续数日腹泻后，出现咽痛作痒，不时咳嗽，心烦少力，不欲饮食者，拟仲景之猪肤汤润燥养阴，如法炮制，效果殊佳，仅服 2 剂而病痊瘳。［刘渡舟. 少阴病阴虚热化证治浅谈［J］. 北京中医学院学报，1985（1）：22.］

刘氏又治 1 例因唱歌而致咽喉疼痛，声音嘶哑，舌红少苔，脉细者，拟猪肤一味熬汤，调鸡子白，徐徐呷服，尽 1 剂则咽痛止而音哑除。［刘渡舟，等. 伤寒论诠解［M］. 天津：天津科学技术出版社，1983：169.］

（2）造血系统病变：郭氏报道单用猪皮胶治疗原发性血小板减少性紫癜 20 例，再生障碍性贫血 7 例，脾功能亢进症 3 例，以及各种原因引起的贫血 10 例，收到良好效果。本组病例经外周血象及骨髓象等检查明确诊断后，停服其他中西药，单用猪皮胶 30g 烊化或胶脬，白开水送服，每日 2 次，8 天为 1 疗程，连服 3 个疗程。结果原发性血小板减少性紫癜 20 例中，痊愈（临床症状大部分消失，血象及骨髓象恢复正常，随访一年无复发者）14 例；好转（临床症状大部分消失，化验室检查接近正常，或有反复者）6 例；再生障碍性贫血及脾功能亢进症 10 例均好转。各种原因引起的贫血 10 例中，痊愈 6 例，好转 4 例，均属有效。［郭泗川. 猪皮膏在临床上的运用和体会［J］. 新中医，1979（4）：33.］

原文 少阴病二三日，咽痛者，可与甘草汤；不差者，与桔梗汤。（311）

浅译 少阴病二三日，因没有发生腹泻丢失营养，只是有咽痛症状，这应该是因抵抗力差引发了咽部炎性变，可用甘草汤治疗，用后疗效不佳再用桔梗汤。看来医圣的用药原则是能单味药治愈的则不用两味药，用药之谨慎实为后学者之楷模。

甘草汤方

甘草二两

上一味，以水三升，煮取一升半，去滓。温服七合，日二服。

【临床用法】

1. 药物用量　生甘草6g

2. 煎服方法　上1味，以水600ml，煮取300ml，去滓，每次温服140ml，每日服2次。

【方药分析】 方中只用一味生甘草，清少阴之火，清热解毒而利咽。《伤寒论》中用甘草处甚多，但都以炙甘草入药，取其调诸药、护胃气之功。只此一证，甘草要生用，以清热解毒，泻火消痈肿，利咽喉。正如徐忠可曰："甘草一味独行，最能和阴而清冲任之热，每见生便痈者，骤煎四两，顿服立愈。则其能清少阴客热可知，所以为咽痛专方也。"

【现代应用】 参考桔梗汤。

桔梗汤方

桔梗一两　甘草二两

上二味，以水三升，煮取一升，去滓。温分再服。

【临床用法】

1. 药物用量　桔梗3g　生甘草6g

2. 煎服方法　上2味，以水600ml，煮取200ml，去滓，分2次温服。

【方药分析】如果使用甘草汤效果不明显仍咽喉疼痛，是由于火热之邪壅滞，肺气不得宣散之故。因此在甘草汤的基础上再加入一两桔梗，以甘草汤清热解毒利咽喉，桔梗开提肺气散结气，使肺气得开，壅遏之邪得以宣散。

【方剂功效】开提肺气，清热解毒，利咽。

【现代应用】

（1）咽喉炎：患慢性咽炎，反复咽喉部疼痛不适，经服西药抗炎效果不满意，后用桔梗汤加生地、元参，泡水当茶饮，每日1剂，连服3剂后，咽痛消失。［王占玺．张仲景药法研究［M］．重庆：重庆科学技术文献出版社，1984：656．］

（2）扁桃体炎：患者突然声哑，咽干喉痛，服3剂后，说话恢复正常，诸证消失而愈。［王占玺．张仲景药法研究［M］．重庆：重庆科学技术文献出版社，1984：656．］

（3）肺痈（肺脓疡）：用本方治10余例肺痈，疗效满意。其中1例男性，17岁，患者憎寒发热1周，咳嗽胸闷不畅。查血：白细胞24500，中性85％。胸片报告：左下肺脓疡。经住院治疗8天，使用大量抗生素，发热不退，遂邀中医诊治。用桔梗60g，生甘草30g。服药3剂，咳嗽增剧，吐出大量腥臭脓痰，发热下降。二诊减桔梗为20g，生甘草10壳，加沙参、金银花、鱼腥草、生薏苡仁、瓜蒌皮等，服至10余剂，脓尽热退，精神佳，饮食增，胸透复查，脓疡已消散吸收，血象亦正常。［吴传铎．桔梗汤治疗肺痈的临床体会［J］．江苏中医杂志，1981（3）：35．］

（4）食道炎：用加减少阴甘桔汤（即桔梗汤加味）治疗食道炎 120 例，疗效满意，其中治愈 103 例，好转 15 例，无效 10 例。［樊家驹．加减少阴甘桔汤治疗食道炎［J］．四川中医，1985（2）：36.］

原文 少阴病，咽中伤，生疮，不能语言，声不出者，苦酒汤主之。（312）

浅译 少阴病由于抵抗力差，炎症得不到尽快消除，而导致了咽喉溃疡，声带水肿，发音困难，用苦酒汤治疗。

苦酒汤方

半夏十四枚（洗，破如枣核）　鸡子一枚（去黄，内上苦酒，着鸡子壳中）

上二味，内半夏，着苦酒中，以鸡子壳置刀环中，安火上，令三沸，去滓。少少含咽之。不差，更作三剂。

【**临床用法**】

1. 药物用量　生半夏 10g

2. 煎服方法　鸡蛋清与米醋相搅后放入半夏，再放入鸡蛋壳中，用刀环捧鸡蛋壳放在火上，煎沸 3 次。去滓，少含咽。不愈，连服 3 剂。

【**方药分析**】方中苦酒即米醋，味苦酸，制火毒，敛疮消肿止痛。又米醋入肝，使肝柔和，肝柔少阳之气得以疏泄升发，金遇木击而鸣。鸡子清甘寒消肿痛，清肺金以开声门。半夏涤痰散结开喉痹。全方共奏清热涤痰、敛疮消肿之效。为使药效持久且作用于咽喉部，服药时要注意"少少含咽"，这种服法及剂型，是开今日含片之先河。

【**方剂功效**】清热涤痰，敛疮消肿。

【现代应用】

现代用本方治疗咽痛、失音、口腔溃疡、喉痹等。

（1）咽痛：陈氏治疗痰热郁闭之咽痛 34 例，拟苦酒汤（半夏 10g，鸡蛋清 2 个，入米醋 50ml 中浸泡 10 分钟，用文火煎煮 5 分钟，去渣，频频含咽之）治疗，取得显著疗效。34 例在 72 小时全部治愈（临床症状消失，喉镜检查局部黏膜无异常）。其中 24 小时内痊愈者 14 例，48 小时内痊愈者 13 例，72 小时内痊愈者 7 例。［陈斌. 苦酒汤证病机当为"痰热郁闭"［J］. 河南中医，1990（6）：19.］

（2）失音：陈氏用苦酒汤法治疗 1 例体质尚可，惟易于失音者。方中鸡蛋 1 个，制半夏 3g，研粉，醋 1 汤匙，浸出，少含咽之。按法服用，颇有效验。［陈义范. 失音治验录［J］. 湖南医药杂志，1975（2）：31.］贺氏治疗 1 例患者为汉剧演员，常病声音嘶哑，自觉喉中如有黏痰，喉科诊为慢性咽炎并声带水肿，仿苦酒汤意予以治疗，嘱其常备久服，病愈，未再复发。［贺有琰. 伤寒论纵横［M］. 武汉：湖北科学技术出版社，1986：404.］

原文 少阴病，咽中痛，半夏散及汤主之。（313）

浅译 少阴病，没发生咽部溃疡，只有咽痛，未有声带病变，所以用半夏散及汤治疗。

半夏散及汤方

半夏（洗）　桂枝（去皮）　甘草（炙）

上三味，等分，各别捣筛已，合治之。白饮和服方寸匕，日三服。若不能散服者，以水一升，煎七沸，内散两方寸匕，更煮三沸，下火，令小冷，少少咽之。半夏有毒，不当散服。

【临床用法】

1. 药物用量　半夏、桂枝、炙甘草各等份，每次服用 1.5g，每日 3 次。

2. 煎服方法：①白饮和服，即用白米汤调和药末而服。②少少咽之，让药物在口中，少少地、缓慢地咽下。③汤散互用，若不能散服，以水煎散而服。

【方药分析】 方中半夏，苦辛温，涤痰开结；桂枝辛温，通阳气以散寒；甘草和中，缓急止痛。若不能用散服，可以水煮散。服用时要小冷，少少咽之。

【方剂功效】 通阳散寒，涤痰开结。

【现代应用】 本方用于慢性咽炎、咽喉炎、扁桃体炎、口腔溃疡，有本方证特征者。

原文　少阴病，下利，白通汤主之。(314)

浅译　少阴病本来血容量就不足，低钠性失水，如果出现腹泻现象要尽快制止，否则会因失水、失钠过多而致重度脱水，甚至休克，故用白通汤治疗。

按　凡用此方治疗的患者，应该已经有重度脱水，循环不良等欲休克现象。

原文　少阴病，下利脉微者，与白通汤。利不止，厥逆无脉，干呕烦者，白通加猪胆汁汤主之。服汤，脉暴出者死，微续者生。(315)

浅译　少阴病，因腹泻失水、失钠，血容量骤减，故出现脉搏微弱，用白通汤治疗。如果腹泻仍然不止，又出现恶心心烦等症状，体征上又出现了四肢湿冷，体温低，血压下降，摸不到脉搏等休克状态，这时改用白通加猪胆汁汤治疗。如果服药后还未生效，此时又出现了低血钾所致的心肌兴奋，心律失常，脉搏突然出现且搏动有力，这是心跳停止前的严重心律失常反应，故说脉暴出者死。如果没发生心律失常，脉搏从无到有，续续出现，这是好的表现，故说脉微续者生。

按 猪胆汁、人尿含浓度较高的电解质成分，特别是人尿里含有钾、钠成分，有直接补充电解质作用。在没有化学分析的当时，古人能利用胆汁、人尿去补充电解质是难能可贵的，并且给后人很大启发。

白通汤、白通加猪胆汁汤方

1. 白通汤　葱白四茎　干姜一两　附子一枚（生，去皮，破八片）

上三味，以水三升，煮取一升，去滓。分温再服。

2. 白通加猪胆汁汤　葱白四茎　干姜一两　附子一枚（生，去皮，破八片）　人尿五合　猪胆汁一合

上五味，以水三升，煮取一升，去滓，内胆汁、人尿，和令相得。分温再服。若无胆，亦可用。

【临床用法】

1. 药物用量　葱白 4 茎　干姜 3g　附子 6g　人尿 100ml　猪胆汁 10ml

2. 煎服方法

（1）白通汤：上 3 味，以水 600ml，煮取 200ml，分两次服用。

（2）白通加猪胆汁汤：上 5 味，以水 600ml，煮取 200ml，去滓，再放入猪胆汁、人尿，相混合，分两次温服。若无猪胆汁，亦可用。

【方药分析】白通汤方中生附子大辛大热，走十二经，驱逐

阴寒之邪；干姜辛热守中，温中土之阳气；葱白宣通上下之阳气，使格拒于上之阳，回归于肾。若服用白通汤后，出现下利不止、脉极微而现无脉之象，同时出现干呕、心烦等证，是里寒太盛，拒白通汤阳热之药而不受，因此出现格药之象。如王冰所讲："甚大寒热，必能与违其性者争雄，异其气者相格也。"根据"甚者从之"的治疗法则，在白通汤的基础上，加入猪胆汁和人尿，即白通加猪胆汁汤。方中猪胆汁、人尿咸寒苦降以反佐，引阳药入阴，使阳热之药不被格拒，以达逐阴驱寒目的。此外，本证下利不止，又无脉，说明阳气不足，阴分也损，而脉道空虚，而白通汤助阳有余，益阴不足，因此，猪胆汁与人尿又可补阴液，补充人体阴分不足。猪胆汁、人尿作用有三点：①引阳药入阴。②苦以坚阴以补阴液。③制约附子、干姜辛热之性，以防辛热之品伤阴之弊。

【方剂功效】

1. 白通汤　破阴回阳，宣通阳气。

2. 白通加猪胆汁汤　破阴回阳，宣通上下，苦寒反佐，补益阴液。

【现代应用】

（1）腹泄：患儿腹泄13天，发热，烦躁不安，口渴，呕吐水液，泻下无度，面色淡白，目眶凹陷，睡卧露睛，舌苔白腻，脉细数无力。患儿久泻，脾阳下陷，邪已入少阴，有阴盛格阳之势，病已沉重，一诊予白通加猪胆汁汤：川附片15g，干姜4.5g，葱白2寸，童便30ml，猪胆汁6ml，服后热退泻减。二诊继以温中健脾，益气生津，收敛止泻而愈。[廖浚泉．小儿泄泻[J]．新中医，1975（3）：24.]

（2）戴阳证：成年女患，素患风湿证30余年，周身关节肿痛，膝肘四肢关节变形，合并风湿性心脏病，反复心衰，心功能不全。虽经多方治疗，但无效，病情与日俱增，病入少阴。证见下利不止，完谷不化，呕逆频作，无物吐出，小便短少，腹中拘急而痛，四肢厥逆，疲惫欲寐，脉沉微细如丝，舌苔白滑，此属少阴病阳衰阴盛之证，病已危笃。细望之，患者面呈淡粉红色，布于眼眶及额头部，若隐若现，面下部清白无泽，病已呈现阴阳格拒之势，虚阳散越头面上部，已为戴阳之证，本应急用白通汤配合西药抢救，但因患者滴水难进，经西药治疗，终因无效，于发现戴阳证二日内死亡。本例患者的病情演变，表现了由阳衰阴盛，发展至阴阳格拒之戴阳证。戴阳于上，虚阳一脱，则阴阳离绝，而致死亡。[聂惠民. 伤寒论与临证 [M]. 广州：广东科技出版社，1993：539.]

原文 少阴病，二三日不已，至四五日，腹痛，小便不利，四肢沉重疼痛，自下利者，此为有水气，其人或咳，或小便利，或下利，或呕者，真武汤主之。(316)

浅译 本来就血容量不足的少阴病，发病二三日不见好转，到四五日出现了肾衰无尿现象，致使水无出路，引发水肿则称为有水气。水在四肢则四肢沉重疼痛；水在肠道则腹痛腹泻；或引发肺水肿则咳；或引发胃水肿则呕吐等等现象，用真武汤加减治疗。

真武汤方见前

真武汤加减法：若咳者，加五味子半升，细辛干姜各一两；若小便利者去茯苓；若下利者，去芍药加干姜二两；若呕者，去附子加生姜半斤。

原文 少阴病，下利清谷，里寒外热，手足厥逆，脉微欲绝，身反不恶寒，其人面色赤，或腹痛，或干呕，

或咽痛,或利止脉不出者,通脉四逆汤主之。(317)

浅译 此例患者下利清谷,是说腹泻特别严重,已严重到未待消化吸收则食物不变而排出。并且水、电解质严重丢失,造成患者缺水、缺钠、缺营养,必然导致血容量严重不足,血循环衰竭,所以出现四肢湿冷,脉搏微弱欲绝等将休克状态。与以往不同的是患者反不怕冷,面色潮红。这是失钠过多致代谢性酸中毒现象。因酸中毒时面部毛细血管扩张而致潮红。由于缺钠、酸中毒,所以或兼出现腹痛,或干呕欲吐,或咽痛,或水干泻停,血流不到四末致循环衰竭而无脉搏者,用通脉四逆汤随证加减治疗。

通脉四逆汤方

甘草二两(炙)　附子大者一枚(生用,去皮,破八片)干姜三两(强人可四两)

上三味,以水三升,煮取一升二合,去滓,分温再服,其脉即出者愈。面色赤者,加葱九茎;腹中痛者,去葱,加芍药二两;呕者,加生姜二两;咽痛者,去芍药,加桔梗一两;利止脉不出者,去桔梗,加人参二两。病皆与方相应者,乃服之。

【临床用法】

1. 药物用量　甘草6g　附子大者9g　干姜9g

2. 煎服方法　上3味,以水600ml,煮取240ml,去滓,分2次温服。

3. 加减剂量　面色赤加葱9棵;腹中痛去葱加芍药6g;呕者,加生姜6g;咽痛去芍药加桔梗3g;利止脉不出去桔梗,加人参6g。

【方药分析】 此方在回阳救逆的四逆汤方中重用附子,倍用干姜以救垂绝之阳气，使阳气回归于肾。阳气恢复，血脉方可得以通达。若见面色赤，是阴寒盛极，格阳于上，加葱白9茎，宣通阳气，引阳气下行，回归于肾。若腹中痛，是阴寒盛，寒凝血脉，脾之络脉不和，则减去辛滑走阳不利血脉的葱白，加芍药二两以利血脉，通脾络，缓急止痛。呕吐是胃寒气逆，加生姜温胃散寒，和胃止呕。咽痛是少阴虚阳循经上浮，去芍药的酸收，加桔梗提肺气，开喉痹。若下利止而脉不出，是阴阳俱虚竭，阴津伤利无可利，则下利止，阴津血脉不充，阳气虚衰鼓动无力，脉极微极弱不能显现，则去掉桔梗，以免辛散耗气伤阴，加入二两人参气阴双补，补益元气而复脉。

【方剂功效】破阴回阳，宣通内外。

【现代应用】

本方用于急性传染病高热后期，出现少阴寒化证而见上方证特点者；也用于治疗少阴阳衰阴盛格阳证。据许氏报道，他观察治疗16例少阴格阳证，发现病人初起恶寒发热，体温39～40℃，类似外感实证，常被医生忽略，发热一二天后，全部症状即表现出来。每个病人的症状，可因体质不同而有具体的差异，总的可分三种症状：①发热：多停留在39～40℃之间，持续不退，各种退热药都没有作用。常诉头昏、口渴，但难于饮水，或饮亦不多；恶寒可以是微微的，也可以是极为怕冷，要求加衣加被，此时不宜用冷袋。②腹中痛：痛在小腹部，呈阵发性，不十分剧烈，病人常闭眼蜷曲而卧，但并未入睡，轻唤即醒，神志清楚。③四肢逆冷：由四肢末端，逐渐向上发展，直到肘关节、膝关节，逆冷程度可能和病程进行深浅有关。三种症状以发热为突出，常把后两种症状掩盖起来，使医家和病家常易误诊。体格检查，除体温升高外，舌根部苔淡白，心肺无异常，腹软、无压痛点；脉浮大无根，常不现速象，多与体温升高不相称；血压多在 13.33～14.67/9.33～10.67kPa；白细胞高达 10×10^9/L，有的近

$20 \times 10^9/L$，中性粒细胞多超过 80%：用青、链霉素等抗菌药治疗，往往效果不明显。少阴格阳证的分析：患者有发热恶寒、腹中痛、蜷卧假眠、四肢逆冷等症状时，即要考虑本证的存在；如再检查体温升高而头面不灼手，又无烦躁谵语，患者身体沉倦，表现为白天假眠而不入睡，夜晚不安，脉三部浮取皆大或散、沉取则无，舌苔淡白，即可诊断为少阴格阳证。许氏的经验为临床辨证论治提供了方法，可以参考。〔聂惠民. 伤寒论与临证 〔M〕. 广州：广东科技出版社，1993：531.〕

原文 少阴病，四逆，其人或咳，或悸，或小便不利，或腹中痛，或泄利下重者，四逆散主之。(318)

浅译 该例患者的关键词重在"四逆"两字，应加以鉴别。此"四逆"只是四肢欠温，与循环衰竭时出现的四肢湿冷、体温降低、血压下降、脉搏微弱等休克现象不同。此例患者为病原体感染，特别是革兰阴性菌感染者多有微循环不良现象。故此条所出现的症状与感染有关。如举例说：或是呼吸道，或是尿道，或是肠道等感染，出现四肢欠温者用四逆散随证加减治疗，而不用抗休克的四逆汤治疗。

四逆散方

甘草（炙）　枳实（破，水渍，炙干）　柴胡　芍药

上四味，各十分，捣筛，白饮和服方寸匕，日三服。咳者，加五味子、干姜各五分，并主下利。悸者，加桂枝五分。小便不利者，加茯苓五分。腹中痛者，加附子一枚，炮令坼。泄利下重者，先以水五升，煮薤白三升，煮取三升，去滓，以散三方寸匕，内汤中，煮取一升半，分温再服。

【临床用法】

1. 药物用量　甘草　枳实　柴胡　芍药各 12g

2. 煎服方法　上 4 味，各 12g，捣筛为散，每次用白米汤送服 6～9g，每日 3 次。

3. 加减药物用量　咳者，加五味子、干姜各 6g；悸者，加桂枝 6g；小便不利加茯苓 6g；腹中痛，加炮附子 6g；泄利下重，先以水 1000ml，煮薤白 600ml，煮取 600ml，去滓，再以散 18～27g，放入汤中，枣取 300ml，分 2 次温服。

【方药分析】　四逆散中，柴胡、枳实解郁开结，疏畅气机，柴胡又可启达阳气而外行。芍药配甘草，和血利阴血，正所谓"治其阳者，必调其阴，理其气者，必调其血"之义。若见肺寒气逆咳嗽，可加五味子、干姜，既可辛温宣散，宣畅肺气，又可敛肺气，一散一收，肺气得平；若心阳不振而心悸，加桂枝五分，温通心阳；水停于下而小便不利，加茯苓淡渗利水；阴寒之邪凝于里而腹中痛，加附子温阳散寒以止痛；寒凝气滞而气机不畅，泄利下重，加薤白宣通阳气以散寒。

【方剂功效】　调畅气机，透达郁阻。

【现代应用】

（1）传染性肝炎：杨氏报道用本方加减治疗慢性迁延性肝炎 75 例，获得满意疗效。但要辨证分型加减用药，肝热脾湿者，可加茵陈、小叶田基黄等；肝气郁滞者，加郁金、川楝子等；脾虚湿困者，加苍术、白术等；气滞血瘀者，加三棱、莪术等；肝肾阴虚者，加女贞子、枸杞子等。[杨有凤．四逆散加减治疗慢性迁延性肝炎 75 例临床分析 [J]．广西赤脚医生，1978（11）：15.]

（2）胆道蛔虫症：郑氏报道，用四逆散加乌梅、川楝子治疗胆道蛔虫症 51 例，全部病例均排出蛔虫而治愈出院。[郑昌雄．梅楝四逆散治疗 51 例胆道蛔虫症 [J]．福建中医药，1962

（2）：37.]

（3）急慢性阑尾炎：江氏报道，用四逆散合大黄牡丹汤加味，四逆散合活络效灵丹加味治疗急慢性阑尾炎，疗效显著。[江绍松. 四逆散加味治疗急慢性阑尾炎 [J]. 四川中医杂志，1983（4）：44.]

（4）乳痈：梁氏报道，用本方加味治疗产后哺乳妇女乳痈15 例，疗效满意。[梁仁端. 加味四逆散治疗乳痈15例临床分析 [J]. 广西中医药，1978（4）：34.]

（5）输卵管阻塞：许氏报道用本方加味治疗输卵管阻塞115例，其中门诊 52 例，单用四逆散加味口服，结果有效率达71%；住院 63 例，除上方外，加用热敷和灌肠，总有效率达84.3%。[许润三. 四逆散加味治疗输卵管阻塞115例总结报告 [J]. 中医杂志，1987（4）：34.]

（6）胃病：李氏报道用本方治疗胃十二指肠球部溃疡患者，属肝胃气郁型者用之有效。[李寿山，等. 运用《伤寒论》方辨治胃十二指肠溃疡病107例临床报告 [J]. 辽宁中医杂志，1985（12）：9.]

原文 少阴病，下利六七日，咳而呕渴，心烦不得眠者，猪苓汤主之。(319)

浅译 此例患者腹泻六七日，因失水而引发口渴，因渴而多饮并且进水过多过快，造成急性肺水肿则咳，脑水肿致脑压高则呕吐，脑水肿致脑神经症状则出现心烦不得眠等诸多水中毒现象，故用中药的脱水剂猪苓汤利尿排水缓解水中毒。但该患者应有少尿或无尿现象。

原文 少阴病，得之二三日，口燥咽干者，急下之，宜大承气汤。(320)

浅译 此条应加注意的是，口燥咽干的背后，必是有大便干燥不通，一是产生毒素，消耗水分；二是因消化道不通而不能进水进食，所以造成高渗性脱水出现口燥咽干等黏膜干燥现象。如不及时纠正，势必脱水加重，故说急下之，宜用大承气汤。

原文 少阴病，自利清水，色纯青，心下必痛，口干燥者，可下之，宜大承气汤。(321)

浅译 此例患者，下利清水，色纯青，是高位肠梗阻的特有表现。因粪便梗阻在高位，其以下肠内无粪便，但因充血水肿而渗出液体，当梗阻产生痉挛性疼痛及产气致腹胀腹压升高时，则下位受挤压必然会将渗出液排出去，所以出现"下利清水"；因液体内有血细胞成分故变为青色，所以说"色纯青"；心下必痛，是指上腹部痛，为高位梗阻不通则痛所致；口干燥，是因梗阻不能进水进食而缺水，所以出现口腔黏膜干燥等高渗性缺水现象。综上分析，因主要矛盾在肠梗阻，故用大承气汤治疗。

原文 少阴病六七日，腹胀不大便者，急下之，宜大承气汤。(322)

浅译 患者六七日未大便，并出现腹胀不排气等症状，已有了明显的肠梗阻现象，急待打通肠梗阻，故用大承气汤。

按 少阴病为发热性感染性疾病的后期阶段，已有明显抵抗力差、血容量不足及物质代谢紊乱等现象存在，特别是水、电解质、酸碱代谢紊乱，所以再也经不起导致失水失钠的任何病因了。那么攻下法会导致丢水丢钠，体质虚弱的少阴病患者可以使用吗？那要看清病情的实质，该下不下会有生命危险时，必须要下，还要急下，比如发现了肠梗阻现象，当然刻不容缓，故列举出了三个急下证。

原文 少阴病，脉沉者，急温之，宜四逆汤。(323)

浅译 少阴病本来就有脉微细血容量不足现象，现在又在脉微细的基础上出现脉沉，说明是又有失水失钠现象发生，为了尽快保水保钠，所以说急温之，用四逆汤。但此例患者应该有腹泻发生或是将要发生。

原文 少阴病，饮食入口则吐，心中温温欲吐，复不能吐，始得之，手足寒，脉弦迟者，此胸中实，不可下也，当吐之；若膈上有寒饮，干呕者，不可吐也，当温之，宜四逆汤。(324)

浅译 该条前者主要症结在胃，并且已出现幽门梗阻，故有饮食入口则吐的症状，或者是总想吐而吐不出。由于梗阻发生在幽门而不在肠，故说不可用下药，应当用吐药将胃内缩食吐出，以减胃压，更利于梗阻消除。这也符合《黄帝内经》所说的"其高者，因而越之"的治疗原则。后者举例说如果不是幽门梗阻所致的呕吐，也没有胃扩张等症状，而是因失水失钠胃肠偏酸引起恶心干呕等症状，所以说当用保水保钠保温的温药，宜选用四逆汤。

原文 少阴病，下利，脉微涩，呕而汗出，必数更衣，反少者，当温其上，灸之。(325)

浅译 该例患者，腹泻次数虽多，但量不多，伴有呕吐出汗等症状，虽然脉搏微涩已有些血容量不足，但没出现循环衰竭现象，此时用灸百会穴的方法去消除上述症状也是可行的，并也提示治病方法很多，不要只依赖一种方法。

小结

少阴病属疾病晚期，患者已有营养缺乏、血容量不足、抵抗力下降、精神萎靡不振等诸多方面现象。在此种情况下，再发生病变应当如何处理？为此，本篇举了不少病例：首先列举二例难治证、不治证，五例死证，以示高度重视。此七例均与水、电解质丢失严重，而致重度脱水、酸中毒，直至休克相关。为了避免水、钠丢失过多而出现严重不良后果，推荐了白通汤、白通加猪胆汁汤、通脉四逆汤、四逆汤、灸法等，既积极治疗病因又抗休克。并且又以一分为二的辩证思想论述了三个急下证，这说明虚弱患者也有得实证的机会（如肠梗阻等），所以，也可酌情使用大承气汤。又如少阴虚寒者出现了发热情况，推荐了麻黄细辛附子汤、麻黄附子甘草汤等经典的温经发汗方法。由于少阴病已进入低抵抗力阶段，故也容易发生机体局部组织器官感染而发生炎性变，并且也推荐了方药。如肠道感染用桃花汤；胃部感染用吴茱萸汤；咽喉感染用猪肤汤、甘草汤、桔梗汤、苦酒汤、半夏散及汤等；多发感染者用四逆散等，为虚弱者抗感染设了些少而精的经典良方。

辨厥阴病脉证并治

厥阴病也是属于急性病、发热性疾病、感染性疾病的后期阶段，由于感染毒素多少强弱不同，患者抵抗力强弱不同，治疗上得不得法不同，水、电解质代谢失衡程度不同，循环衰竭程度不同，故出现的病情转归不同。根据诸多不同情况，积极地施以救治，多在此篇讨论。并且还对多种病因所致的微循环不良、循环衰竭甚至休克一一作了鉴别，并且提供了救治方法。如失水失钠性休克时的"厥逆"；内脏病所致休克的"脏厥"；蛔虫病所致手足不温的"蛔厥"；细菌感染所致微循环不良的"热深厥亦深"；出血性休克；心脏病性休克等等。凡能导致手足发凉甚至休克的厥证都作了鉴别。并且也指出了九例死证、三例难治证以示高度重视，积极救治。

原文 厥阴之为病，消渴，气上撞心，心中疼热，饥而不欲食，食则吐蛔，下之利不止。（326）

浅译 厥阴病也为发热性、感染性疾病的后期阶段，是宿主的抵抗力与感染的病原体较量阶段。由于存在血容量不足，所以稍有失水或耗水现象就容易出现高渗性脱水。如"消渴"，就是描述失水时出现黏膜干燥极度口渴现象，这是对疾病后期身体缺水、体重减轻、消瘦、口渴的描述，与杂病中"消渴病"、"以饮一斗，小便一斗"、多饮多尿的糖尿病不同；反之，稍有失钠就会肠液偏酸所以容易出现"下之利不止"。因下之腹泻不止，而加重失钠。由于失钠使肠腔内酸碱度及温度改变，不适应肠内蛔虫寄生，故上窜入胆道则引发胆道蛔虫感染，如出现："气上撞心，心中疼热，饥而不欲食"等胆道蛔虫感染症状。再如蛔虫上窜入胃，因闻食而动，上窜到口则吐出蛔虫，故出现"食则吐蚘"。

原文 厥阴中风，脉微浮为欲愈，不浮为未愈。（327）

浅译 在感染性疾病的后期阶段，如果出现微浮的脉搏，是感染病原体的毒力已减及抵抗力增强，所以说为欲愈；如果脉搏不见浮，说明抵抗力未增加，感染病原体的毒力未减少，故说不愈。

原文 厥阴病，欲解时，从丑至卯上。（328）

浅译 身体通过一夜间的休息及多方面修复，免疫力、抵抗力多在此段产生，故厥阴病也多在此时痊愈。

六经皆有向愈的时间，说明时间对疾病有一定关系，但是，很难理解古人之意，有待研究。

原文 厥阴病，渴欲饮水者，少少与之愈。（329）

浅译 此例患者现阶段只是有些轻度高渗性脱水，故出现渴欲饮水，没有其他伴随症状，故说少量多次的口服给水就好了，少少与之就是说避免过多过快地给水，以免发生水过多、水中毒。

原文 诸四逆厥者，不可下之，虚家亦然。（330）

浅译 凡是出现四肢湿冷的循环衰竭现象，多因失水失钠过多，血容量不足，有效血循环不良所致，所以不能再用攻下药去再次丢水丢钠，也包括极度虚弱体温偏低的患者。

原文 伤寒先厥，后发热而利者，必自止，见厥复利。(331)

浅译 先出现微循环不良，后出现发热腹泻现象，这是抗体战胜了病原体，使病原体从肠道排出，排尽故自止。如果再出现微循环不良现象，是病原体未排尽，所以还会有腹泻发生。

原文 伤寒始发热六日，厥反九日而利。凡厥利者，当不能食。今反能食者，恐为除中。食以索饼，不发热者，知胃气尚在，必愈。恐暴热来出而复去也，后三日脉之，其热续在者，期之旦日夜半愈。所以然者，本发热六日，厥反九日，复发热三日，并前六日，亦为九日，与厥相应，故期之旦日夜半愈。后三日脉之而脉数，其热不罢者，此为热气有余，必发痈脓也。(332)

浅译 此条反复观察分析热与厥的天数，来判断抗御机能与病原体的毒力对比，从而得知能否痊愈及痊愈的时间。注意，这里说的"厥"即指手足发凉；"厥逆"是指四肢发凉，即上肢超过肘部，下肢超过膝部。"厥"在这里代表病原体的毒力，"热"既代表抵抗力的强弱，又代表抗体和病原体在交战时的产物。如最后说其热不罢者，此为热气有余，必发痈脓。

原文 伤寒脉迟，六七日，而反与黄芩汤彻其热，脉迟为寒，今与黄芩汤复除其热，腹中应冷，当不能食，今反能食，此名除中，必死。(333)

浅译 伤寒是说患者因感寒而得病，说明致病因素属寒性；脉迟六七日是说患者体内热量不足，温度降低已六七天，故说脉迟为寒，这时应该用产热升温的药物治疗。但是，医生偏偏选用了驱热降温的黄芩汤反复治疗，造成患者体内温度降低，低到整个消化系统呈冻结现象，胃肠失去动力，不能消化食物，如果反而出现能进饮食，这是反常病态，这种病态称之为"除中"。由于所进食物不能正常运转，滞留梗塞在胃肠道，加速胃肠坏死，故说"必死"。

这里提示医生，"寒则热之，热则寒之"是中医治病的原则，此条就举例说明不要违背原则，以及寒因寒用产生的后果。

原文 伤寒先厥后发热，下利必自止，而反汗出，咽中痛者，其喉为痹。发热无汗，而利必自止；若不止，必便脓血，便脓血者，其喉不痹。(334)

浅译 此条是先因腹泻致微循环不良而出现手足寒冷，而后出现的发热，所以说腹泻已停止，否则微循环不良会继续加重。但是由于病原体毒力太过而致发热迫汗外出，并且出现咽喉炎，或扁桃体炎等咽中疼痛症状，这是病原体在上部的表现。如果发热时无汗，说明病原体毒力不大，应该腹泻会停止。如果不停止，说明病原体向内向下去了肠道，所以会出现脓血便。由于病原体集中在肠道，所以说不会发生咽喉炎等。

原文 伤寒一二日至四五日，厥者必发热，前热者后必厥，厥深者热亦深，厥微者热亦微。厥应下之，而反发汗者，必口伤烂赤。(335)

浅译 由于一些肠道阴性菌感染后释放毒素，而引起发热及微循环不良，故出现愈发热愈是手足发凉，称之厥。这种毒素的特点是毒力越大，发热越高，发热越高，手足越凉。无论是先厥后发热，还是先发热后厥，它的特点是厥热互有，热甚厥也甚，厥甚热就甚。因为此种病原体多在肠道释放毒素，所以可以用泻下药将病原体排出体外较为合适。如果用发汗法去迫使病原体向上向外，势必引发口腔炎等不良现象。这也许给后世治疗口舌生疮的牛黄解毒、黄连上清等药物均有泻下作用以启发？

按 此厥虽也是手足发凉，也是微循环不良所致，但其根本原因是一种特殊病原体感染引起，在治疗上可用下法排菌减毒；与厥逆四逆不同，厥逆四逆为四肢湿冷、体温低、血压低等休克状态，多因失水失钠血容量不足致循环衰竭造成，在治疗上严禁下法，须注意鉴别。

原文 伤寒病，厥五日，热亦五日。设六日，当复厥，不厥者自愈。厥终不过五日，以热五日，故知自愈。（336）

浅译 此条主要是根据热与厥的天数多少判断愈否，因为热代表抗御机能，厥代表病原体的毒力。也就是说，病原体的毒力与抵抗力相等，病能向愈；毒力超过抵抗力，病则不能愈。

原文 凡厥者，阴阳气不相顺接，便为厥。厥者，手足逆冷者是也。（337）

浅译 此条是概括地说凡是引发厥的病机都为阴阳气不相顺接，厥的症状体征是手足发凉。这里包括一切原因所引发的微循环不良而致的手足温度低。不单单是热深厥亦深的肠道阴性菌感染后释放毒素而引起发热及微循环不良。

原文 伤寒，脉微而厥，至七八日肤冷，其人躁无暂安时者，此为脏厥，非蛔厥也。蛔厥者，其人当吐蛔。今病者静，而复时烦者，此为脏寒，蛔上入其膈，故烦，须臾复止，得食而呕又烦者，蛔闻食臭出，其人常自吐

蚘。蚘厥者，乌梅丸主之。又主久利。（338）

浅译　此条主要是鉴别脏厥与蚘厥。脉微而手足发凉是血容量不足而致的循环衰竭，如果得不到纠正，至八九日时，又出现皮肤湿冷、体温过低、血压下降、极度躁动不安，此为内脏病引发的休克，故称为"脏厥"。不是蛔虫阻塞管腔因剧烈疼痛而引发的微循环不良，故说"非蚘厥"。如果是蛔虫感染应该有吐蛔虫病史，其症状是时发时止，呈阵发性，是因内脏温度偏低，蛔虫上窜则痛烦、闻食味上窜而从口出为吐蛔。如果是因感染蛔虫而致微循环不良手足不温者用乌梅丸治疗。乌梅丸还可用于慢性腹泻、痢疾等其他疾病。

乌梅丸方

乌梅三百枚　细辛六两　干姜十两　黄连十六两　当归四两　附子六两（炮，去皮）　蜀椒四两（出汗）　桂枝六两（去皮）　人参六两　黄柏六两

上十味，异捣筛，合治之。以苦酒渍乌梅一宿，去核，蒸之五斗米下，饭熟捣成泥，和药令相得，内臼中，与蜜，杵二千下，丸如梧桐子大。先食饮服十丸，日三服，稍加至二十丸。禁生冷、滑物、臭食等。

【临床用法】

1. 药物用量　乌梅三百枚　细辛18g　干姜30g　黄连48g　当归12g　附子18g　蜀椒24g　桂枝18g　人参18g　黄柏18g

2. 煎服方法　上10味，分别捣筛，备用。用米醋浸泡乌梅一宿，去核，与五斗米共蒸，饭熟后捣成泥，放入其他药，共同放在臼中，加上蜜，杵2000下，做成如梧桐子大小的丸药。饭

前服用，每次 10 丸，每日 3 次，可稍加至 20 丸。

3. 药后禁忌　服药期间，忌食生冷、滑物及臭食等。

【方药分析】方中乌梅三百枚，以醋泡，酸味更重，入肝，生津液，益肝阴，柔肝泄木；当归补血养肝，与乌梅相配，补益肝体；黄连与黄柏相配，清上热；附子、干姜、桂枝以温下寒；川椒、细辛味辣性散，以伏蛔；人参益气健脾，培本制木；用米饭、白蜜作丸养胃气。全方寒温并用，攻补兼施，蛔得酸则静，得辛则伏，得苦则下，从而达到驱蛔的目的。本方又可治疗上热下寒、脾胃不调的久泻久利。

【方剂功效】寒温并用，和胃安蛔。

【现代应用】

（1）胆道蛔虫病、蛔虫性肠梗阻：临床报道用本方治疗胆道蛔虫病、蛔虫性肠梗阻颇多，并收到较好疗效。其中易氏用乌梅汤治疗胆道蛔虫病 155 例，结果痊愈 149 例，占 96.1%，好转 5 例，占 3.3%，无效 1 例，占 0.6%，总有效率 99.4%。其中服药最少者 2 剂，最多者 14 剂，一般 2 ~ 5 剂。邱氏报道用乌梅丸汤剂，原方去桂枝、当归，加木香、延胡、水竹茹、葱头，治疗 15 例胆道蛔虫病，结果全部获效。一般服 1 剂，4 小时后症状减轻，2 剂疼痛消失，排出蛔虫，轻者服 2 剂，重者服 4 剂而病愈。李氏用乌梅汤剂加槟榔、使君子、榧子、苦楝皮、木香治疗 31 例胆道蛔虫症，全部均经内服和注射解痉、镇痛药无效而入院。经上方治疗后，结果 16 例只服 1 剂疼痛即完全停止，其余病例继续服上方治疗而病情缓解。陕西中医学院附属医院报道，因缺乌梅而改用食醋 60g，或阿司匹林 6 片，或用山楂 15g 代替，治疗 100 例胆道蛔虫病，均取得同样疗效。武汉医学院附属第二医院报道，对有可下证的患者，加用大黄、芒硝等通下药后，胆绞痛的缓解较单用乌梅丸迅速，能缩短治疗时间，提高治愈率。谢氏报道用本方加川楝子、使君子及通下药，治疗蛔虫性肠梗阻，取得满意疗效。一般服药 1 ~ 2 剂后即见效，包块在 3 天内消失，或解出大量蛔虫。临床运用本方，易氏认为乌梅、川楝子、槟榔、川椒四味药自始至终均用，偏寒伍姜、桂、辛、附以温脏散寒，偏热伍连、柏、栀子以苦寒泄火、寒热错杂则温清并用，寒热平调。宋氏认为该方治疗蛔厥，乌梅、白芍用量宜大，各须用至 30g，疗效方确切迅速，再者只要见四肢厥冷，尽管舌红苔黄，口渴等症具，仍可用桂、附，呕吐者木瓜易干姜，但须重用至 30g，伴有出血倾向者，以生大黄 6g（研末），用药液分吞。[杨百弗，李培生. 实用经方集成 [M]. 北京：人民卫生出版社，1996：254.]

（2）慢性胃肠炎、结肠炎、痢疾：高体三报道，乌梅丸除了用于治疗蛔虫外，对于经寒腹痛、慢性附件炎、虚寒性白带证、慢性结肠炎、慢性肠炎、慢性痢疾、虚寒性胃痛、慢性前列腺炎、阳痿、遗尿、坐骨神经痛、慢性三叉神经痛及脱肛、子宫下垂等，属肝脾肾虚寒所致者，选用本方治疗大多有效。[高体三. 论乌梅丸的方义和运用 [J]. 河南中医学院学报，1987（4）：1.]

（3）急性细菌性痢疾：李知白报道以乌梅丸加味治疗急性菌痢 60 例，痊愈 53 例，好转 3 例，无效 4 例。治疗方法以乌梅丸加味治疗（乌梅 15g，黄连 5g，黄柏 10g，滑石 30g，当归 10g，炮姜 3g，附子、桂枝、细辛、川椒各 1g，党参 5g，煎服），大便基本正常后以参梅汤善后（党参、乌梅、木瓜各 10g，薏苡仁、扁豆各 15g，焦山楂、谷芽各 3g，甘草 3g）。

（4）妇科疾病：郑氏、刘氏报道用本方加血余炭、白芍，或加贯众、仙鹤草、生地、阿胶治疗寒热错杂型崩漏而获全效。[郑武琼. 乌梅丸临床应用举隅 [J]. 湖北中医杂志，1985（2）：5.] [刘炳夫. 乌梅丸的临床新用 [J]. 浙江中医杂志，1982（8）：376.]

原文 伤寒热少厥微，指头寒，嘿嘿不欲饮食，烦躁，数日，小便利，色白者，此热除也，欲得食，其病为愈；若厥而呕，胸胁烦满者，其后必便血。(339)

浅译 热少厥微，是说发热不高，时间不长，微循环稍有不畅，只是指头部有些发凉，患者伴有食欲不振，精神神经方面有些烦躁不宁，小便少或兼微黄。几日后，小便多了，色也白了，说明病原体已解除，食欲恢复且正常进食，其病为痊愈。如果微循环不良、手足不温而兼呕吐，胸胁胀满烦闷，这是病原体毒力还很强所致，还会感染肠道，故说不久还会大便出血。

按 古时没有现在这么多的检测仪器，只有通过病人的症状体征、体温、饮食、精神、神经、大小便、有汗无汗等来判断病势的进退及预后。别看不起这些简单方法，这是通过几千年的反复验证，已反复证明这是正确有效的宝贵经验。

原文 病人手足厥冷，言我不结胸，小腹满，按之痛者，此冷结在膀胱关元也。(340)

浅译 此条又举例说能引起末梢循环不良的病证，如患者手足发凉，并自我先排除不是结胸导致。现在的主要症状体征是下腹部胀满，压痛拒按，并说这是某阴性菌感染了膀胱及临近脏器。

原文 伤寒发热四日，厥反三日，复热四日，厥少热多者，其病当愈；四日至七日，热不除者，必便脓血。(341)

浅译 厥少是说引发循环衰竭的病原体毒力减弱，所以说其病当愈；但是体温升高四至七天还不退，这是菌痢造成的，马上就要排脓血便。

原文 伤寒厥四日，热反三日，复厥五日，其病为进。寒多热少，阳气退，故为进也。（342）

浅译 前面讲过，"厥"是因为肠道阴性菌所产生的毒素能导致微循环衰竭，"厥"的天数越多，说明毒量越大，故说其病为进。"热"、"阳气"代表着抗御能力，"热"少则抵抗病能力低，故病为进。

原文 伤寒六七日，脉微，手足厥冷，烦躁，灸厥阴，厥不还者，死。（343）

浅译 患病六七日，脉微，是血容量不足，肢端湿冷为循环衰竭，烦躁为休克前症状，情况紧急，服药有些来不及，故用灸法抢救之，灸后循环衰竭不改善者，为抢救无效。

原文 伤寒发热，下利厥逆，躁不得卧者，死。（344）

浅译 此例患者为典型的中毒性休克，其症状体征有高热，有肠炎菌痢等下消化道感染，有循环衰竭所致的肢端湿冷，有躁不得卧的中毒性脑症，所以说死。

原文 伤寒发热，下利至甚，厥不止者，死。（345）

浅译 患者发热，严重腹泻，血容量骤减，再加毒素刺激而致循环衰竭。如果上述病情得不到改善，患者会休克死亡。

原文 伤寒六七日不利，便发热而利，其人汗出不止者，死，有阴无阳故也。（346）

浅译 得病六七日，虽未腹泻，但体质已虚，现在突然发热腹泻，并且出现大汗不止的虚脱现象，故说死。由于突然大量丧失钾、钠等阳离子，造成严重水、电解质代谢紊乱，阴阳严重失衡，所以古时称有阴无阳也。

原文 伤寒五六日，不结胸，腹濡，脉虚复厥者，不可下，此亡血，下之，死。（347）

浅译 得病五六天，患者腹部濡软，不石硬，没有板状腹那样的腹肌紧张，所以说排除结胸，也没有感染性中毒性病变。现在主要是脉搏呈虚脉，体征为循环衰竭，因为虚脉为血管空虚之象，多为突然失血而致血容量骤减时的脉象，所以患者不除外缺血性休克。如果此时误认为是中毒性休克，而用泻下药治疗，势必会再丧失水、电解质，使休克加重，故说危险。

原文 发热而厥，七日下利者，为难治。（348）

浅译 患者发热，循环衰竭，已将进入中毒性休克状态，七日时又出现腹泻，导致失水失钠，所以说难治。

按 以上五例死证，一例难治，在当时不能静脉给液的情况下的确难治，但张仲景常以死字来提醒医生们应高度重视，目的在于积极抢救，以及积极防止死证的发生，将危险降到最低。所以我们现代人见到死证绝不能望而生畏，撒手不管。

再有，古时没有检测设备，靠临床仔细观察而作出判断是难能可贵的，是很值得学习借鉴的，就是现代临床的危重病人只靠检测结果也是等不及的，也需要根据临床表现去采取积极的抢救措施。

原文 伤寒脉促，手足厥逆，可灸之。（349）

浅译 脉促为心律失常的脉象，此例患者现在因心律失常输出量低而造成血流不畅，四肢远端缺血而手足发凉，可用灸法治疗。

原文 伤寒，脉滑而厥者，里有热，白虎汤主之。(350)

浅译 脉滑为里热的脉象，厥为末梢循环不良，临床多因病毒感染发高热引起的微循环不良，宜用白虎汤治疗。

原文 手足厥寒，脉细欲绝者，当归四逆汤主之。若其人内有久寒者，宜当归四逆加吴茱萸生姜汤。(351)

浅译 患者只是手足发凉，没有发热及消化道炎症迹象，说明排除了感染所致的循环不良，因未腹泻失水失钠所以也不是低渗性脱水造成，只是有脉细欲绝。脉细欲绝是说肢端小动脉太细，细得几乎摸不到，原因就在这里。这里的血流量太低，循环太差，所以手足的温度也自然就低了下来，故用当归四逆汤去扩张周围血管，增加那里的血流量。血流量增加，温度自然会回升。所以笔者常用该方防治手足冻疮，效果满意。如内有久寒，多指腹腔内寒冷喜温现象者，用当归四逆加吴茱萸生姜汤治疗。

当归四逆汤方

当归三两　桂枝三两　芍药三两　细辛三两　大枣二十五枚（擘）　甘草二两（炙）　通草二两

上七味，以水八升，煮取三升，去滓，温服一升，日三服。

【临床用法】

1. 药物用量　当归9g　桂枝9g　芍药9g　细辛9g　大枣

25 枚　甘草 6g　通草 6g

2. 煎服方法　上 7 味，以水 1600ml，煮取 600ml，去滓，温服 200ml，每日 3 次。

【方药分析】方中当归补血兼能活血脉；芍药益阴和营，补肝阴，柔肝体，助疏泄，与当归相配，养血和血；桂枝、细辛温通阳气，温经散寒，通血脉。因本证为阴血不足，阴寒之邪凝于血脉之中，病重在血分，故不用附子、干姜以驱寒，以免辛散太过而伤阴耗血；通草通行血脉，大枣甘温养血，与当归、芍药相配，补益肝血；甘草调诸药，补中土，调生化之源，以益阴血。全方以养血补血为主，同时温经散寒。

【方剂功效】养血通脉，温经散寒。

【现代应用】

（1）偏头痛：游氏等报道，用本方治疗 52 例偏头痛患者，一般用药为 20~30 剂，观察期为最长间歇期（患者间歇期平均 2~70 天左右）的 5~10 倍以上，自 1.5 个月至 4.5 年，治疗结果，控制 17 例，满意 18 例，有效 9 例，无效 8 例，有效率为 84.6%。52 例患者头痛发作时，具有畏寒肢冷，面色苍白，脉迟等虚寒性征象，有皮肤划痕征和下肢毛细血管扩张等末梢循环障碍。游氏通过观察与实验认力此方可能改善全身特别是肢体末梢的血运障碍，从而防止或减轻减少偏头痛的发作。[游国雄，等. 当归四逆汤防治偏头痛 52 例的疗效和机理探讨 [J]. 中华医学杂志，1981（1）：57.]

（2）血栓闭塞性脉管炎：刘氏报道，用当归四逆汤加减方治疗血栓闭塞性脉管炎 10 例，取得较好疗效。[刘绍武. 当归四逆汤加减治疗血栓闭塞性脉管炎 10 例 [J]. 上海中医药杂志，1965（8）：19.]

（3）坐骨神经痛：属血虚寒凝者，以本方加牛膝、地龙；久痛血瘀者，加桃仁、红花；寒甚者加附子。[聂惠民. 伤寒论

与临证［M］．广州：广东科技出版社，1993：635．］

（4）大动脉炎、无脉症：属血虚寒凝者，加黄芪、片姜黄。曾治一女患，45 岁，两手清冷数年。西医诊断：无脉症，治疗未效。两手厥寒、畏寒喜暖、头晕乏力、面色苍白、舌质淡、苔薄白、两手无脉。证属血虚寒凝，脉络不通所致厥证。治以养血散寒、温通血脉。予当归四逆汤加黄芪治之。服药 20 剂，近期疗效可见两手较前温和，周身症状减轻。后因故未坚持治疗。［聂惠民．伤寒论与临证［M］．广州：广东科技出版社，1993：635．］

当归四逆加吴茱萸生姜汤方

当归三两　芍药三两　甘草二两（炙）　　通草二两　桂枝三两（去皮）　细辛三两　生姜半斤（切）　吴茱萸二升　大枣二十五枚（擘）

上九味，以水六升，清酒六升和，煮取五升，去滓。温分五服。一方水酒各四升。

【临床用法】

1. 药物用量　当归 9g　芍药 9g　甘草 4g　通草 4g　桂枝9g　细辛 9g　生姜 24g　吴茱萸 36g　大枣 25 枚

2. 煎服方法　上 9 味，以水 1200ml，清酒 1200ml，煮取1000ml，去滓。分 5 次温服。

【方药分析】方中，用当归四逆汤养血通脉，温经散寒，加吴茱萸、生姜内散肝胃之寒。吴茱萸善温肝胃之寒，又理气止痛。《本经》言："主温中下气，止痛……"生姜温胃散饮，吴萸辛苦、温，重在降逆。生姜辛散，偏于宣通。二者相伍暖肝温胃，散寒化饮，降逆止呕。正如李荫岗曰："久寒不但滞在经络，更滞在脏腑，故用吴萸、生姜直走厥阴经脏，以散其久滞之陈寒也。"方中用酒水各半煎药，取酒剽悍之性，增其通阳气，流通血脉之功。本方散寒而不助火，养营而不滞邪。

【方剂功效】养直通脉，温阳祛寒。

【现代应用】

（1）缩阴证：刘氏以本方加熟附子、小茴、吴萸、干姜治疗 22 例缩阴证（男 16 例，女 6 例）。轻者每日 1 剂，分次服，晚上再煎第 3 次用汤药熏洗外阴。病重者日 2 剂，熏洗 2 次，且配针灸。结果痊愈 20 例，显效 2 例。刘氏《诸病源候论》"众筋会于阴器，邪客厥阴，少阴之经，冷气相搏，则阴肿而挛缩"即用本方加减治缩阴证；同时认为其病因往往属虚寒致挛者为多，属实热诱缩较少见。[刘贵仁，等. 温阳解痉汤治疗缩阴证 22 例 [J]. 黑龙江中医药，1987（2）：15.]

（2）阳痿：赵氏用本方加附子治疗阴寒外袭，肾阳受遏之阳痿而获得疗效。[赵玉玲. 当归四逆加吴茱萸生姜汤临床应用 [J]. 陕西中医，1986（3）：121.]

（3）妇产科疾病：用本方加减治疗痛经、白带、月经后期、乳房窜痛等妇科疾患，均收到满意疗效。[陈源生. 当归四逆汤的临床运用 [J]. 新医药学杂志，1978（3）：7.] [曹忠仁. 当归四逆加吴茱萸生姜汤在妇科的运用 [J]. 新中医，1984（12）：41.]

原文 大汗出，热不去，内拘急，四肢疼，又下利厥逆而恶寒者，四逆汤主之。（352）

浅译 此例患者大汗出热不去，为代谢性酸中毒时面部潮红的假热象，不是体温升高时的热，也不是热深厥亦深时的热，腹内拘急，四肢疼，为低渗性脱水时伴随症状，本来患者因大汗出得太多就已经有脱水表现，现在又出现腹泻而再次失水失钠，所以致循环衰竭体温下降，患者出现怕冷喜温现象，用四逆汤治疗。

原文 大汗，若大下利而厥冷者，四逆汤主之。(353)

浅译 大量出汗，已经失水失钠，如果再出现严重腹泻，再次失水失钠，造成严重低渗性脱水，致循环衰竭而手足发凉，用四逆汤治疗。

原文 病人手足厥冷，脉乍紧者，邪结在胸中，心下满而烦，饥不能食者，病在胸中，当须吐之，宜瓜蒂散。(354)

浅译 此例病人也出现了手足厥冷，查找原因病变在上消化道，病人症状体征为上腹部胀满烦闷，饥而不能进饮食，血容量得不到补充，故出现了循环不良现象，究其根源病变在胃之下口幽门处梗阻所致。"其高者因而越之"，故选用吐法将胃中的滞留物吐出去，待胃恢复了正常工作后，则能进饮食，上述自愈。选用方剂宜瓜蒂散。

原文 伤寒厥而心下悸，宜先治水，当服茯苓甘草汤，却治其厥，不尔，水渍入胃，必作利也。(355)

浅译 此条又列举了一例微循环不良的患者，是由某种心脏病心律不齐引起。因心脏病心律不齐致血流不畅，导致静脉系统回流受阻，毛细血管扩张，渗出液体，形成水肿。在这种情况下先选用茯苓甘草汤利尿排水，减轻心脏负担，不然会水肿加重，致胃肠水肿引发腹泻。

原文 伤寒六七日，大下后，寸脉沉而迟，手足厥逆，下部脉不至，喉咽不利，唾脓血，泄利不止者，为难治，麻黄升麻汤主之。(356)

浅译 得病六七日，因用泻下药丧失体液，致血容量不足，微循环不良而寸口脉象沉迟，远端足部小动脉摸不到跳动，手足不温，也由于微循环不良而使组织器官感染加重，故也出现了咽喉部、肺部感染而唾脓血。如果此时还有腹泻不止的症状，那就更不好医治了，根据现状选用麻黄升麻汤治疗。

麻黄升麻汤方

麻黄二两半（去节）　升麻一两一分　当归一两一分　知母十八铢　黄芩十八铢　葳蕤十八铢（一作菖蒲）　芍药六铢　天门冬六铢（去心）　桂枝六铢（去皮）　茯苓六铢　甘草六铢（炙）　石膏六铢（碎，绵裹）　白术六铢　干姜六铢

上十四味，以水一斗，先煮麻黄一两沸，去上沫，内诸药，煮取三升，去滓。分温三服，相去如炊三斗米顷，令尽，汗出愈。

【临床用法】

1. 药物用量　麻黄 7.5g　升麻 3.75g　当归 3.75g　知母 2.4g　黄芩 2.4g　葳蕤 2.4g　芍药 0.75g　天门冬 0.75g　桂枝 0.75g　茯苓 0.75g　甘草 0.75g　石膏 0.75g　白术 0.75g　干姜 0.75g

2. 煎服方法　上 14 味，以水 2000ml，先煮麻黄一两沸，去上沫，内诸药，煮取 600ml，去滓。分 3 次温服。大约 3 个小时，服尽，汗出愈。

【方药分析】方中用麻黄、升麻，发越郁阳，升麻兼能升举下陷之阳气；黄芩、石膏、知母清上焦郁热；桂枝通阳散寒；干姜温中阳止泄利；当归、芍药养阴和血，柔肝和木，助疏泄，调阴阳；天冬、葳蕤养肺阴而生津；白术、茯苓、甘草健脾祛湿以治泻利。本方具有宣发郁阳，滋阴和阳，温养中焦之功。本方的

药味多，剂量小。药味多，因其证复杂；剂量小，有利于发越郁阳。药味虽多，但功用重点突出，方中麻黄用量最多，为二两半，其次是升麻一两半，说明本方虽寒热杂治，但偏重于宣发升散，故方名也以麻黄、升麻命名。由于本方以宣发为主，所以药后汗出才能达到病愈目的。汗出，是阳气得以宣透的表现，阳气宣透，表里上下得以交通，阴阳水火得以既济，病可愈。

【方剂功效】清上温下，滋阴和阳，发越郁阳。

【现代应用】

（1）无菌性肠炎：和氏治疗焦某某，女，44 岁，患泄泻 10 余年，因久食糖渣而得之，虽经多方诊治，皆属徒劳，已失去治疗信心，近来溏泄日五六行，晨起必入厕，否则失控，腹不痛，无下坠感，便无脓血，纳尚可，咽痛，口微干，但饮水不多，时有烘热感，手足发冷，查体丰面潮红，苔白满布，质稍红，咽部轻度充血，脉寸关滑，尺独沉，大便常规（－），细菌培养（－），西医诊为无菌性肠炎，中医诊断：脾弱胃强，上热下寒之久泄。治用麻黄升麻汤，干姜易为炮姜炭 20g，天冬易麦冬 10g，3 剂。药后，日泻 3 次，已见效，将炮姜增至 30g，迭进近 40 剂，10 余年沉疴痼疾竟举治愈，喜出望外，感激之至。3 月后随访，无复发。[和贵章. 麻黄升麻汤治久泻 [J]. 湖北中医杂志，1986（3）：36.]

（2）咳嗽：肖氏报道，时振声治一病人，因下肢浮肿，尿检不正常 17 个月，以慢性肾炎肾病入院。入院后经用健脾益肾之剂治疗 4 个多月，病情好转。后因两度外感发热，致病情反复。证见胸闷气喘，咳嗽痰多，色黄而黏，偶挟血丝，大便溏稀，手足欠温，下肢微肿，舌淡苔白腻，脉沉弦。予本方加减，进 13 剂而病情好转出院。[肖文媛. 时振声老师运用经方的经验 [J]. 河南中医，1984（1）：23.]

本方现代临床应用较少，根据原文所论证候特点，以及以上所选病例看，主证应见咳嗽，咽喉不利，泄利不止等证。病机特点为上热下寒，阳郁不伸，阴气受损。组方特点为寒温并用，集敛降散和为一方。较常用于自主神经功能紊乱、更年期综合征，以及热病后期。据辨证论治的原则，可试投本方。

原文 伤寒四五日，腹中痛，若转气下趣少腹者，此欲自利也。(357)

浅译 感染病原体四五天时，腹中痛，为肠炎肠痉挛所引发，由于肠蠕动加快，如果肠气向下腹蠕动，这是欲腹泻的先兆症状。

原文 伤寒本自寒下，医复吐下之，寒格，更逆吐下，若食入口即吐，干姜黄芩黄连人参汤主之。(358)

浅译 患者本来就因受凉而引发肠炎腹泻，医生又误用了吐下药，此时不但肠炎加重，反而引发胃炎，造成呕吐腹泻加重，饮食入口即吐，用干姜黄芩黄连人参汤治疗。

干姜黄芩黄连人参汤方

干姜　黄芩　黄连　人参各三两
上四味，以水六升，煮取二升，去滓。分温再服。

【临床用法】
1. 药物用量　干姜9g　黄芩9g　黄连9g　人参9g
2. 煎服方法　上4味，以水1200ml，煮取400ml，去滓，分2次服。

【方药分析】 方中用黄芩、黄连苦寒泄降胃热，热清则胃气得降，干姜辛温通阳以祛下寒，寒去则脾气得升，辛开苦降，脾胃升降功能得以调整，诸证可除。人参益气补中，助中焦以复转输功能，吐利俱止。

【方剂功效】苦寒降泄，辛温通阳。

【现代应用】

（1）急慢性肠炎、痢疾等：王氏报道，常用本方加减治疗急、慢性肠炎、痢疾等，属于中虚挟热，或寒热挟杂者，多可获效。[王占玺．伤寒论临床研究［M］．北京：科学技术出版社，1983：147．]

（2）胃脘痛：聂氏认为用此方治疗胃脘痛伴有呕逆、下利者，效果较好。其加减法是：呕逆重者，加竹茹、陈皮；下利重者，加茯苓、白术等。[聂惠民．伤寒论与临证［M］．广州：广东科技出版社，1993：624．]

原文 下利，有微热而渴，脉弱者，今自愈。(359)

浅译 肠炎腹泻，出现体温回升、口渴，说明失钠得到了补充。脉搏弱，是炎性力度已减退的象征。根据现状患者可饮食补给，无需药物治疗也会自行痊愈。

原文 下利脉数，有微热汗出，今自愈；设复紧，为未解。(360)

浅译 此又举一例，肠炎腹泻患者出现数脉，身温回升并且有微似汗出的现象，这也是能自愈的表现；假设脉紧，说明炎性力度还很强，还不能痊愈。

原文 下利，手足厥冷，无脉者，灸之，不温，若脉不还，反微喘者死；少阴负趺阳者顺也。(361)

浅译 腹泻失水、失钠，血容量骤减而致休克无脉者，速用灸法。灸后，如果体温仍不回升，脉搏还是摸不到，反而出现呼吸加深加快的微喘现象，为代谢性酸中毒表现，故说死；这时再摸摸足部的趺阳脉（冲阳穴）与少阴脉（太溪穴），如果趺阳脉比少阴脉略大，便有逆转的可能。

原文 下利，寸脉反浮数，尺中自涩者，必清脓血。（362）

浅译 本条是从脉象上诊断是否转发痢疾。一般情况下，非细菌感染性腹泻应该是沉迟脉，现在患者反而出现寸脉浮数，尺脉见涩，这是因为肠道有细菌感染性炎症引发菌痢，所以说必便脓血。

原文 下利清谷，不可攻表，汗出必胀满。（363）

浅译 严重腹泻消化不良，说明营养物质没得到消化吸收，并且丧失了较多的水与电解质，如果此时再攻表发汗而失水失钠，势必会导致电解质缺乏而引发腹部胀满。

原文 下利，脉沉弦者，下重也；脉大者，为未止；脉微弱数者，为欲自止，虽发热，不死。（364）

浅译 肠炎痢疾患者，如果脉沉弦，下重感就强；如果脉大有力，说明病原体毒量还很大，痢疾未能停止；如果脉微弱稍快者，说明病原体毒量减弱，抵抗力有所恢复，虽然有些发热，也不能有中毒性休克发生了。

原文 下利，脉沉而迟，其人面少赤，身有微热，下利清谷者，必郁冒汗出而解，病人必微厥，所以然者，其面戴阳，下虚故也。（365）

浅译 患者腹泻，脉象沉而迟，说明是里寒，也就是消化道温度低，肠液偏酸，所以出现了下利清谷之严重腹泻消化不良，已有了代谢性酸中毒迹象，现在患者因毛细血管扩张出现了面色微赤及身有微热，并说这种微热必随郁闷眩冒汗出而解除。由于严重腹泻引致血容量不足，引发微循环不良，出现了手足欠温，所以说病人必微厥，为什么呢？因为出现了面部微红的代谢性酸中毒征兆，这是因为丢失营养太多特别是失钠太多的缘故。

原文 下利，脉数而渴者，今自愈。设不差，必清脓血，以有热故也。（366）

浅译 腹泻患者，出现数脉口渴，说明失水多于失钠，腹泻会自止。如果腹泻停止后，还有全身不适及腹痛等症状未曾消失，必将患痢疾而便脓血，因为脉数而渴也代表病原体的毒量还很强。

原文 下利后脉绝，手足厥冷，晬时脉还，手足温者生，脉不还者死。（367）

浅译 观察患者脉搏、体温的变化，判断生死转归。严重腹泻，失水、失钠过多，血容量骤减，出现了循环衰竭，肢端湿冷、体温低、血压低、脉搏摸不到等休克状态。如果这种状态持续一昼夜后，脉搏能摸到了，说明休克改善，也就没有生命危险了；如果一昼夜的时间，上述休克现象仍不改善，故称死。

原文 伤寒下利，日十余行，脉反实者，死。（368）

浅译 感染性腹泻，一日十几次，脉搏应该虚弱无力才合乎常理，可是现在患者的脉搏反而坚实有力，这是患者感染的致病体还很强盛，并且毒力不减的表现，是有继续大量腹泻不止的征兆，所以说这种反实的脉象是危险的。

原文 下利清谷，里寒外热，汗出而厥者，通脉四逆汤主之。（369）

浅译 水样便伴消化不良，失水、失钠较多，缺钠为里寒，外热为代谢性酸中毒时面部潮红的假热，出汗、手足发凉均为虚脱现象，用通脉四逆汤治疗。

原文 热利，下重者，白头翁汤主之。（370）

浅译 细菌性痢疾，下重者，白头翁汤治疗。

白头翁汤方

白头翁二两　黄柏三两　黄连三两　秦皮二两

上四味，以水七升，煮取二升，去滓。温服一升，不愈，更服一升。

【临床用法】

1. 药物用量　白头翁 6g　黄柏 9g　黄连 9g　秦皮 9g

2. 煎服方法　上 4 味，以水 1400ml，煮取 400ml，去滓。温服 200ml，不愈，再服 200ml。

【方药分析】 方中白头翁为主药，善凉肝解毒，清肠热以止痢。黄连、黄柏苦寒，燥湿清热，坚阴厚肠止利；秦皮苦寒，清肝胆及大肠湿热，并可助白头翁凉血清肝。

【方剂功效】 凉肝解毒，清热燥湿。

【现代应用】

（1）痢疾：骆氏等报道，杭州市传染病医院用中药治本病 249 例，不论用白头翁汤或组成本方的各单味药（白头翁、黄连、黄柏、秦皮）均可收效。和西药组对比，不但症状和体征消失得很快，而且便培养痢疾杆菌转阴期限也不亚于或胜于西药。白头翁汤及其单味药 5 个组的治愈率均达 90% 以上，平均疗程为 1 周左右。[骆龙江，等. 应用白头翁汤及其各组成药治疗菌痢 249 例的综合报道 [J]. 浙江中医杂志，1957（6）：242.] 杨氏报道，用白头翁汤加减治疗阿米巴痢疾 25 例，效果满意。[杨玉润. 河南赤脚医生杂志，1981（4）：21.]

（2）非特异性溃疡性结肠炎：乔氏报道，用中药治疗 1363 例非特异性溃疡性结肠炎，总有效率达 94.7%，其中属于湿热壅滞者以白头翁汤加减治疗收到良效。[乔丽华，等. 国内 1363 例非特异性溃疡性结肠炎临床分析 [J]. 中西医结合杂志，1987（5）：308.] 宋氏报道，用白头翁汤加减内服，兼用青黛散作保留灌肠，治疗大肠湿热型溃疡性结肠炎 17 例，总有效率 96.7%。认为此疗效较好，不仅症状消失，肠道溃疡也愈合。[宋桂琴，等. 中医药治疗溃疡结肠炎 60 例临床分析 [J]. 中西医结合杂志，1985（8）：4，74.]

（3）妇科疾病：汤氏用本方加败酱草、生薏米、鸡冠花治疗 1 例赤带病人，连服 5 剂后赤带减少七八成，继续调治而愈。另治 1 例死胎产后，乳房胀硬热痛，乳汁黄稠不畅之患者，以本方去黄柏，加香附、全瓜蒌、郁金，2 剂后热退，乳房渐软，后与四逆散加味服 5 剂而回乳病愈。[汤淑良. 白头翁汤加减运用浅识 [J]. 中医杂志，1985（7）：58.]

原文 下利腹胀满，身体疼痛者，先温其里，乃攻其表。温里，宜四逆汤；攻表，宜桂枝汤。（371）

浅译 治病要分轻重缓急。该例病人，有腹泻腹胀的消化道症状，有身体疼痛的体表症状，先治哪里好呢？先治消化道症状，因为消化液丢失过多必将后果严重，所以先用四逆汤止泻保水、保钠，愈后，再用桂枝汤治疗外表症状。

原文 下利，欲饮水者，以有热故也，白头翁汤主之。（372）

浅译 腹泻病人，因失钠偏多所以口不渴，为有寒。此例病人渴欲饮水，说明失水多于失钠，为有热，也包括细菌感染性炎症，故用白头翁汤治疗。

原文 下利，谵语者，有燥屎也，宜小承气汤。（373）

浅译 此例患者虽然有腹泻的下消化道症状，但还有说胡话的脑神经症状，这是因为肠道高位有硬便梗阻不下，分解产生大量毒素，该毒素进入血循环刺激脑神经，产生中毒性的脑症状。所以真正原因是燥屎造成，其腹泻也应该是清水样便，因为粪便已梗阻在高位，故用小承气汤排下燥屎及毒素则愈。

原文 下利后，更烦，按之心下濡者，为虚烦也，宜栀子豉汤。（374）

浅译 腹泻后丢失电解质，该例患者特别是镁的丢失偏多，故出现更烦现象；查找烦的原因，又施以腹部触诊，发现腹部濡软，无腹胀，无腹肌紧张，无压痛反跳痛，排除了急腹症，确实是虚烦，选用栀子豉汤治疗。

原文 呕家，有痈脓者，不可治呕，脓尽自愈。（375）

浅译 呕吐的患者，如果是呕吐出的脓性物，不可用止呕吐药，待脓排尽后呕吐会自愈的。

按 这类病人多为肺脓疡所致的吐脓，如果医生见呕止呕，不让脓液排净，势必阻塞气管，影响呼吸，并发他病。

原文 呕而脉弱，小便复利，身有微热，见厥者难治，四逆汤主之。(376)

浅译 该例患者的呕吐症状是因缺钠、酸中毒所致，因为脉弱是血容量不足，失钠多于失水则有尿，身有微热为酸中毒的潮红假热象，故说再出现肢端湿冷循环衰竭就难治了，用四逆汤治疗。

原文 干呕，吐涎沫，头痛者，吴茱萸汤主之。(377)

浅译 有声无物为干呕，也就是说没呕吐出胃容物，只是有少量涎沫，说明不是消化系统疾病。如果患者伴有头痛，那就是神经性疾患了，用吴茱萸汤治疗。说明吴茱萸汤不单治疗腹腔性呕吐，也能治疗神经性呕吐。

原文 呕而发热者，小柴胡汤主之。(378)

浅译 无论是任何病原体感染引发任何消化系炎症，只要是患者有呕吐、发热症状，如急性胆囊炎、急性胰腺炎、急性胃炎等，均可用小柴胡汤治疗。

原文 伤寒大吐大下之，极虚，复极汗者，其人外气怫郁，复与之水，以发其汗，因得哕，所以然者，胃中寒冷故也。(379)

浅译 催吐、泻下、发汗，导致失水、失钠，特别是失钠偏多而引起恶心呕吐，因缺钠为低渗性细胞外缺水，细胞内水肿，不利组织器官供热、供氧，体温下降，古人将这种现象称胃中寒冷。

原文 伤寒哕而腹满，视其前后，知何部不利，利之则愈。(380)

浅译 患者恶心欲吐伴腹部胀满，首先看大小便情况，诊断出是消化道不通利还是泌尿系不通利引起的。比如是幽门梗阻？还是肠梗阻？还是输尿管结石梗阻引发肾积水？是肾衰所致的尿毒症？上述这些前后二便病证均可引发恶心呕吐，治疗病因使其通利就可以了。

小结

厥阴病篇对凡能引发循环不良的"厥"证，都一一作了鉴别诊断，并且对这些病的轻重缓急、预后转归、治疗原则等也都作了详细的阐述。如蛔虫感染之蛔厥，用乌梅丸；热厥，用白虎汤；末梢循环不良之手足厥，用当归四逆汤；重度失钠之下利厥，用四逆汤；幽门梗阻致厥，用瓜蒂散；上下消化道感染致厥，用麻黄升麻汤。另外，治疗胃肠炎的干姜黄芩黄连人参汤，治疗菌痢的白头翁汤等也为本方的经典方剂。

辨霍乱病脉证并治

本篇讲的霍乱病包括现代传染病之霍乱、急性胃肠炎、急性食物中毒等急性消化系统病。由于发病急，严重呕吐、腹泻，大量丧失消化液，短时间内会使病人水、电解质、酸碱代谢严重紊乱。此病虽不属六经病的发病规律，但也属于急性、发热性、感染性疾病的范围，故也在《伤寒论》中讨论。

原文 问曰：病有霍乱者何？答曰：呕吐而利，此名霍乱。（381）

浅译 问霍乱病有何症状，答为呕吐腹泻。

按 这里发生的呕吐腹泻与六经病中所发生的呕吐腹泻不同，六经病中所发生的呕吐腹泻是原发病的伴有症状，而霍乱病的呕吐腹泻是原发病也是原发症，突然出现，之前没有任何病变，如现代霍乱、急性食物中毒、急性胃肠炎等，所以不在六经病中讨论，而列为霍乱病单独讨论。

原文 问曰：病发热，头痛，身疼，恶寒，吐利者，此属何病？答曰：此名霍乱。霍乱自吐下，又利止，复更发热也。（382）

浅译 问：病人发热，头痛，全身疼，怕冷，呕吐腹泻，这种呕吐腹泻还伴有这些全身性中毒症状，这属于何种病？答：此种病名为霍乱。并明确指出，此病不是医源性也不是药源性，是自发的呕吐腹泻，就是腹泻停止，还会更加发热。

按 此病人为典型的感染沙门氏菌中毒症状，古时也称霍乱。

原文 伤寒，其脉微涩者，本是霍乱，今是伤寒，却四五日，至阴经上，转入阴必利，本呕下利者，不可治也。欲似大便，而反失气，仍不利者，此属阳明也，便必硬，十三日愈，所以然者，经尽故也。下利后，当便硬，硬者能食者愈，今反不能食，到后经中，颇能食，复过一经能食，过之一日当愈，不愈者，不属阳明也。（383）

浅译 本条是讨论霍乱病过后，又出现了消化道症状，并且对预后转归作了分析。如观患者脉象微涩，这是血容量不足之脉象，是前者患过霍乱未复所致。现在病人又发生了二重感染，到四五天时，如果出现呕吐腹泻症状，再大量丢失水、钠，势必造成严重后果，所以说不可治。如果是欲似要大便，而只排气而已，未有腹泻现象，这是有干便预兆，十几天就会痊愈。为什么说会痊愈呢？那是到了抗体产生抵抗力恢复的时段。腹泻停止后大便变硬，再正常进饮食这是痊愈。如果不能正常进饮食，那就要等抗体产生后才正常进饮食。如果十几之后仍不能进食，这是抗体没产生抵抗力。

原文 恶寒脉微而复利，利止亡血也，四逆加人参汤主之。（384）

浅译 恶寒怕冷为体温偏低，脉微为血容量不足，这时又出现了腹泻而再次失水失钠，腹泻停止后又出现了下消化道出血，用四逆加人参汤治疗。

四逆加人参汤方

甘草二两（炙）　　附子一枚（生，去皮，破八片）　　干姜一两半　人参一两

上四味，以水三升，煮取一升二合，去滓。分温再服。

【临床用法】

1. 药物用量　甘草6g　附子6g　干姜4.5g　人参9g

2. 煎服方法　上4味，以水600ml，煮取200ml，去滓，分2次温服。

【方药分析】方中用附子、干姜、炙甘草即四逆汤原方以回阳救逆，加人参益气固脱，助四逆汤以复阳，补益阴液而气阴双补。正如张路玉云："亡血本不宜用姜附以损阴……此以利后恶寒不止，阳气下脱已甚，故用四逆以复阳为急也，其所以用人参者，不特护持津液，兼阳药得之，愈加得力耳。"

【方剂功效】回阳救逆，气阴双补。

【现代应用】

（1）心动过缓：某些心动过缓者，西医检查原因不明，而中医辨证却是阳虚气亏所致，证见四肢欠温，身寒欲衣被，胸中满闷，动则短气乏力，脉沉迟而微弱，舌淡苔白等，用本方加桂枝、丹参，疗效较为满意。[聂惠民. 伤寒论与临证 [M]. 广州：广东科技出版社，1993：695.]

（2）慢性肠炎、结肠炎：症见面色白而少华、形寒肢冷、饮食减退、多食腹胀、大便溏泄，甚则胃脘冷痛、大便泄泻，夹有不消化食物，舌淡苔白腻、脉沉微，属脾肾虚寒者，用四逆加人参汤化裁，疗效满意。若泄泻不止者，干姜易炮姜，并加五味子；恶心泛清水者，加姜半夏、煅牡蛎；腹胀满不适者，加木香、陈皮；大便完谷不化者，加鸡内金、炒白术；胃脘冷痛、喜

温喜按者，可加高良姜、制香附。 ［聂惠民．伤寒论与临证［M］．广州：广东科技出版社，1993：695.］

（3）休克、低血压、心衰：杨氏报道人参四逆针剂，每毫升含人参、熟附子、干姜各0.2g，麦冬0.3g，治疗各种类型休克、低血压、心衰等共17例取得满意效果。［杨福义．人参四逆针剂治疗休克及心衰的疗效观察 ［J］．福建中医药杂志，1980（4）：15. ］

原文 霍乱，头痛发热，身疼痛，热多欲饮水者，五苓散主之；寒多不用水者，理中丸主之。（385）

浅译 霍乱病呕吐腹泻，由于患者平素体质有别，失水与失钠的偏多偏少不同，故出现了两种不同情况。如果头痛发热，全身疼痛，体温高，失水多于失钠、渴欲饮水等高渗性脱水现象，应该还有少尿或无尿的急性肾衰表现，所以用五苓散治疗；如果是失钠多于失水，则体温低，口不渴，不欲饮水，用理中丸治疗。

理中丸方

人参　干姜　甘草（炙）　白术各三两

上四味，捣筛，蜜和为丸，如鸡子黄许大。以沸汤数合，和一丸，研碎，温服之，日三四，夜二服。腹中未热，益至三四丸，然不及汤。汤法：以四物依两数切，用水八升，煮取三升，去滓，温服一升，日三服。若脐上筑者，肾气动也，去术加桂四两；吐多者，去术加生姜三两；下多者还用术；悸者，加茯苓二两；渴欲得水者，加术，足前成四两半；腹中痛者，加人参，足前成四两半；寒者，加干姜，足前成四两半；腹满者，去术，加附子一枚。服汤后，如食顷，饮热粥一升许，微自温，勿发揭衣被。

【临床用法】

1. 药物用量　人参　干姜　炙甘草　白术各9g

2. 煎服方法　上4味，捣筛，蜜和为丸，如鸡子黄许大。用开水数合，和1丸，研碎，温服，白天日3～4次，夜间2次。若腹中未热，可加至三四丸，但药效仍不如汤。汤法：用四物依照分量切，用水1600ml，煮取600ml，去滓，温服200ml，日3服。

3. 加减剂量　若脐上筑者，肾气动也，去术加桂枝12g；吐多者，去术加生姜9g；下利甚还须用白术；心悸，加茯苓6g；渴欲得水者，加白术，合前为13.5g；腹中痛者，加人参，合前成13.5g；寒者，加干姜，合前成13.5g；腹满者，去白术，加附子1枚。

4. 服汤后饮粥　服汤后，一顿饭时间，饮热粥200ml，要保持一定温度。

5. 药后保持温度　饮热粥后，要保持一定温度，不能过早揭去衣被。

【方药分析】方中人参甘草，补益中气；干姜辛温守中，祛中焦之寒；白术苦温以燥湿。白术、干姜辛以和阳，人参甘草甘以和阴。四药相配，辛甘相转，刚柔相济，阴阳和顺。理中丸还治大病差后，喜唾之证。

【方剂功效】温中祛寒，补益脾胃。

【现代应用】

（1）消化系统疾病：胃溃疡、慢性胃炎属虚寒性，运用本方，疗效满意。此类病证，临床常见胃脘隐痛，口淡乏味，喜温喜按，遇寒加剧，得温则减，苔薄白或白腻，脉沉细或沉迟等。此类病的病机与理中汤颇为符合，故近年来以本方治疗虚寒型胃溃疡、胃炎取得满意疗效。如某空军医院内科，以本方加减治疗慢性胃炎（低酸性）40例，痊愈21例，显效16例。慢性肠炎，多见泄泻反复发作，大便溏薄，饮食量稍增或稍有疲劳则泄泻又作，并可兼有腹隐痛、喜温喜按，食后腹胀，形体消瘦，面色萎黄，脉细弱，苔白滑或白腻等。周氏报道以本方加黄连治疗慢性肠炎14例，结果临床痊愈11例，显效2例，无效1例。[聂惠民. 伤寒论与临证 [M]. 广州：广东科技出版社，1993：699.]

田氏等报道，用本方治疗慢性非特异性溃疡性结肠炎368例，结果治愈122例，好转209例，无效38例。[田凤鸣. 中医药治疗慢性非特异性溃疡性结肠炎近况 [J]. 黑龙江中医药，1984（4）：46.]

（2）呼吸及心血管疾病：

褚氏认为慢性气管炎、肺心病属肺脾两虚者，用理中化痰丸或理中降痰丸加减论治；当病到脾肾两虚的阶段或肺气欲脱，心阳垂绝时，则应选用附子理中汤增减论治。[褚玄仁. 理中汤酌加减应用 [J]. 江苏医药·中医分册，1979（1）：39.]

刘氏用理中汤随证加减，治疗6例风湿性心肌炎，结果4例恢复出院，1例死亡，1例无效出院。[刘明达. 中医治疗风湿热95例临床分析 [J]. 上海中医药杂志，1963（4）：12.]

原文 吐利止而身痛不休者，当消息和解其外，宜桂枝汤小和之。(386)

浅译 如果呕吐腹泻停止，还有身痛等全身性症状没有解除，可以酌情适量地用点解除上述全身性症状的药物，宜选用桂枝汤，但剂量要小，不可发大汗再丢失体液了。

原文 吐利汗出，发热恶寒，四肢拘急，手足厥冷者，四逆汤主之。(387)

浅译 呕吐腹泻出汗，失水失钠过多，已经形成低渗性脱水伴酸中毒，此发热是酸中毒时皮肤潮红的假热，恶寒怕冷，四肢痉挛性抽搐，手足湿冷，才是循环衰竭时体温低的真相，故用四逆汤治疗。

原文 既吐且利，小便复利而大汗出，下利清谷，内寒外热，脉微欲绝者，四逆汤主之。（388）

浅译 呕吐腹泻出大汗，因失钠多于失水故暂且有尿，下利清谷是说腹泻并且消化不良是肠液偏酸所致，现在也存在代谢性酸中毒的症状体征，因为也有假外热真低温的内寒外热现象，循环衰竭血压骤降故脉微欲绝，用四逆汤治疗。

原文 吐已下断，汗出而厥，四肢拘急不解，脉微欲绝者，通脉四逆加猪胆汤主之。（389）

浅译 虽然呕吐腹泻停止，但现在还有出汗、手足发凉、四肢痉挛性抽搐不止、脉微欲绝等休克现象，故用通脉四逆加猪胆汤治疗。

通脉四逆加猪胆汁汤方

甘草二两（炙） 干姜三两（强人可四两） 附子（大者一枚，生，去皮，破八片） 猪胆汁半合

上四味，以水三升，煮取一升二合，去滓，内猪胆汁。分温再服，其脉即来。无猪胆，以羊胆代之。

【临床用法】

1. 药物用量 甘草6g 干姜9g 强人可12g 附子大者1枚 猪胆汁10ml

2. 煎服方法　上 4 味，以水 600ml，煮取 240ml，去滓，放入猪胆汁，分 2 次温服，脉可以返还。无猪胆，以羊胆代之。

【方药分析】方中附子大辛大热，走十二经，驱逐阴寒之邪；干姜辛热，温脾守中散寒，守而不走，固守阳气；炙甘草补中益气，又监制附子干姜辛燥之性，以防伤阴动液；猪胆汁苦寒，一则增液益阴，一则苦寒反佐，避免寒甚而出现格药之证。

【方剂功效】回阳救逆，益阴和阳。

【临床应用】古今临床单纯用通脉四逆加猪胆汁汤者较为罕见。据许氏介绍病案：周某，年届弱冠。大吐大泻之后，汗出如珠，厥冷转筋，干呕频频，面如土色，肌肉削弱，眼眶凹陷，气息奄奄，脉象将绝，此败象毕露，许为不治矣！而病家苦苦哀求，姑尽最后手段。着其即觅大猪胆两个，处方用炮附子三两，干姜五两，炙甘草九钱。一边煎药一边灌猪胆汁，幸胆汁纳入不久，干呕渐止，药水频投，徐徐入胃。是晚再诊，手足略温，汗止，惟险证尚在。再处方：炮附子二两，以干姜一两五钱，炙甘草六钱，高丽参三钱，即煎继续投服。翌日巳时过后，其家人来说："昨晚服药后呻吟辗转，渴饮，请先生为之清热。"观其意嫌昨日姜附太多也。讵至则见病人虽有烦躁，但能诉出所苦，神志渐佳，诊其脉亦渐显露。凡此皆阳气复振机转，其人口渴，心烦不耐，腓肌硬痛等证出现，原系大吐大泻之后，阴液耗伤太甚，无以濡养脏腑肌肉所致。阴病见阳证者生，且云今早有小便一次，俱佳兆也。照上方加茯苓五钱，并以好酒用力擦其硬痛处，如是两剂而烦躁去，诸证悉减，再两剂而神清气爽，能起床矣。后用健运脾胃、阴阳两补法，佐以食物调养。[许大彭. 许子逊先生医案［J］. 广东医学·祖国医学报，1963（2）：35.]

原文　吐利发汗，脉平，小烦者，以新虚不胜谷气故也。（390）

浅译 吐、泻、发汗，虽然丧失了体液，但未造成严重血容量不足的发生，故说脉搏近乎平常；如果出现微烦现象，终究是消化液还不充足，尚不能满足进食后的消化吸收之用，使体液短时缺虚，故出现微烦现象。

辨阴阳易差后劳复病脉证并治

本章讨论病后康复阶段容易出现的某些病证并予以治疗。

原文 伤寒阴阳易之为病，其人身体重，少气，少腹里急，或引阴中拘挛，热上冲胸，头重不欲举，眼中生花，膝胫拘急者，烧裈散主之。(391)

浅译 病后康复期未注意养生，发为阴阳易病，出现了上述症状，用烧裈散治疗。因对此方缺乏临床经验，这里从简。

烧裈散方

妇人中裈，近隐处，取烧作灰。

上一味，水服方寸匕，日三服，小便即利，阴头微肿，此为愈矣。妇人病取男子裈烧服。

【临床用法】

1. 药物用量 剪取妇人内裤之近阴处一片。如妇人病则取男人之内裤近阴处一片。

2. 煎服方法 将妇人近阴处之内裤一片烧灰，取 3~5g，用水调服，每日 3 次。

3. 疗效表现 服药后见有小便通利，阴头微肿者，为药已取效，病将向愈的标志。

【方药分析】 对于烧裈散的方义，《医宗金鉴》云："男女裈裆浊败之物也，烧灰用者，取其通散，亦同气相求之义耳。服后或汗出，或小便利则愈。阴头微肿者，是所易之毒从阴窍而出也，故肿也。"此说可供参考。

【方剂功效】导邪下出。

【现代应用】

(1) 阴阳易、房劳复：据山西省中医研究所已故名医李翰卿先生经验，阴阳易确有其病，用烧裈散也确有疗效。[刘渡舟.伤寒论诠解 [M].天津：天津科学技术出版社，1983：202.] 另有何氏报道用本方治疗新感劳复病人3例，年龄在28～34岁之间，2男1女，病起于新感初愈，强行房事后，其症见面色苍白，汗出多，肢体酸楚，少腹拘急，头昏项软，眼内生花等，专用烧裈散一方治疗，病情缓解。[何复东.烧裈散验案3例 [J].陕西中医学院学报，1983（1）：36.]

(2) 由于对阴阳易究属何病尚无一定结论，而且本方的报道也较为罕见，故存疑备考。

原文 大病差后，劳复者，枳实栀子豉汤主之。(392)

浅译 重病康复期，因劳累过度而复发者，用枳实栀子豉汤治疗。此条未言复发症状，按用此方治疗者，患者应该有心烦胸闷等症状。

枳实栀子豉汤方

枳实三枚（炙）　栀子十四枚（擘）　豉一升（绵裹）

上三味，以清浆水七升，内枳实、栀子，煮取二升，下豉，更煮五六沸，去滓，温分再服，覆令微似汗。若有宿食者，内大黄如博棋子五六枚，服之愈。

【临床用法】

1. 药物用量　枳实9g　栀子9g　豆豉30g　清浆水

1400ml

2. 煎服方法　先以清浆水 1400ml，煮枳实、栀子，用微火煮至 400ml 左右时，入豆豉，再煮五六沸，去药渣，分两次温服。

3. 温覆取微汗　服药后，盖被保温，取微汗。

4. 随证加减　若内有宿食不下，而见大便不爽，饮食不下者，可加入如围棋子大小的大黄五六块，同豆豉一道入煎。

5. 清浆水做法　据吴仪洛《伤寒分经》载：清浆水，一名酸浆水。炊粟米熟，投冷水中浸五六日，生白花，色类浆，故名。若浸至败则害人。其性凉善走，能调中气，通关开胃，解烦热，化滞物。又有以淘米水久贮至酸作清浆水者，如徐灵胎《伤寒论类方》载：清浆水即淘米泔水，久贮味酸者为佳。

【方药分析】本方实为栀子豉汤加重豆豉用量，复加枳实而成。方中栀子泻热除烦，清宣郁热；重用豆豉宣散透邪。二者相伍，乃栀子豉汤之意，为清宣邪热、解郁除烦之专剂。再加枳实宽中行气而消痞，更取清浆水煎药，取其性凉善走，调中开胃，清热除烦而助消化，则具清热除烦、宽中行气之功。若兼有宿食积滞，则加大黄以荡涤肠胃，推陈致新，且有枳实、大黄相配，乃取半个小承气汤之意。本方与栀子厚朴汤只一药之差，但主治证候则有所不同。彼方乃本方去豆豉之轻宣，取厚朴配枳实，重在行气宽中，消胀除满；本方豆豉用量大，重在清宣胸膈之郁热，并配枳实消满，更有清浆水煮药，取其调中和胃，更适于差后复热。

【方剂功效】清热除烦，宽中行气。

【现代应用】

（1）热病食复：张志民治一男性患者，18 岁，20 日前感副伤寒服氯霉素而差，热退净 9 日，患者不守医嘱，私食番茄、香蕉等，复发热。症见发热不恶寒、头晕、面红、口淡、腹微满，大便两日未行，舌红、苔薄边黄中白，脉弦数。病属食复，方用枳实栀子豉汤加厚朴，服 2 剂，两日后热退身凉而愈。［张志民. 伤寒论方运用法［M］. 杭州：浙江科学技术出版社，1985：104.］

（2）暑湿挟食：王庆国曾治一男性患者，发热 10 天，头昏，胸痛而闷，肢软，纳呆乏味，大便烂，小便黄，口渴不思饮，脉滑，舌淡红苔腻。诊为食积挟暑湿为患，用本方加藿香、佩兰、桑叶、人参叶、枇杷叶、厚朴，服 5 剂而痊。

原文 伤寒差以后，更发热，小柴胡汤主之。脉浮者，以汗解；脉沉实者，以下解之。（393）

浅译 康复期，还是要求对症治疗，如出现发热，寒热往来，用小柴胡汤为主治疗；如果脉浮说明病位在表层，可根据有汗无汗而选麻、桂等方发汗解热；如果脉沉实者说明病位在消化道，选三承气汤排下余毒及燥便则愈。

原文 大病差后，从腰以下有水气者，牡蛎泽泻散主之。（394）

浅译 大病过后之康复期，从腰以下至下肢水肿者，这是因患者的水、钠代谢还未达平衡，内分泌系统、泌尿系统还未达正常化工作，用牡蛎泽泻散为主调治。

牡蛎泽泻散方

牡蛎（熬）　泽泻　蜀漆（暖水洗，去腥）　葶苈子（熬）　商陆根（熬）　海藻（洗，去咸）　栝蒌根各等分

上七味，异捣，下筛为散，更于臼中治之。白饮和服方寸

匕，日三服。小便利，止后服。

【临床用法】

1. 药物用量 牡蛎 泽泻 蜀漆 葶苈子 商陆根 海藻 栝蒌根各等份。

2. 煎服方法 上7味，分别捣碎，过筛，更在容器中混合均匀备用。用时以白米汤调服5~10g，1日3次。

3. 见效停药 服药后小便通利，是药已取效，应停药。

【方药分析】本方用泽泻、商陆根泻水、利小便以治水肿；蜀漆、葶苈子开结逐饮；牡蛎、海藻软坚以消痞；栝蒌根滋润津液而利血脉之滞。诸药合用有清热利水、软坚散结、养阴活血之功。方用散剂而不用煎剂，乃急药缓用，取其速达水所而不助水气。以白饮合服，意在保胃气、存津液而不伤正气。本方逐水之力较猛，过服恐有伤正之弊，故方后云："小便利，止后服。"此即中病即止之意也。

【方剂功效】逐水清热，软坚散结。

【现代应用】

（1）肝硬化腹水：临床用本方治疗肝硬化腹水有效。但其利水消肿的作用较十枣汤为弱。十枣汤泻下逐水，二便俱出，本方泻下作用则为缓。尽管如此，对脾肾气虚、气不化水而水湿内留者，仍应慎用。[刘渡舟. 伤寒论诠解 [M]. 天津：天津科学技术出版社，1983：204.]

（2）差后水气内停：差后实证水气内停，以湿热内滞为多。因湿性黏腻，热邪虽去，而湿邪留恋，湿邪与余热郁阻于内，使三焦水道不利而成。临证以小便不利，或下肢浮肿，伴见口苦、纳差、胸脘痞满、尿黄、舌苔黄腻为主要症状，治疗可用牡蛎泽泻散。[聂惠民. 伤寒论与临证 [M]. 广州：广东科技出版社，1993：713.]

（3）其他：本方可用于心脏病下肢水肿，肝硬化腹水，多

囊肾下肢水肿。[陈亦人. 伤寒论译释 [M]. 上海：上海科学技术出版社，1992：1159.]

原文 大病差后，喜唾，久不了了，胸上有寒，当以丸药温之，宜理中丸。(395)

浅译 康复期，口腔内分泌液体过多，如果长时间不愈，可用理中丸治疗。

原文 伤寒解后，虚羸少气，气逆欲吐，竹叶石膏汤主之。(396)

浅译 康复期，患者体虚消瘦少气无力，气易上窜而不易下降欲呕吐者，用竹叶石膏汤为主治疗。

竹叶石膏汤方

竹叶二把　石膏一斤　半夏半升（洗）　麦门冬一升（去心）　人参二两　甘草二两（炙）　粳米半升

上七味，以水一斗，煮取六升，去滓，内粳米，煮米熟，汤成去米，温服一升，日三服。

【临床用法】

1. 药物用量　竹叶10g　石膏30g　半夏12g　麦门冬30g　人参6g　炙甘草6g　粳米15g

2. 煎服方法　上7味，用水2000ml，先煮诸药，取1200ml，去药渣，加入粳米再煮，至米熟汤成，去米。每次温服200ml，1日3次。

【方药分析】方中以竹叶清心除烦，石膏清余热之邪，半夏降胃气之逆，人参补病后之气虚，麦冬补病后之阴虚。配甘草、粳米以和胃气，防止寒凉太过，助中焦之运化。诸药相合，津液生而中气足，虚热解而呕吐平，实乃扶正祛邪、标本同治法。本方是病后调理之方，为治余热之缓剂，其功能专于滋养胃肺之阴，并任复津液之责，故可广泛应用于伤寒热病愈后，或温热病后期气液两伤而又兼余热不尽者。

本方为白虎汤加人参汤化裁而成，即白虎汤加人参汤以知母易麦冬，加竹叶、半夏。白虎汤证为阳明气分大热，虽有气阴两伤，但以热盛为主，故在治法上以祛除邪热为要；竹叶石膏汤证为余热不清，气阴两伤，是以气阴两伤为主，故在治法上以补益为主。知母与麦冬虽均为生津养液之品，但知母偏于寒凉，清热之力胜于麦冬，故白虎加人参汤中用知母而不用麦冬；竹叶石膏汤证乃大病之后，虚羸少气，气液两伤，余热未清，故方中用麦冬而不用知母，以免更伤其气。方中又加入竹叶、半夏，更增强了本方的清热降逆之力。

【方剂功效】清热和胃，益气生津。

【现代应用】

（1）夏季热病：本方用于夏季热病屡有报道。如张志民教授治疗一男性患儿，夏季发热1月余，体温39℃，口渴引饮，面色白嫩，身多汗，大便正常，小便数，纳呆，唇红若涂朱，苔薄黄腻，脉细数。辨证为小儿夏季热，暑伤津气，以本汤加焦二仙，服两剂热减，饮水亦减。后以原方加茯苓、白术，又服两剂，体温正常，各症均除。[张志民. 伤寒论方运用法 [M]. 杭州：浙江科学技术出版社，1985：147.]

（2）热病后虚热不退：据聂惠民教授经验，热病解后，余热未清，元气未复，见有身热，烦渴，虚羸少气，疲倦，舌红少苔，脉细数，属气阴两虚者，以本方加炒栀子、豆豉、芦根、茅根等清退余热，效果良好。[聂惠民. 伤寒论与临证 [M]. 广州：广东科技出版社，1993：715.]

（3）慢性结核病：结核病证见身有低热，形体消瘦，神倦乏力，咳嗽，脉细数无力，舌红少苔或薄而淡黄苔，属气阴两虚者，以本方加百部、地骨皮、秦艽、银柴胡等，效佳。

（4）外感后咳嗽：浅田宗伯治今井氏女，外感后实热数日不解，咳嗽吐痰，食欲大减，渐渐显著消瘦如患肺结核之状，服柴胡剂数百剂无效，诊为暑邪内伏不得解，与竹叶石膏汤加杏仁，5~6日热解咳嗽止，食欲增进，与人参当归散调理而愈。[矢数道明. 临床应用汉方处方解说 [M]. 北京：人民卫生出版社，1983：295.]

（5）糖尿病：对糖尿病（消渴），症见多食易饥，形体消瘦，神疲乏力，口渴欲饮，脉数有力，苔淡黄乏津，属中消胃热津亏者，以本方去半夏，加知母、花粉、沙参、天冬等有效。

（6）口腔疾患：口腔溃疡、牙周炎、牙龈脓肿以及鹅口疮、口臭等，属胃阴虚胃火上炎者，以本方加莲心、升麻、知母、黄芩等效佳。如聂惠民教授治一女性患者，21岁，患口腔溃疡两周，牙周肿痛，口臭，溃疡呈多发性，口干且渴，经中西药治疗效果不显，大便干燥，数日未行，脉沉数，舌质红、苔淡黄少津。证属胃阴不足，蕴热上灼。治以竹叶石膏汤加炒山栀、连翘、金银花、知母、莲心，服4剂，诸症大减，继服6剂而愈。[聂惠民. 伤寒论与临证 [M]. 广州：广东科技出版社，1993：715.]

（7）急慢性咽炎、喉炎：急慢性咽炎、喉炎症见咽喉肿痛，口干舌红，少苔或黄苔，属胃热津伤，邪客于咽者，以本方去半夏加板蓝根、桔梗、牛蒡子等有良效。

（8）失眠不寐：失眠不寐属于胃阴不足，胃火扰心者，以本方加炒山栀、豆豉、生龙骨、生牡蛎等效佳。

（9）术后感染：刘渡舟教授曾治一乳腺炎术后感染患者，发热38~39.5℃之间，注射各种抗生素无效，症见呕吐而不欲食，心烦，口干，头晕，肢颤，脉数而有力，舌质嫩红，苔薄黄。用本方4剂，热退呕止，胃开能食。［刘渡舟．伤寒论诠解［M］．天津：天津科学技术出版社，1983：205.］

（10）麻疹合并肺炎：藤氏用本方治疗麻疹合并肺炎15例，以本方为基本方，咳重者加黄芩、枇杷叶，午后发热重者加银柴胡、青蒿，咽痛者加元参、赤芍，气虚自汗者加黄芪、牡蛎，在治疗中均未用抗生素，平均4天热退，7天啰音消失，平均住院10天，全部病例均治愈。［藤宣光．竹叶石膏汤加减治疗麻疹合并肺炎15例报告［J］．辽宁中医杂志，1980（3）：22.］

（11）流行性出血热：党氏应用本方加减治疗32例流行性出血热，无1例死亡，全部治愈。疗程最短者为7天，最长18天，且对有条件的18例病人进行了3个月至1年的随访，未见复发。［党继红．竹叶石膏汤治疗流行性出血热［J］．河南中医，1983（3）：33.］

（12）红斑性狼疮：禹氏、邓氏报道3例红斑性狼疮，均是高热不退，热度在39.2～41℃，采用中西医结合治疗，中医用本方加黄连、石斛等，获得良好的效果。［禹新初．红斑狼疮［J］．湖南中医杂志，1978（2）：49.］［邓荣滋．治疗红斑性狼疮两例［J］．中医杂志，1966（2）：26.］

（13）据张志民教授经验，本方证属虚热里证，临床证候为发热，多汗，虚羸少气，气逆欲吐，心胸烦闷，口干喜饮，或喉干咳呛，便坚溲赤，唇红，舌红少苔，或黄燥苔，脉细数无力。本方适用于肺热、胃热之咳喘或呃逆；暑热伤气；体虚受暑之吐泻；暑疟；热病后期津气两伤，余热未尽各症。如麻疹后期，流脑后期，肠伤寒，肺炎，小儿夏季热，急性胃肠炎，脑震荡等病而具有上述病机者，均可加减治之。加减法：治麻疹后胃热呃逆，本方加代赭石、紫石英以增降逆之力；治温病气液两伤，本方去半夏，加金银花、连翘等；治肺热咳喘，可以本方为基础加桑白皮、白前、莱菔子等；治暑热吐泻，可用本方加川连、竹茹；治脑震荡头痛，可以本方加菊花；胃气不振可酌加谷芽、扁豆、茯苓等；肺阴损耗者，可加阿胶、川贝母等。[张志民．伤寒论方运用法［J］．杭州：浙江科学技术出版社，1985：147.]

原文 病人脉已解，而日暮微烦，以病新差，人强与谷，脾胃气尚弱，不能消谷，故令微烦，损谷则愈。(397)

浅译 康复期，胃动力尚差，消化液也尚未充足，如果强要进食，则难免出现烦闷不适症状，无须药物治疗，少进食则愈。

对书中一百一十三方中的现代用量、部分方解及现代应用部分，选用了人民卫生出版社出版，北京中医药大学伤寒教研室编著的《长沙方歌括》白话解之解释内容。笔者认为其内容最具权威性，故选用之。并在此表示感谢！